J. Wüller, N. Krumm, K. Hack, H. Reineke-Bracke

Palliativpflege

Johannes Wüller, Norbert Krumm,
Karin Hack, Heike Reineke-Bracke

Palliativpflege

1. Auflage

ELSEVIER
URBAN & FISCHER

URBAN & FISCHER München

Zuschriften an:
Elsevier GmbH, Urban & Fischer Verlag, Hackerbrücke 6, 80335 München

Wichtiger Hinweis für den Benutzer
Die Erkenntnisse in der Medizin unterliegen laufendem Wandel durch Forschung und klinische Erfahrungen. Herausgeber und Autoren dieses Werkes haben große Sorgfalt darauf verwendet, dass die in diesem Werk gemachten therapeutischen Angaben (insbesondere hinsichtlich Indikation, Dosierung und unerwünschter Wirkungen) dem derzeitigen Wissensstand entsprechen. Das entbindet den Nutzer dieses Werkes aber nicht von der Verpflichtung, anhand weiterer schriftlicher Informationsquellen zu überprüfen, ob die dort gemachten Angaben von denen in diesem Werk abweichen und seine Verordnung in eigener Verantwortung zu treffen.
Für die Vollständigkeit und Auswahl der aufgeführten Medikamente übernimmt der Verlag keine Gewähr.
Geschützte Warennamen (Warenzeichen) werden in der Regel besonders kenntlich gemacht (®). Aus dem Fehlen eines solchen Hinweises kann jedoch nicht automatisch geschlossen werden, dass es sich um einen freien Warennamen handelt.

Bibliografische Information der Deutschen Nationalbibliothek
Die Deutsche Nationalbibliothek verzeichnet diese Publikation in der Deutschen Nationalbibliografie; detaillierte bibliografische Daten sind im Internet über http://www.d-nb.de/ abrufbar.

14 15 16 17 18 5 4 3 2 1

Um den Textfluss nicht zu stören, wurde bei Patienten und Berufsbezeichnungen die grammatikalisch maskuline Form gewählt. Selbstverständlich sind in diesen Fällen immer Frauen und Männer gemeint.

Planung: Hilke Nüssler, München; Andrea Kurz, Weilheim
Projektmanagement: Dr. Andreas Dubitzky, München
Lektorat und Redaktion: Markus Vieten, Aachen
Herstellung: Erika Baier, München
Satz: abavo GmbH, Buchloe/Deutschland; TnQ, Chennai/Indien
Druck und Bindung: Printer Trento, Trento, Italien
Fotos/Zeichnungen: siehe Abbildungsnachweis
Umschlaggestaltung: SpieszDesign, Neu-Ulm
Titelfotografie: Fotolia

ISBN Print 978-3-437-25271-6
ISBN E-Book 978-3-437-16860-4

Aktuelle Informationen finden Sie im Internet unter **www.elsevier.de** und **www.elsevier.com**

Vorwort

Dieses Buch richtet sich an alle in der Palliativpflege tätigen Personen, wobei der Schwerpunkt auf der ambulanten Betreuung liegt. Der Grund dafür liegt darin, dass im ambulanten Bereich der Unterschied zur „normalen“ Pflege am augenfälligsten ist. Die immer wieder veränderten Bedingungen, die bei jedem neuen Patienten vorgefunden werden, erfordern eine besondere Flexibilität des Pflege- und Ärzteteams. Sie bieten aber auch Raum für die kreative Anpassung von Arbeitstechniken, was die im Buch reichlich vorhandenen praktischen Hinweise wertvoll macht.

Auch das soziale Umfeld ist immer wieder anders. Das Palliative-Care-Team findet in der häuslichen Umgebung ganz verschiedene Verhältnisse vor. Der Patient kann mehr oder weniger alleine sein, in ein großes familiäres Netz eingebettet sein oder auch in einem Heim leben. Mal finden sich viele helfende Hände, während ein anderes Mal die Mitbetreuung der Angehörigen einen Großteil der vorhandenen Zeit und Ressourcen erfordert.

Aber das Buch geht auch auf die Erfordernisse der stationären Palliativpflege gegenüber der „Normalstation“ ein.

Da in beiden Bereichen die Teamarbeit zwischen der Pflege und dem medizinischen Personal groß geschrieben wird, haben wir viele medizinische Exkurse in Kastenform in den Text integriert, um so das Verständnis für die speziell medizinischen Probleme und Fragestellungen in der Palliativversorgung zu fördern.

Der Team-Charakter der Palliativversorgung spiegelt sich auch in der Zusammensetzung des Autorenteams mit Karin Hack als ambulanter Palliativpflegerin mit langjähriger praktischer Erfahrung, Norbert Krumm, wissenschaftlicher Mitarbeiter der Klinik für Palliativmedizin an der Uniklinik der RWTH Aachen, als erfahrener Palliativpfleger im stationären Sektor, Johannes Wüller als Facharzt für Allgemeinmedizin mit der Zusatzbezeichnung Palliativmedizin und ärztlichen Leiter von Home Care Aachen sowie Dr. med. Heike Reineke-Bracke, ebenfalls Fachärztin für Allgemeinmedizin mit der Zusatzbezeichnung Palliativmedizin und Ärztin der Palliativstation der Uniklinik RWTH Aachen wider.

Wir bedanken uns bei den Patienten, die sich noch zu Lebzeiten Johannes Wüller für die in diesem Buch veröffentlichten Aufnahmen zur Verfügung gestellt haben.

Bei Yvonne Soulier, Pflegeexpertin für Stoma, Aachen, bedanken wir uns für die Kontrolle des Themas Stomaversorgung. Für die zusätzliche Durchsicht des Themas Tracheostomaversorgung geht unser Dank an Dr. Uta Kempen, Aachen.

Zudem bedanken wir uns ganz herzlich bei dem Arzt und Autor Markus Vieten, der wesentlichen Anteil an der Konzeption des Buches hatte, alle Texte vorbereitete und redaktionell bearbeitete sowie die Leitung und Organisation des gesamten Projektes innehatte.

Aachen, März 2014

Johannes Wüller

Norbert Krumm

Karin Hack

Dr. Heike Reineke-Bracke

Abkürzungen

A.	Arteria
ALS	amyotrophische Lateralsklerose
AVK	arterielle Verschlusskrankheit
BWS	Brustwirbelsäule
HWS	Halswirbelsäule
LWS	Lendenwirbelsäule
MCL	Medioklavikularlinie
N.	Nervus
NAS	numerische Analogskala
PEG	perkutane endoskopische Gastrostomie
PNF	propriozeptive neuromuskuläre Fazilitation
SAPV	spezialisierte ambulante Palliativversorgung
SBP	spontane bakterielle Peritonitis
TIPS	transjugulärer portosystemischer Stent-Shunt
V.	Vena
VAS	visuelle Analogskala

Abbildungsnachweis

Der Verweis auf die jeweilige Abbildungsquelle befindet sich bei allen Abbildungen im Werk am Ende des Legendentextes in eckigen Klammern. Alle nicht besonders gekennzeichneten Grafiken und Abbildungen © Elsevier GmbH, München.

M203	Markus Vieten, Aachen
M703	Johannes Wüller, Aachen
T648	PD Dr. Matthias Schuler, Chefarzt der Klinik für Geriatrie, Diakoniekrankenhaus Mannheim
U233	Mundipharma GmbH, Limburg a. d. Lahn
V394	Andreas Fahl Medizintechnik-Vertrieb GmbH, Köln

Inhaltsverzeichnis

KAPITEL

1 Arbeiten in der Palliativpflege

1.1 Palliativmedizinische Strukturen

1.1.1 Organisation der stationären Palliativmedizin

Das Anforderungsprofil für pflegerische Mitarbeiter ist je nach Institution (Krankenhaus der Regelversorgung/Maximalversorger usw.) und Spezialisierungsgrad der Einrichtung („normale" Fachabteilung, Fachabteilung mit Palliativbetten oder Palliativstation) in Bezug auf das erforderliche spezielle Fachwissen, die Anzahl der Kontakte zu Palliativpatienten und die Einbindung in ein multiprofessionelles Team recht unterschiedlich.

Durch die ganzheitliche Annäherung (körperlich, psychisch, sozial und spirituell) an den Patienten wird von der Palliativpflegekraft eine hohe Flexibilität gefordert. Die individuellen Bedürfnisse des Patienten bestimmen so weit wie möglich die Gestaltung des Tagesablaufs. Dies setzt kleine Patientengruppen voraus. Dadurch werden starre Stationsabläufe so weit aufgeweicht, dass reguläre Abläufe (z. B. Essenzeiten) weniger im Vordergrund stehen und der Patient seinen Platz im Zentrum der Aufmerksamkeit zurückbekommt.

Eine weitere wichtige Funktion ergibt sich daraus, dass die Pflegenden in der Klinik die Berufsgruppe mit der höchsten zeitlichen Präsenz am Patienten stellen. Ihre Beobachtung, z. B. von Symptomen, und deren zeitnahe Dokumentation bilden die Grundlage für eine erfolgreiche Symptomkontrolle und Therapieplanung. Ihre reine Anwesenheit und die große Nähe sowie die gemeinsam verbrachte Zeit mit intensiven Gesprächen haben einen sehr positiven Einfluss auf die Lebensqualität und auch auf die Gesundheit.

Notwendige Maßnahmen, wie etwa Hilfen bei einer ärztlicherseits angeordneten Basis- und Bedarfsmedikationen für zu erwartende Symptome bei Palliativpatienten (z. B. bei Durchbruchschmerz, Übelkeit oder Atemnot) können zeitnah durch geschulte Pflegende erfolgen und eine schnelle Symptomlinderung ermöglichen.

Wie in der WHO-Definition der Palliativmedizin beschrieben, spielen die Angehörigen und die Zugehörigen der Patienten eine ebenso wichtige Rolle. Auch sie benötigen Information und Begleitung. Die Einweisung in einfache Pflegetechniken kann eine stabilisierende Wirkung auf das Umfeld des Patienten haben. Es entlastet die Angehörigen, wenn sie z. B. wissen, wie man einen Patienten bewegt, ohne befürchten zu müssen, ihm dabei Schmerzen zu bereiten, oder dass in der terminalen Phase die Mundbefeuchtung wichtiger ist als das „ausreichende" Essen und Trinken.

Die Begleitung der Angehörigen erfolgt zum Teil bis nach dem Versterben des Patienten und kann etwa in Trauercafés oder Gedenkgottesdiensten fortgesetzt werden.

Das Versterben eines Patienten, auf den Palliativstationen sind dies immerhin 40–50 %, ist eine sensible und besondere Situation. Sie erfordert ein hohes Maß an Bereitschaft zur Kommunikation von den Pflegenden, aber auch zur Selbstreflexion, da der Umgang damit auch immer die Auseinandersetzung mit dem eigenen Sterben oder dem Erleben von Sterben im eigenen Umfeld bedeutet.

Die Verstorbenen verbleiben oft so lange in der Einrichtung, wie die Angehörigen Zeit für ihre Verabschiedung benötigen. Dies bietet oft auch dem Team die Gelegenheit dazu. In vielen Einrichtungen wird der Verstorbene gewaschen und angekleidet, auf Wunsch auch zusammen mit den Angehörigen.

Palliativmedizinischer Konsildienst

Palliativmedizinische Beratungs- oder Konsildienste können für Krankenhäuser, die selbst keine Palliativstation einrichten, eine Möglichkeit sein, Patienten im Haus palliativmedizinisch mitzubehandeln. Solche kleinen Teams können z. B. aus einem palliativmedizinisch fortgebildeten Arzt und einer Pflegenden bestehen (160 Stunden Palliative-Care-Kurs). Das Konsilteam wird meistens auf Anfrage (Konsil) der behandelnden Ärzte zum Patienten gerufen. Das Leistungsspektrum solcher Teams kann die Beratung des Patienten, der Angehörigen oder des behandelnden Teams oder die aktive Mitbehandlung umfassen.

Da die Betreuung der Patienten auf der Fachabteilung stattfindet ist kein Ortswechsel notwendig, und mittelfristig gelangen durch die Zusammenarbeit palliatives Wissen und Fertigkeiten in die Fachabteilungen. Das Konsildienstteam sollte im Verlauf der Behandlung also eher koordinierend tätig sein. Oft werden die „unbeliebte" Sterbebegleitung oder „schwierige" Gespräche mit Angehörigen an die Konsilteams delegiert.

Studien haben gezeigt, dass Mitarbeiter in solchen kleinen Teams eher höheren Belastungen ausgesetzt sind, als etwa größere Teams von Palliativstationen. Daher benötigen Konsildienstmitarbeiter besondere Unterstützung durch das Team und z. B. auch regelmäßige Supervision.

1.1.2 Der Übergang von der stationären zur ambulanten Pflege

Einen wichtigen Moment in der ambulanten Palliativversorgung stellt der Übergang von der Klinik in die häusliche Umgebung dar. Hier gilt es oftmals, hohe organisatorische Hürden zu bewältigen. Die Zusammenarbeit mit den stationären Einrichtungen spielt dabei die entscheidende Rolle. Die Entlassung muss gut geplant sein. Aus Kostengründen sind die Krankenhäuser an einem möglichst frühen Entlassungstermin interessiert. Manchmal kommt dieser dann aber für den Patienten, seine Angehörigen und den ambulanten Dienst noch ein wenig zu früh.

Die Organisation der Übernahme bedeutet eine große Herausforderung. Damit der Patient die Dinge und Strukturen zu Hause vorfindet, die er benötigt, müssen u. a. folgende Fragen geklärt werden: Benötigt er ein Pflegebett? Oder einen Toilettenstuhl? Wie sieht es aus mit Inkontinenzmaterialien, speziellen Verbandsmaterialien, Medikamenten? Besonders Medikamente, die unter das Betäubungsmittelgesetz fallen, können z. B. an einem Freitagnachmittag schwer zu bekommen sein! Deshalb muss schon möglichst frühzeitig an die Kooperation mit einer Apotheke gedacht werden, damit die Medikamente auch am Wochenende vorrätig sind.

EXKURS

Aufgaben des Klinikpersonals vor Übergabe an die häusliche Pflege

- Behandlungsplan für Patienten und Hausarzt (mit Zielsymptomen)
- Übersicht über Dauermedikation und Bedarfsmedikation mit Einnahmeplan vorab faxen, Medikamente müssen oft bestellt werden
- Patienten und Angehörige schulen (Medikamentenapplikation, Positionierung, Absaugen usw.)
- Notfallnummern
- Hausarzt und Palliativteam benachrichtigen.

Diese Aufgaben können inzwischen von den ambulanten Palliativdiensten übernommen werden.

1.1.3 Organisation der ambulanten Palliativversorgung

Seit 2007 besteht in Deutschland der gesetzliche Anspruch auf eine **spezialisierte ambulante Palliativversorgung (SAPV).** Seitdem haben sich überall im Land neue ambulante Dienste etabliert. Allerdings mangelt es gerade in den ländlichen Gebieten noch an der flächendeckenden Versorgung.

Die Palliativleistungen müssen im multifunktionellen Team erbracht werden, in dem Ärzte und Pflegende eng zusammenarbeiten und regelmäßige Teamsitzungen abhalten (➤ Kap. 1.2.4). Es muss zudem zwingend einen **Gesundheitskoordinators** geben, der als Lotse dem Patienten zur Seite steht, die Hilfsangebote ordnet und bündelt und dem Patienten die möglichen Wege und Hilfeleistungen aufzeigt und sie mit ihm zusammen bewertet. Auch die zügige Versorgung mit Hilfsmitteln fällt in das Aufgabengebiet dieses Koordinators. Die Position eines solchen Koordinators gab es im gesamten deutschen Gesundheitssystem bisher nicht. Sie wurde mit dem gesetzlichen Anspruch auf SAPV neu geschaffen. Die zugrunde liegende Ausbildung für diese Aufgabe ist nicht festgeschrieben, aber ein pflegerischer oder medizinischer Hintergrund ist natürlich äußerst wünschenswert. Eine solche Funktion kann somit sehr gut von einer erfahrenen Pflegeperson übernommen werden.

Ein weiterer wichtiger Faktor in der ambulanten Palliativversorgung ist der Dienst der ehrenamtlichen **Hospizhelfer.** Dabei handelt es sich um speziell ausgebildete Personen, die das Palliativteam wirkungsvoll unterstützen können, indem sie den Patienten in vielen Dingen abseits von Pflege und Medizin unterstützen, als Gesprächspartner auftreten, Angehörige entlasten und moralischen Halt bieten. Sie sind wichtige Kooperationspartner im Netzwerk der ambulanten Versorgung und oft bei Wohlfahrtsverbänden wie Caritas, DRK oder Malteser angesiedelt, mit denen eine Kooperationsverpflichtung besteht, und werden im Bedarfsfall hinzugezogen.

Von vielen Patienten und/oder Familien werden die Dienste der Hospizhelfer zunächst abgelehnt. Mitunter führt die ambulante palliative Versorgung mit allen eingebundenen Hilfskräften wie Physiotherapeuten, Psychoonkologen, Lymphtherapeuten usw. zu einem regen Betrieb in der häuslichen Umgebung des Patienten, wo er eigentlich Ruhe gesucht hat, und es besteht zunächst kein Interesse an noch einer weiteren Person. Meist profitieren dann aber doch alle Beteiligten von den Besuchen.

1.1.4 Die Pflege Sterbender in der häuslichen Umgebung

Viele Menschen wünschen sich einerseits, ihre letzten Wochen oder Tage in der vertrauten, häuslichen Umgebung zu verbringen. Auf der anderen Seite kann der Gedanke stehen, dass man zu Hause doch keine gute medizinische Versorgung erhält. In der Klinik hingegen stehen sofort eine Intensivstation und ein Operationssaal bereit, gibt es alle nur erdenklichen Geräte und Instrumente, die das Leben erhalten und verlängern können.

Das trifft natürlich zu einem gewissen Grad zu. Doch in der Palliativmedizin geht es gerade um die Fälle, die nicht mehr heilbar sind. Die Betroffenen kommen nicht darum herum, sich mit dem mehr oder weniger nahen Tod auf die eine oder andere Weise auseinanderzusetzen.

Wer ein Zuhause hat, einen Ort, an dem er sich geborgen fühlt und an den er sich zurückziehen kann, wenn es ihm schlecht geht, der wird diesen Ort auch wählen, um dort sein Lebensende zu verbringen, wenn die Situation es zulässt. Dort gibt es vielleicht auch Angehörige, die sich liebevoll um einen kümmern, und es gibt dort die lieb gewordenen Dinge, Bilder, Gerüche, das Vertraute, die Erinnerungen, das eigene Leben (➤ Abb. 1.1).

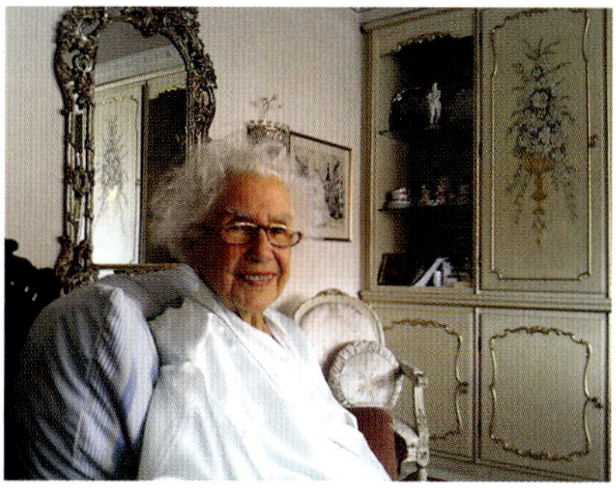

Abb. 1.1 Den letzten Lebensabschnitt in der persönlichen und vertrauten Umgebung verbringen. [M703]

Legt man solche Kriterien an, schneidet die Klinikumgebung natürlich schlechter ab. Viele Patienten haben bereits intensive Heilungsversuche und Operationen hinter sich und sind der Kliniken einfach überdrüssig geworden. Dies gilt vor allem, wenn sie sich in ihr Schicksal ergeben und es geschafft haben, neben dem reinen Überleben noch andere Dinge für schön und „erlebenswert" zu erachten.

Viele möchten wieder ihr Schlafzimmer für sich allein haben und all die kleinen und intimen Angewohnheiten nicht mehr mit Fremden und deren Angehörigen teilen. Sie möchten das Lieblingsprogramm in der bevorzugten Lautstärke hören oder gar nicht fernsehen. Sie möchten wieder die eigenen Lieblingsmahlzeiten essen und den Zeitpunkt dafür selbst bestimmen, das Fenster öffnen oder schließen, wann es ihnen gefällt, und schlafen, wann immer ihnen danach ist.

Sich für das eigene Zuhause als Sterbeort zu entscheiden bedeutet aber auch, das nahende Ende zu akzeptieren. Denn mit einer Klinik wird immer auch die Notfallmedizin verbunden, die einen noch retten kann, die immer noch einen Schlauch, ein Gerät und ein Medikament in der Hinterhand hat, um den Tod noch einmal abzuwenden.

Menschen, die sich für ihr Zuhause entscheiden, haben ein großes Bedürfnis nach Sicherheit: sie möchten jederzeit eine kompetente Person rufen zu können, die in der Lage ist zu helfen, ohne einen wieder in die Klinik einzuweisen. Viele Patienten erleben in der häuslichen Umgebung aber, dass sie, wenn sie ärztliche Hilfe rufen, wieder in die Klinik gebracht werden und fühlen sich dem ausgeliefert. Deshalb sind rechtzeitig erstellte Patientenverfügungen von großer Bedeutung für eine gelungene ambulante Palliativpflege.

Patientenverfügung

Einer schriftlich niedergelegten Patientenverfügung muss Folge geleistet werden. Die Bedeutung dieser Verfügung wurde in den vergangenen Jahren vom Gesetzgeber gestärkt. Dabei ist die Einhaltung einer bestimmten Form nicht erforderlich, auch eine Beglaubigung durch einen Juristen oder Mediziner ist nicht notwendig (➤ Abb. 1.2). Allerdings macht die Bestätigung durch etwa die Unterschrift des Hausarztes eine solche noch weniger anfechtbar.

Die Patientenverfügung ist zeitlich unbefristet gültig. Wird sie jedoch von Zeit zu Zeit durch eine neuerliche Unterschrift bestätigt, verhindert dies das Anzweifeln dieser Willensbekundung.

Patientenverfügung

Ich erkläre meinen Wunsch und Willen zu folgendem:

a) Für den Fall dauernder Bewußtlosigkeit bzw. unheilbarer Krankheit möchte ich, daß mir meine Schmerzen stets genommen bzw. gelindert werden. Haben zwei Ärzte diagnostiziert, daß ich mich in einem unaufhaltsamen Sterbeprozeß befinde, möchte ich, daß mir die schmerzstillende Behandlung in ausreichender Dosis gewährt wird, auch wenn dadurch mein Tod früher eintritt.

b) Die Anwendung bzw. Fortsetzung lebenserhaltender Maßnahmen und Therapie interkurrent auftretender Krankheiten lehne ich ab, wenn zwei Ärzte diagnostiziert haben, daß

- ein unmittelbarer Sterbeprozess eingetreten ist
- oder keine Aussicht besteht, daß ich mein Bewußtsein wiedererlange,
- oder eine sehr hohe Wahrscheinlichkeit besteht, daß ich eine schwere Dauerschädigung meines Gehirns davontrage, die mir ein personales Dasein nicht mehr erlaubt.

Ort/Datum

Unterschrift des Bevollmächtigten

Unterschrift des Patienten

Abb. 1.2 Handschriftliche Patientenverfügung. [M703]

Allerdings wird man in der Praxis immer wieder feststellen, dass manche konkrete Situation in der Patientenverfügung nicht eindeutig beschrieben und auch nicht geklärt wurde. Manche Pauschalaussagen („Ich möchte nicht an Schläuchen sterben") können dazu führen, dass sie bei wortgetreuer Auslegung eine wirksame Schmerzbekämpfung unmöglich machen. Vielleicht hat der Patient gemeint, dass er nicht unter den Bedingungen der Intensiv- und Hochleistungsmedizin künstlich am Leben erhalten werden möchtet.

Die Patientenverfügung ist dennoch ein wertvolles Dokument, wenn es darum geht, die Präferenzen und Einstellungen des Patienten zu seinem Lebensende zu erfahren, auch wenn sie mitunter der Konkretisierung und der Anpassung an die aktuelle Situation bedarf.

Deshalb sollte gleich bei Aufnahme des Patienten nach einer eventuell schon vorhandenen Verfügung gefragt werden. Sie muss dann gelesen und in Kopie zu den Akten genommen werden. Erscheint sie widersprüchlich und/oder unklar, sollten solche Fragen im Gespräch von den ärztlichen Mitarbeitern geklärt werden.

Da es für alle Therapeuten und Pflegenden ganz entscheidend ist, den Willen des Patienten – gerade auch in Krisensituationen – zu kennen, sollte frühzeitig sensibel und vorsichtig das Angebot zur schriftlichen Willenserklärung gemacht werden. Dabei muss eine Ablehnung unbedingt respektiert werden.

Ist der Patient zur Erstellung einer Verfügung bereit, können Pflegende mit den dafür verantwortlichen Medizinern gemeinsam den Patienten beraten (z. B. mithilfe von diversen Vorlagen und Beispielen), um seinen Willen zu ergründen und zu dokumentieren.

Vorsorgevollmacht und Betreuungsverfügung

Wenn ein Patient seinen Willen selbst nicht mehr ausdrücken kann, muss für ihn ein Vertreter benannt werden. Mit einer Vorsorgevollmacht kann im Voraus bestimmt werden, wer entscheiden soll, wenn der Patient selbst dazu nicht mehr in der Lage ist.

Es handelt sich um ein juristisches Dokument, in dem bestimmte Formulierungen wörtlich vorkommen müssen. Daher sollte in jedem Fall eine entsprechende Vorlage verwendet werden.

Inhaltliche Regelungen werden in der Vorsorgevollmacht nicht getroffen. Es geht nur um die Person, die für den Patienten entscheidet.

Die Vorsorgevollmacht verhindert, dass ein Betreuungsgericht bei fehlender Entscheidungsfähigkeit angerufen werden muss, das einen gesetzlichen Betreuer als Vertreter des Patienten benennen würde. Das Betreuungsgericht kann einen Angehörigen hierzu einsetzen, muss es aber nicht. Mit einer Betreuungsverfügung lässt sich zusätzlich sicherstellen, dass eine bestimmte Person als gesetzlicher Betreuer eingesetzt wird. Besteht eine Vorsorgevollmacht ist dies in der Regel nicht erforderlich.

Der bürokratische Aufwand für eine Vorsorgevollmacht ist deutlich geringer als für eine gesetzliche Betreuung.

Mutmaßlicher Wille

Wenn keine Vorausverfügungen vorliegen, müssen dennoch Entscheidungen für den Patienten getroffen werden. Hier zieht man dann den „mutmaßlichen Willen" des Patienten heran.

Je mehr über den Patienten bekannt ist, desto leichter fällt den Verantwortlichen diese Einschätzung. Deshalb sind Aussagen der Angehörigen oder nahestehender Personen über ethisch-moralische Grundsätze, religiöse Bindungen oder allgemeine Einstellungen zum Leben von großer Bedeutung.

Bei schwierigen Entscheidungen sollte der mutmaßliche Wille nach Möglichkeit in einer größeren Runde der Beteiligten ermittelt werden. Auch die Durchführung einer ethischen Fallbesprechung kann in Grenzfällen weiterhelfen. Eine **ethische Fallbesprechung** ist nach von Steinkamp und Gordijn (2003) „der systematische Versuch, im Rahmen eines strukturierten, von einem Moderator geleiteten Gesprächs mit einem multidisziplinären Team innerhalb eines begrenzten Zeitraumes zu der ethisch am besten begründbaren Entscheidung zu gelangen". Das bedeutet, dass idealerweise alle an der Behandlung des Patienten Beteiligten zusammenkommen und ausgehend von den vorliegenden Fakten und ihren eigenen Wahrnehmungen und Bewertungen der Fakten zu einem gemeinsamen Vorgehen gelangen.

Für den stationären Bereich besteht in vielen Krankenhäusern die Möglichkeit, ein klinisches Ethikkomitee (KEK) einzuschalten, das in ethisch schwierigen Fällen die Beteiligten berät (z. B. Beendigung einer Beatmungstherapie). In Einzelfällen greifen diese Modelle nicht. Dann kann das Betreuungsgericht hinzugezogen werden.

1.2 Arbeiten in der ambulanten Palliativpflege

Im Unterschied zur Tätigkeit in der „normalen" ambulanten Pflege, spielt in der Palliative Care das Team eine viel größere Rolle. Pflegende arbeiten in der Palliative Care viel mehr im Team, auch mehr als bei den regulären Diensten auf einer Alten- oder Krankenpflegestation. Nicht selten gibt es gemeinsame Besuche beim Patienten. Sei es, weil die Pflege etwa eines tetraplegischen Patienten mit Schmerzen nicht allein zu bewältigen ist oder weil einfach zu viele Verrichtungen notwendig sind.

Die Bewältigung von Notfällen gelingt nicht nur organisatorisch, sondern auch emotional mitunter besser gemeinsam. Zudem ist der direkte fachliche Austausch in schwierigen Fällen wichtig (z. B. Umgang mit Schmerzpumpe oder schwierig zu versorgende Wunden). Schließlich kommt es auch immer wieder zu gemeinsamen Hausbesuchen mit dem Koordinator oder Arzt, vor allem in der SAPV.

Oft sind die Pflegenden des Palliativ Care Teams jedoch auf sich gestellt und haben keine Möglichkeit, sich z. B. bei Problemen unmittelbar um Hilfe zu bemühen, wenngleich dieses Problem im Handy-Zeitalter kleiner geworden ist.

Allein zu arbeiten bedeutet aber auch, allein entscheiden zu können und allein den vorgegebenen Rahmen auszufüllen und nicht nur „allein gelassen zu sein". Viele Mitarbeiter in der ambulanten Pflege erleben gerade diese Selbstständigkeit als großen Vorzug der Arbeit in der ambulanten Pflege, wobei die Gefahr der Selbstüberschätzung nach einer gewissen Berufserfahrung im Auge behalten werden muss.

1.2.1 Hinweise zur Arbeit in der ambulanten Palliativpflege

- Die Leitung der Pflegestation gibt eine Tour vor, d. h. die Pflegenden erfahren, welche Patienten sie mit welchen pflegerischen Maßnahmen in welcher Zeit zu betreuen haben. Dieses Grundgerüst ist jedoch nicht viel mehr als ein Rahmen, den sie selbst mit der Zeit auszufüllen lernen. Denn gerade in der Palliativpflege kommt es etwa aufgrund eines akuten Bedarfs oder einer veränderten Tagesform vielfach zu Änderungen im Ablauf.

- Das Grundgerüst ist für jeden Tag etwa gleich, allerdings können die Pflegenden z. B. innerhalb der Woche den Tagesablauf variabel gestalten. So lässt sich etwa für bestimmte Patienten an einem Wochentag ein größerer zeitlicher Rahmen für Besonderheiten einräumen, wie z. B. Baden, Haare waschen oder färben usw. Wichtig ist es, dass die von den Zeitverschiebungen betroffenen Patienten informiert werden und einverstanden sind. Mit wachsender Erfahrung sind Pflegende mehr und mehr in der Lage, das bestehende Grundgerüst der Pflege den Erfordernissen und Wünschen des Patienten (und auch ihren eigenen Vorstellungen) anzupassen. Sie erhalten eine gewisse Flexibilität in der Zeiteinteilung. Wenn es z. B. im Sommer gerade sinnvoll ist, das schöne Wetter für längere Spaziergänge zu nutzen, können sie dies im Rahmen der Vorgaben ausnutzen. Dazu muss es jedoch möglich sein, diese Zeiten an anderen Stellen einzusparen.
- Die Tätigkeit für einen ambulanten Pflegedienst erfordert eine hohe Bereitschaft zur **Flexibilität.** Die Patienten erwarten eine flexible Behandlung ihrer Versorgungswünsche. Sie ist in der Palliativpflege das A und O, denn es gibt viel Unerwartetes und viele Notsituationen, auf die reagiert werden muss: Ein Patient möchte heute nicht gewaschen werden, ein anderer bekam Besuch von seiner Tochter, welche die Körperpflege schon erledigt hat, dafür aber um ein Gespräch bittet, und schließlich möchte ein Patient mal etwas länger schlafen, was als Lebensqualitätssteigerung Vorrang haben sollte usw.

MERKE
Für nicht wenige Patienten ist es problematisch, dass in der Palliativpflege die vereinbarten Besuchszeiten, etwa wegen Notfällen bei anderen Patienten, nicht immer eingehalten werden können.

- Bei sämtlichen Leistungen, die erbracht werden, sollte die Kostenübernahme gesichert sein. Pflegenden fällt es anfänglich manchmal schwer, wenn sie mit viel Idealismus in den Beruf einsteigen, jede Handreichung dahin gehend zu prüfen, ob sie auch bezahlt wird. Die Grenzen sind hier sehr fließend, und das wissen auch die Kostenträger (Kranken- bzw. Pflegekassen). „Mal eben das Bett machen“ oder „kurz um die Ecke was einkaufen gehen“ ist normalerweise eine freundliche Geste und als Hilfe für einen kranken Nachbarn oder sogar Angehörigen vielleicht selbstverständlich. Als Mitarbeiter eines Pflegedienstes tragen Pflegende nicht nur die Verantwortung für den eigenen Arbeitsplatz, sondern auch für das gesamte Unternehmen und die anderen Angestellten mit. In vielen Verträgen entsteht durch Pauschalen eine gewisse Flexibilität, d. h. es müssen nicht minutiös alle Leistungen aufgeführt werden. Aber ein Verbandswechsel kann bei ausgedehnten Wunden auch mal eine Stunde oder länger dauern. Letztlich bleibt die Finanzkalkulation aber die Sache der Pflegedienstleitung.

MERKE
Je mehr unbezahlte Leistungen Sie erbringen, desto schlechter ist die wirtschaftliche Bilanz des Unternehmens und desto gefährdeter Ihr eigener Arbeitsplatz.

- In der ambulanten Pflege sind Pflegende viel näher am Patienten, als das in der stationären Alten- und Krankenpflege der Fall ist. Sie sind über jede Veränderung im Befinden des Patienten unterrichtet, kennen das tägliche Auf und Ab und nehmen auch im großen Maße am Privatleben des Patienten teil. Sie sind dort zu Gast und sollten sich entsprechend verhalten und Rücksicht nehmen. Andererseits macht es gerade diese private Atmosphäre mitunter organisatorisch schwierig, wenn man etwa einen geeigneten Platz für seine Materialien sucht oder hygienische Standards in einer nur mäßig sauberen Wohnung einhalten will. Umgekehrt kann es auch sein, dass man einem völlig überzogenen Ordnungsbedürfnis nachkommen soll, das sich kaum verwirklichen lässt.
- Pflegende haben durch die intime Atmosphäre die Möglichkeit, auf aktuelle Veränderungen oder Probleme gezielt einzuwirken und sich selbst mit der Pflege darin einzubringen. Wenn etwa eine zeitweilige Rehabilitation nach einem Knochenbruch erforderlich ist, können sie z. B. durch eine leichte Umgestaltung des Pflegeplans einen wichtigen Beitrag leisten. Bei einer akuten Erkrankung wie z. B. einer Grippe können sie die Zeit so einteilen, dass sie dem aktuell erhöhten Pflegebedarf dieses Patienten gerecht werden. Dies gilt natürlich auch umgekehrt, wenn es einem Patienten gerade besser geht, er Besuch erwartet oder am Wochenende einfach zwei Stunden länger schlafen möchte. Diese Dinge können oft auch ohne Rücksprache mit der Pflegedienstleitung entschieden werden, sofern alle betroffenen Patienten informiert sind und sich daraus keine Ansprüche gegenüber den anderen Mitarbeitern ergeben.
- Voraussetzung für all dies ist ein funktionierender Informationsaustausch, für den die regelmäßigen Teamsitzungen der geeignete Ort sind. Hier wird über jeden Patienten einzeln ausführlich gesprochen, Informationen werden ausgetauscht und aktuelle Pflegeziele gesetzt. Der Informationsfluss läuft zudem über die Dokumentationsmappe oder über das Übergabebuch. Die Dokumentation beim Patienten muss immer zuverlässig, ausführlich und aktuell sein.
- Die Übergabe erfolgt über die Pflegedienstleitung oder zumindest via Dokumentation in einem Übergabebuch in der Pflegestation, in das sowohl Ihre Vorgesetzten als auch die Kollegen anderer Dienstschichten Einblick haben.
- Teamsitzungen können auch dazu dienen, die eigene Pflege zu reflektieren und zu verbessern. Viele Pflegehandlungen, gehen mit zunehmender Berufserfahrung in Fleisch und Blut über, und dennoch schleichen sich einige Fehler ein, die in der täglichen Routine gar nicht (mehr) bemerkt werden. Der regelmäßige Austausch mit den Kollegen im Team hilft, zusätzliche Kniffe zu erlernen.
- Neben der Wissensweitergabe zu Pflegetechniken, dienen Teamsitzungen der kollegialen Beratung in belastenden und herausfordernden Situationen, etwa wenn Aggressivität und Unfreundlichkeit die Pflegesituation prägen. Gerade unerfahrene Pflegekräfte sollten jede Besonderheit nicht nur dokumentieren, sondern auch baldmöglichst dem Team mitteilen und sich so die Rückendeckung zu sichern.
- Pflegende nutzen die Möglichkeit, an Fortbildungskursen teilzunehmen. In der ambulanten Pflege steht ihnen dafür jährlich eine gewisse Anzahl von Fortbildungstagen zur Verfügung; die Frage der Kostenübernahme sollte Bestandteil des Arbeits- bzw. Tarifvertrages sein.
- Eine der Hauptaufgaben der Palliativpflege ist die **Symptomkontrolle.** Dazu gehört es, den Verlauf eines Symptoms zu kennen, zu beurteilen und Warnsignale (Red Flags) zu bemerken. Dazu müssen Pflegende mit den entsprechenden Hilfsmitteln

und Instrumenten umgehen und die Ergebnisse interpretieren können (z. B. numerische, visuelle und verbale Analogskalen für Symptomausprägung). Diese Symptomausprägungen sollten dokumentiert und kommuniziert werden. Zu den nicht seltenen Sonderfällen zählen dabei die Symptombewertung bei kommunikationsgestörten Patienten (z. B. Schmerzeinstufung mithilfe von Paindetect o. ä.; > Tab. 3.1) oder die Identifizierung von Incident Pain, z. B. bei Belastungen durch die Pflege (was der Arzt nicht sehen kann, da er in diesen Situationen normalerweise nicht anwesend ist).

- Manchmal werden erkennen Pflegende pflegerische oder medizinische Dinge, durch die eine Situation verbessert werden könnte. Es kann dann vorkommen, dass der Patient dies aber nicht annehmen möchte, weil er es vielleicht für ein Zeichen der Krankheitsprogression hält (z. B. der Einsatz von Opiaten, die Anschaffung eines Pflegebetts oder anderer Hilfsmittel). Das kann für Pflegende psychisch sehr belastend sein, aber auch körperlich, wenn etwa ein Pflegebett verweigert wird, das den Rücken entlasten könnte. Hier hilft nur eine freundliche und eventuell beharrliche Aufklärung, bei der die positiven Argumente herausgearbeitet werden, vor allem, wenn sich ein Gewinn für die Lebensqualität daraus ableiten lässt. Problematisch ist es, wenn es zu vieles gibt, was erledigt werden muss oder was man tun und verbessern möchte. Pflegende müssen sich oftmals damit abfinden, dass für manche Dinge die materiellen und/oder personellen Ressourcen einfach nicht ausreichen.
- Gerade in der Palliativpflege sind Spezialkenntnisse von Nutzen, die in entsprechenden Kursen erlernen können (z. B. Wundmanagement, Schmerzexpertin, Akupressur, Aromapflege).

1.2.2 Selbstorganisation

- Die Selbstorganisation spielt eine wichtige Rolle, da Pflegende in der SAPV vorwiegend allein unterwegs sind. Suchen Sie das für sich passende System. Eventuell müssen Sie auch zunächst Ihre eigenen Erfahrungen mit verschiedenen Systemen machen, bevor Sie das für Sie geeignetste gefunden haben. Vielleicht arbeiten Sie mit Notizblöcken oder Karteikarten, um dort die Besonderheiten der Patienten einzutragen. Andere bevorzugen möglicherweise ein elektronisches Notizbuch, großes Handy, Tablet-PC oder Laptop.
- Einen großen Teil Ihrer Zeit verbringen Sie im Auto. Die Fahrtzeiten können im Stadtverkehr auch die reine Pflegedauer übertreffen. Insgesamt verbringen Sie etwa 20 % Ihrer Zeit im Auto. Nach und nach werden Sie jedoch lernen, dass Sie diese Zeit vielleicht auch zur Entspannung und mithilfe einer Freisprechanlage zur Kommunikation nutzen können.
- Betrachten Sie die Autofahrten von Patient zu Patient als Teil Ihrer Arbeit und widmen Sie sich ihnen ebenso konzentriert und professionell wie der Pflege des Patienten.
- Die Parkplatzsuche ist im innerstädtischen Bereich eines der größten Hindernisse für einen reibungslosen Arbeitsablauf. Sie können jedoch den Umstand nutzen, dass Sie relativ regelmäßig zu ähnlichen Uhrzeiten bei einem Patienten erscheinen. Versuchen Sie bei größeren Parkplatzproblemen etwa einen Nachbarn des Patienten mit Garage zu finden, dessen Einfahrt sie vielleicht für einen festgelegten Zeitraum „blockieren“ dürfen. In vielen Städten gibt es Parksondergenehmigungen z. B. für eingeschränktes Halteverbot, kostenpflichtige Parkplätze und in Fußgängerzonen.

- Die Bestimmungen zu Leistungen und Kosten(-übernahmen) in der Hauspflege ändern sich regelmäßig. Es ist Ihre Pflicht, sich über die entsprechenden berufsspezifischen Medien auf dem neuesten Stand zu halten.
- Was kommt in die Pflegetasche?
  - Taschenlampe
  - Handy
  - Sterile und unsterile Handschuhe
  - Neue Akte
  - Infusionslösung (z. B. 0,9 % physiol. Kochsalzlösung)
  - Verbandsmaterial (sterile und unsterile Kompressen, Pflaster, Fixomull, Leukosilk, Betaisodona-Lösung und -salbe, Schere)
  - Spritzen und Kanülen unterschiedlicher Größe, Butterfly
  - Infusionssysteme, Verschlussstopfen, Drei-Wege-Hähne
  - Haut- und Händedesinfektionsmittel
  - Blutdruckmessgerät
  - Blutzuckermessgerät
  - Inkontinenzmaterialien
  - Spezialdecke (Isomatte).
- **Schlüssel:** Sie benötigen für manche Hausbesuche einen oder zwei Schlüssel. Auf den Stationen sind die Schlüssel in abschließbaren Schränken aufbewahrt. Vor jeder Tour müssen Sie sich die notwendigen Schlüsselpaare nehmen. Lassen Sie Schlüssel nie im Auto liegen. Schreiben Sie auch für den Fall eines Verlustes nie den Namen auf den Schlüssel. Üblich sind standardisierte Abkürzungen, wie z. B. die ersten beiden Buchstaben des Vornamens und der erste Buchstabe des Nachnamens („hem“ für „Helene Müller“), die ersten beiden und der letzte Buchstabe des Nachnamens („mür“ für „Helene Müller“) oder auch nur eine Zahl, die auf einer gesonderten Schlüsselliste den Patienten zugeordnet wird.
- **Verschlossene Tür:** Es kommt immer wieder vor, dass ein Patient, der sich z. B. über Nacht in seiner Wohnung einschließt, den Schlüssel von innen stecken lässt, sodass Sie am nächsten morgen eventuell nicht ohne weiteres die Wohnung betreten können. Vielleicht ist der Patient jedoch am nächsten Tag nicht in der Lage, Ihnen die Türe zu öffnen. Vielleicht ist er jedoch auch nur kurz um die Ecke etwas einkaufen, beim Nachbarn, wurde vom Sohn abgeholt, schläft noch oder hört einfach das Läuten nicht. Wenn Sie sich dazu entscheiden, „unbefugt“ eine Wohnung zu betreten, sollten Sie dafür sorgen, dass Sie einen Zeugen bei sich haben. Manche Pflegedienste haben für solche Fälle einen Bereitschaftsdienst, der die Verantwortung übernimmt und die erforderlichen Maßnahmen einleitet. Nach Möglichkeit sollte das Verhalten für die Mitarbeiter in diesen Situationen vor Dienstantritt von der Pflegedienstleitung vorgegeben sein oder mit dem Patienten und den Angehörigen abgesprochen sein. Im Zweifel kontaktieren Sie die Leitung, um sich Rückendeckung für Ihr Handeln zu verschaffen. Wenn Sie zu lange warten, kann dies auch fatale Folgen haben.
- Haftungsfragen: Die Regelungen zur Haftung bei bestimmten Verrichtungen in der häuslichen Pflege sind nicht immer eindeutig. So bleibt die Frage, welche Aufgaben Sie übernehmen dürfen, auch an dieser Stelle unbeantwortet. Die Durchführung ärztlicher Leistungen muss im Prinzip mit dem verordnenden Arzt geregelt sein. Sie sollten Ihr Verhalten im Vorfeld Ihrer Tätigkeit sehr genau mit der Pflegedienstleitung abklären.

MERKE

Ohne eine rechtlich wirksame Genehmigungsform durch Ihre Arbeitgeber, sollten Sie niemals eine Tätigkeit mit unklarer Kompetenzverteilung in freier Entscheidung ausführen. Andererseits kann man sagen, dass mit zunehmender Berufserfahrung und mit steigendem Ausbildungsgrad auch Ihre persönliche Verantwortung und Haftung automatisch ansteigen. In manchen Urteilen wurde davon ausgegangen, dass nach zehnjähriger Berufserfahrung (auch ohne entsprechende Ausbildung) von einem verantwortungsvollen Umgang mit den eigenen Fähigkeiten ausgegangen werden kann. Eine wichtige Versicherung für Sie ist in diesem Zusammenhang immer die sorgfältige Dokumentation Ihrer Tätigkeiten und Ihrer Beobachtungen am Patienten.

1.2.3 Schweigepflicht

Der Begriff der Schweigepflicht betrifft alle Personen, die in Gesundheitsberufen tätig sind. Mit Sicherheit sind auch Sie damit bereits konfrontiert worden. Vieles, was Ihnen in Ihrer Arbeit tagtäglich begegnet, wird Sie auch noch nach Dienstschluss beschäftigen. Dies ist nur natürlich. Wenn Sie sich z. B. mit Ihrem Partner oder Freunden über einen Fall austauschen, muss dies unter strengster Wahrung der Anonymität der betroffenen Person geschehen. Nie darf jemand aufgrund Ihrer Erzählungen Rückschlüsse auf die Identität des Patienten ziehen können. Es sei an dieser Stelle dennoch auf einige Situationen verwiesen, in denen es Ihnen schwerfallen könnte, an Ihrer Schweigepflicht festzuhalten:

- Sprechen Sie nicht bei Patienten namentlich über andere Patienten. Vielleicht fragt Ihr Patient Sie „Wo gehen Sie denn jetzt hin?“ oder „Hab ich Sie nicht gestern in das Haus gegenüber gehen sehen?“ oder „Wie geht es eigentlich Frau Meyer? Zu der fahren Sie doch auch.“ Erklären Sie in diesen Fällen höflich, dass Sie nicht darüber sprechen dürfen.
- Führen Sie keine Telefongespräche, aus denen Rückschlüsse auf andere Patienten gezogen werden könnten. Nennen Sie keine Namen während des Gesprächs. Am besten ist es, wenn Sie dienstliche Gespräche außerhalb der Hörweite unbeteiligter Personen führen.
- Sprechen Sie bei Patienten nicht über Kollegen (besonders nicht über private Dinge!): „Hat Ihre Kollegin eigentlich einen Freund?“ oder „Wo wohnt der junge Mann von gestern Abend eigentlich?“
- Allgemeine Themen aus Ihren Dienstbesprechungen sind ebenfalls nicht für Patientenohren bestimmt.
- Auch (vermeintlich) hilfsbereiten und interessierten Nachbarn gegenüber, die Sie im Hausflur treffen, unterliegen Sie der Schweigepflicht: „Kann Frau Müller überhaupt noch allein bleiben? Sie gehört doch eigentlich ins Heim.“ oder „Haben Sie gesehen, wie es in der Wohnung aussieht!?“ oder „Man macht sich ja so seine Gedanken, ob auch immer der Herd ausgeschaltet ist …“.

Solche Situationen können Sie sehr leicht dazu bewegen, doch mehr über den Patienten preiszugeben, als Sie dürfen und möchten. Es ist hierbei Ihre Pflicht, im Zweifel freundlich aber bestimmt das Gespräch abzubrechen oder in andere Bahnen zu lenken.

1.2.4 Teamaufbau und Teambesprechung

Es ist mittlerweile üblich, die Mitarbeiter einer Arbeitsgruppe als Team zu bezeichnen. Doch macht die Einführung des Begriffs allein aus einer Gruppe noch kein Team. Ein Team kennzeichnet sich durch ein gemeinsames Ziel, eine gemeinsame Aufgabe und eine besondere Form der Gruppenzusammensetzung aus. In einem Team ist jedes Mitglied einerseits Experte für sein Aufgabengebiet, braucht aber die anderen Mitglieder als notwendige Partner zur Bewältigung der Aufgabe.

Diese Arbeitsform setzt Kommunikationswege voraus, die in vielen Teams wenig oder gar nicht vorhanden sind. Um ein Team aufzubauen, müssen Sie bestehende Gruppenstrukturen und deren Organisation verändern.

Die Vorteile einer Teamarbeit sind höhere Leistungsfähigkeit durch größere Abstimmung der Mitarbeiter, mehr Engagement, größere Kreativität, höhere Konstruktivität, offene Kommunikationsformen und weniger Konflikte. Das Herz der Teamarbeit ist die Teambesprechung, durch die ein Team sich gründet und fortbesteht.

Vorbereitung einer Teambesprechung

- Benennen Sie einen Moderator für die Teamsitzung. Dies muss nicht notwendigerweise der Chef sein, doch sollte es eine Person sein, die das Vertrauen der meisten Kollegen besitzt und die über genügend Erfahrung in der Gruppe verfügt.
- Stellen Sie mit dem Team jemanden ab, der sich während der Sitzungszeit ausschließlich um die Annahme von Telefonaten kümmert, damit die Gruppe nicht gestört wird. Man kann auch für die Störung durch ein nicht stumm geschaltetes Handy während der Teamsitzung einen Euro für das Sparschwein fordern und mit dem Erlös irgendwann einen gemeinsamen schönen Abend verbringen.
- Neben den Pflegekräften Ihrer Station könnten Sie eventuell bei Bedarf auch Freiwilligenhelfer, Haushaltshilfen und Hospizhelfer zu den Teamsitzungen einlasen.
- Legen Sie eine Struktur für die Teambesprechungen fest: Wie oft und wie lange trifft man sich? Worüber wird gesprochen und warum?
- Häufigkeit (Wie oft?): Es sollte ein regelmäßiger Turnus festgelegt werden (z. B. an jedem 2. Freitag). Der Termin sollte für alle günstig liegen, zwingend ist während der gemeinsamen Arbeitszeit. Bei vielen Stationen dürfte ein Überschneidungszeitraum vom Früh- zum Spätdienst am geeignetsten sein. Die Abstände zwischen den Teambesprechungen hängen von der Größe des Teams und der Zahl der anstehenden Probleme ab, in der Regel einmal wöchentlich bis einmal monatlich, jedoch nicht seltener. Die Teambesprechung findet in den Arbeitsräumen statt und ist nicht zu verwechseln mit geselligen Zusammenkünften. Sie ist ein der essenzielle Bestandteil der Teamarbeit.
- Dauer (Wie lange?): Bei der Einführung von Teambesprechungen werden diese oft zu lang terminiert. Es ist günstiger, sie eng umrissen zu gestalten und dafür weniger dringende Punkte auf die nächste Besprechung zu vertagen. Dies fördert die Disziplin, an den festgelegten Punkten zu arbeiten und die Besprechungszeit nicht zu verquasseln. Abhängig davon, wie oft man sich trifft, sollte eine Sitzung zwischen 60 und 90 min dauern. Anderenfalls sollte lieber ein erneuter Termin kurzfristig verabredet werden. Zeigt sich ein besonderer Gesprächsbedarf, etwa wegen einer besonders auf-

wendigen Versorgung oder wegen Konflikten, sollte dieser Teil ggf. in eine Fallsupervision, an einen „runden Tisch“ oder in eine Kleingruppe mit den beteiligten Personen ausgelagert werden.

- Themen (Worüber?): Es gibt bestimmt viele Themen, über die Sie sich mit Ihren Kolleginnen austauschen möchten: Organisatorisches, Verwaltungstechnisches, Aufgabendelegation, Problempatienten, Fachliches. All diese Themen gehören in die Teambesprechung, aber nicht gleichzeitig. Machen Sie es sich zur Gewohnheit, eine Themenliste anzufertigen, zu der jeder sein dringendstes Anliegen beitragen kann. Als hilfreich hat sich eine zentral zugängliche Tafel (Flipchart) oder eine Themenliste am Schwarzen Brett oder auch ein Leitfaden für die Teamsitzung erwiesen, auf der jeder seinen Besprechungspunkt festhalten kann. Somit steht für alle sichtbar die Tagesordnung der nächsten Besprechung bereit, und jeder kann sich zu bestimmten Punkten vorbereiten und seine Gedanken machen. Am besten werden dann die Sitzungen so organisiert, dass auch nur die Personen teilnehmen, deren Anwesenheit für die geplanten Themen relevant ist. So können Teile der Sitzung auch organisatorisch abgetrennt und an den Sitzungsanfang oder an das Ende gesetzt werden
- Gründe (Warum?): Teambesprechungen sind eine Art Informationsbörse. Hier werden Probleme für alle hörbar vorgestellt und gemeinsam Lösungen erarbeitet, was deren Umsetzbarkeit zugutekommt. Schließlich sind es Lösungen, an denen alle mitgearbeitet haben und keine Anordnungen, die „von oben“ kommen. Teambesprechungen erlauben eine offene Interaktion, sodass es viel weniger zu Gerüchten und Missverständnissen kommen kann. Schließlich können hier auch personelle Probleme gemeinsam gelöst werden. Beispielsweise kann ein Konflikt zwischen zwei Mitarbeitern durch die Unterstützung des Teams einer Lösung zugeführt werden. Auch wichtige Problemthemen wie ethische Konflikte, Ausländerfeindlichkeit, sexuelle Übergriffe oder Gewalt durch (oder auch am) Patienten müssen hier besprochen werden, um eine möglichst rasche Lösung zu finden.

Durchführung einer Teambesprechung

- Legen Sie zuerst den Moderator fest.
- Ein zweites Teammitglied sollte stichpunktartig Protokoll führen. Am Ende jeder Besprechung wird eine Kurzliste angefertigt, auf der festgehalten wird, welche Veränderungen oder Ergänzungen beschlossen wurden und wer dafür zuständig ist (Aktionsplan).
- Der erste Punkt einer Besprechung kann dieser Aktionsplan sein. Wurden die Beschlüsse der letzten Besprechung durchgeführt und gab es dabei Probleme oder Verbesserungsideen? So lässt sich der Erfolg der Teambesprechungen überblicken.
- Die Tagesordnung soll anhand der Vorschläge festgelegt werden, eventuell muss auch eine Prioritätenliste erstellt werden, sodass weniger dringende Punkte auf die nächste Sitzung vertagt werden.
- Jeder Punkt der Tagesordnung wird von demjenigen, der ihn vorgeschlagen hat, vorgestellt.
- Die Diskussion ist sachlich zu führen, worauf auch der Moderator zu achten hat. Sie können wesentlich zur Sachlichkeit beitragen, indem Sie folgende Punkte beachten:

- Üben Sie keine pauschale Kritik („Das ist ja alles Quatsch.", „So geht es nun wirklich nicht"). Sie tragen dadurch überhaupt nicht zur Lösung des Problems bei, sondern fördern statt dessen Ressentiments.
- Üben Sie konstruktive Kritik: Benennen Sie zuerst die positiven Aspekte des vorgebrachten Vorschlags („An der Idee gefällt mir, dass …"). Erst dann schlagen Sie alternative oder ergänzende Vorgehensweisen vor, die Ihrer Meinung nach das anstehende Problem besser lösen können („Darüber hinaus könnten wir doch …", „Ich glaube, dass es noch besser wäre, wenn …").
- Sprechen Sie in der Ich-Form (anstatt „Wir sollten das so nicht machen" lieber „Ich halte diese Lösung für weniger Erfolg versprechend").

- Beenden Sie jede Teamsitzung mit einer kurzen Zusammenfassung der Beschlüsse, was verändert werden soll und wer welche Aufgaben übernommen hat.

EXKURS

Von F. Fengler wurden Regeln für ein Feedback aufgestellt und zwar sowohl für denjenigen, der ein Feedback gibt, als auch für die Person, welche ein Feedback bekommt:

Regeln beim Feedback-Geben

Das Feedback sollte:
- wertschätzend formuliert sein
- in der Ich-Form formuliert sein
- beschreibend sein (und nicht bewertend oder interpretierend)
- nützlich sein
- spezifisch sein (klar und genau formuliert)
- erwünscht sein
- konkret und umsetzbar sein (auf Verhalten bezogen)
- neue Informationen geben
- ausgewogen sein (Positives sowie Negatives hat seinen Platz)
- auf zukünftiges Verhalten blicken
- Prioritäten setzen.

Regeln beim Feedback-Annehmen

Der/Die Feedback-Nehmer/in sollte:
- den Feedback-Geber ausreden lassen
- sich nicht rechtfertigen, erklären oder verteidigen und das Gesagte unbedingt so stehen lassen
- sich Zeit nehmen, um über die Inhalte des Feedbacks nachzudenken und für sich zu bestimmen, was daraus mitgenommen werden kann
- sich für das Feedback bedanken.

1.2.5 Zusammenarbeit mit Kollegen

In der ambulanten Pflege befinden Sie sich hinsichtlich der Kollegen in einer anderen Situation als etwa im Altenheim oder im Krankenhaus. Wenn Sie unterwegs sind, haben Sie in aller Regel keinen Kontakt mehr zu Ihren Kollegen, sondern sind auf sich allein gestellt. Wenn Sie nicht direkt von zu Hause aus Ihre Tour beginnen, findet der wichtigste Kontakt oft zu Beginn der Schichten statt, wenn sich alle Kollegen beim Pflegedienst treffen. Hier haben Sie dann die Möglichkeit, sich mit den Kollegen auszutauschen und

Rückfragen zu stellen. Meistens sind diese Treffen jedoch vom Zeitdruck bestimmt. Deshalb ist es im Interesse aller, den Kontakt zu den Kollegen möglichst knapp, effizient und im Interesse des Patienten zu halten. Der reine Informationsaustausch steht an erster Stelle. Dafür bieten die regelmäßigen Teamsitzungen Gelegenheit, wo der unmittelbare Austausch über den Patienten stattfinden kann. Zeit für ein längeres und persönlicheres Gespräch gibt es nur selten.

- In teilweise sehr schwierigen Situationen ist der gute Austausch von Informationen und Einschätzungen äußerst wichtig. Die Entscheidungen über das beste Vorgehen werden oft im Team nach gründlichen Diskussionen und Abwägung der verschiedenen Argumente getroffen. Unsicherheiten bei der Einschätzung einer Lage sind normal. Alle Ihre Kollegen befinden sich in der gleichen Situation wie Sie selbst. Doch kann durch die Bündelung verschiedener Sichtweisen und Informationen oftmals die beste Lösung im Interesse des Patienten gefunden werden.
- Sie können auch in Situationen geraten, wo das Verhältnis zu einem Kollegen zum Problem wird. Versuchen Sie solche Situationen möglichst bald unter vier Augen zu regeln oder in einer Team-Supervision offen anzusprechen. Keinesfalls sollten Differenzen mit Kollegen in irgendeiner Form über den Patienten ausgetragen werden.
- Kritisieren Sie andere immer höflich in der Form und sachlich im Inhalt, nie persönlich.
- Bringen Sie mehr Lob als Tadel. Lob motiviert und hebt die Stimmung, Kritik kann, wenn sie ungeschickt vorgetragen wird, sehr verletzend und entmutigend sein.
- Stehen Sie selbst zu Fehlern und Wissenslücken, und bitten Sie Kollegen oder Vorgesetzte um Rat. Vorgetäuschte Kompetenz kann unter Umständen ernste Folgen haben.

1.2.6 Zusammenarbeit mit (Haus-)Ärzten

In der Palliative Care sind flache Hierarchien und der Respekt und die Wertschätzung untereinander unerlässlich für eine effektive Teamarbeit. Die Aufgaben in den Versorgungsbereichen Pflege und Medizin unterscheiden sich, aber beide Aufgabengebiete sind gleich wertvoll, greifen ineinander und hängen voneinander ab, wie auf keinem anderen Gebiet der medizinischen Versorgung. Diese Grundhaltung sollte in allen Palliative-Care-Teams wiederzufinden sein.

Die Möglichkeiten der Delegation von als „ärztliche" Aufgabe definierten Tätigkeiten ist sehr schlecht geregelt. Die letzte Verantwortung für delegierte Leistungen trägt immer der Arzt.

Die Pflegenden verbringen mehr Zeit mit dem Patienten und erleben sie in unterschiedlichen Situationen. Deshalb können Sie mitunter mehr Dinge sehen und erkennen, gelangen an wichtige Informationen und ziehen manchmal andere Schlussfolgerungen – sei es im Hinblick auf diagnostische Fragen oder auf die Beobachtung einer Medikamentenverträglichkeit.

Die größere „Körperlichkeit" und Nähe verschafft den Pflegenden Einblick in medizinische Aspekte, die dem Arzt in der Regel verborgen blieben.

Patienten äußern sich Pflegenden gegenüber nicht selten auch ehrlicher. Im Gespräch mit Ärzten wird oft beschönigt, dissimuliert und nur wenig von Problemen berichtet. Diese Themen werden vom Patienten mitunter gar nicht als Zuständigkeitsbereich des

Arztes empfunden. Deshalb wenden sie sich dann mit Themen, bei denen es nicht direkt um Prognose, Schmerz und Medikamente geht, eher an die Pflegenden.

Besonders für ältere Menschen ist der Hausarzt oft eine wichtige Vertrauensperson, wenn nicht sogar die einzige. Die Beziehungen sind häufig über Jahre gewachsen, und der Hausarzt hat einen weit reichenden Einblick in die Biografie und in die aktuelle Lebenssituation des Patienten.

- Pflegende sind auf ein Vertrauensverhältnis zu den Hausärzten ihrer Patienten angewiesen. Sie sind gewissermaßen die Schnittstelle zwischen Arzt und Patient. Dieses Vertrauensverhältnis sollte auch die Grundlage der Zusammenarbeit sein. Der Arzt muss sich darauf verlassen können, dass seine Anordnungen umgesetzt werden. Das bedeutet nicht, dass Pflegende jede Anordnung widerspruchslos entgegenzunehmen haben, jedoch dürfen Anordnungen nie selbstständig geändert werden.
- Geben Sie dem Arzt eine positive Rückmeldung, wenn etwas gut funktioniert hat oder ein Patient auf eine neue Anordnung positiv anspricht. Solche Erfolgserlebnisse braucht auch ein Arzt, und sie werden sich auch auf ihn motivierend auswirken. Sie können dies ganz einfach über eine gründliche Dokumentation erreichen: „Seit der Patient Amitriptylin als Koanalgetikum erhält, ist der Brennschmerz von 8/10 auf 4/10 zurückgegangen."
- Besprechen Sie mit dem behandelnden Arzt, wie Sie sich in Notfällen verhalten sollen:
  - Ist eine ausreichende Bedarfsmedikation vorhanden?
  - Sind die entsprechenden Medikamente vor Ort?
  - Sind Höchstmengen und Wiederholungsintervalle festgelegt?
  - Wer soll im Notfall gerufen werden?
  - Gibt es Vorausverfügungen?
  - Wurde über Reanimation, Krankenhauseinweisung und eine eventuelle Beatmung gesprochen?
  - Wie wird die Prognose eingeschätzt? Und ist diese dem Patienten und/oder seinen Angehörigen bekannt und bewusst?
- Wenn Sie aus unterschiedlichen Gründen den Hausarzt nicht erreichen können und sich bei einem Notfall an einen Vertretungsarzt oder Notarzt wenden, sollten Sie versuchen, in der kurzen Zeit bis zu seinem Eintreffen die für den Arzt wichtigen aktuellen Informationen zusammenzustellen, die der Arzt auch z. B. ins Krankenhaus mitnehmen kann:
  - Aktuelle Symptomatik
  - Diagnose
  - Medikation
  - Besonderheiten, wie z. B. bekannte Allergien
  - Behandelnder Hausarzt.
- In vielen Regionen gibt es spezielle Notfallmappen, in denen diese Dokumente zusammen mit Vorausverfügungen und Willenserklärung z. B. im Hinblick auf eine Reanimation zusammengestellt sind. Es kann einen entscheidenden Zeitvorteil bieten, wenn dies alles schon im Vorfeld zusammengetragen wurden und nicht erst in der Notfallsituation gesucht werden müssen.
- Da Sie die Pflege mitorganisieren und selbst immer auf dem aktuellen Stand sein müssen, ist es unerlässlich, dass Sie Anordnungen oder Informationen des Arztes auf jeden Fall verstehen, denn Sie müssen diese so in die Dokumentationsmappe eintra-

gen können, dass auch Ihre Kollegen sie nachvollziehen können. Aus diesem Grunde müssen Sie stets nachfragen, wenn Sie etwas nicht verstanden haben, denn Sie können und dürfen nur Anordnungen umsetzen, die Sie verstanden haben.

- Viele Ärzte wissen nicht sehr viel von der (Haus-)Pflege. Wenn Sie an einen Hausarzt geraten, der sich auf Ihre Einschätzung und Ihre Erfahrung verlässt, haben Sie kein Problem. Wenn er hingegen pflegerische Notwendigkeiten nicht berücksichtigen will, müssen Sie Überzeugungsarbeit leisten. Eine wichtige Maßnahme in diesem Zusammenhang kann es dann sein, den Hausarzt in seiner Praxis aufzusuchen, sich persönlich vorzustellen und die Dinge in Ruhe zu besprechen. Damit werden Sie in den meisten Fällen Erfolg haben. Wenn Sie noch weniger Erfahrung haben, sollten Sie sich bei solchen Problemen jedoch zunächst mit Ihren Kollegen beraten. Vielleicht hat jemand aus Ihrem Team bereits Erfahrung mit dem betreffenden Arzt oder hat einen Hinweis, wie Sie am besten vorgehen.

MERKE

Wenn der Hausarzt Ihre Hinweise nicht berücksichtigt oder auch einer mehrmaligen Bitte um einen Hausbesuch nicht nachkommt, müssen Sie dies dokumentieren, um sich selbst abzusichern. Wenn Sie den Eindruck haben, dass hierdurch dem Patienten gesundheitliche Schäden entstehen können, müssen Sie sich eben an einen anderen Arzt oder sogar an den Notarzt wenden (und auch dies dokumentieren).

- Wenn Sie das Gefühl haben, dass eine Anordnung des Arztes ihren Sinn verfehlt, wird es bei einem funktionierenden Vertrauensverhältnis selbstverständlich sein, dass Sie sich darüber mit dem Hausarzt austauschen und Ihre Sicht der Dinge schildern.
- Vielleicht ist Ihnen der Hausarzt nicht sympathisch (oder umgekehrt), oder er ist einfach nicht kooperativ. Es gehört jedoch zu Ihren Aufgaben, im Sinne des Patienten mit dem Arzt eine Übereinkunft zu erzielen, die zumindest die pflegerische Seite zu Ihrer Zufriedenheit berücksichtigt.
- Manchmal fühlen sich Pflegende von Ärzten nicht ernst genommen. Wenn der Arzt kommt, hat der Patient manchmal keine Schmerzen, wohl aber während der Pflege. Beim Arzt traut sich mancher Patient nicht zu klagen, beim Pflegenden hingegen wohl. Auch für solche Fälle ist es sinnvoll, eine professionelle Symptomdokumentation zu führen und dem Arzt vorzulegen. Sie können dem Arzt auch mitteilen, dass man etwa in bestimmten Situationen bei anderen Patienten gute Erfahrungen mit bestimmten Behandlungen gemacht hat. Sehr gut ist es dann, wenn Sie sich mit spezifischen Befunden gut auskennen und das auch dokumentieren (z. B. klingende Darmgeräusche/hochgestellte Peristaltik: Könnte es sich um einen Ileus handeln? – Allodynie und Kribbelparästhesien bei brennendem Schmerzcharakter: Könnte es sich um einen neuropathischen Schmerz handeln? usw.).
- Pflegende können auch zum Sprachrohr des Patienten gegenüber dem Arzt werden, wenn es etwa um Fragen der Therapiebegrenzung geht. Der Patient äußert eventuell eher gegenüber der Pflege, dass er eine Chemo- oder Strahlentherapie oder eine Ernährung nicht mehr will oder aushält. Eventuell werden gegenüber den Pflegenden auch Gedanken wie Sterbewunsch (➤ Kap. 3.18) oder sogar Suizidalität (➤ Kap. 3.19) geäußert. Oder es werden auch dringende Wünsche und letzte unerledigte Dinge dem, Pflegenden offenbart (Angehörige noch einmal sehen, nach Lourdes oder

Mekka wallfahren usw.). Diese Dinge sollten dann an den Arzt weitergegeben werden.

- Eine wichtige Aufgabe des Arztes ist es, seine Anordnungen – und besonders deren Änderung – zu dokumentieren, abzuzeichnen und Ihnen somit den rechtlich einwandfreien Auftrag für eine bestimmte Handlung zu geben. Ohne die Dokumentation einer Anordnung und die entsprechende Unterschrift bewegen Sie sich in einer rechtlichen Grauzone, in der Sie auch zur Verantwortung gezogen werden können, wenn Sie Dinge tun, die nicht angeordnet waren, auch wenn Sie sie aus pflegerischer Sicht für unerlässlich halten (z. B. die Gabe eines Klistiers). Sie müssen also darauf achten, dass der Arzt seiner Dokumentationspflicht nachkommt, weil die Dokumentation eine entscheidende Grundlage Ihrer Arbeit ist.
- Es ist hilfreich, wenn der Hausarzt einen festen Ansprechpartner in Ihrem Team hat. Sollten also mehrere Pflegende einen Patienten betreuen, z. B. im Früh- und Spätdienst, sollte mit der Pflegedienstleitung abgesprochen werden, wer diese Rolle bei welchem Patienten übernimmt.
- Wenn Pflegende in Palliative Care weitergebildet sind, gibt es manchmal das Bestreben, das gerade Gelernte unter allen Umständen anzuwenden. Das kann dazu führen, dass die rein medizinische Kompetenz überschätzt wird und aus einem erwünschten Miteinander eher ein Gegeneinander mit den Ärzten und ein unschönes Kompetenzgerangel wird.

1.3 Entscheidungen in der palliativen Versorgung

Palliativmedizin bedeutet nicht nur Sterbebegleitung. Die Palliativmedizin setzt durchaus viel früher ein, als erst in den letzten Stunden des Lebens, was Folgen für die Pflege und die Behandlung hat. Ist der Tod noch Monate entfernt, erfordert dies ein anderes Vorgehen, als in der terminalen Phase, wo es um Tage oder gar Stunden geht. Prophylaktische Maßnahmen sind in der Palliativ-Therapie-Phase sinnvoll, um die Lebensqualität zu erhalten. Auch eine Fortsetzung oder Wiederaufnahme des gesellschaftlichen Lebens ist möglich. Die Stadien der palliativen Versorgung sind in (➤ Tab. 1.1) dargestellt.

Manchmal herrscht besonders bei Angehörigen das Gefühl vor, dass eine palliativmedizinische Betreuung ein „Aufgeben" bedeutet, dass nicht nur Heilungsversuche sondern auch die gesamte medizinische Versorgung auf Sparflamme läuft oder gleich ganz eingestellt werden und dass der Patient deshalb auch früher stirbt. Doch zeigen mehrere Studien, dass die Überlebenszeit unter hospizlich-palliativer Betreuung gleich oder gar länger ist. Patienten mit Herzinsuffizienz oder Krebserkrankungen weisen unter hospizlich-palliativer Betreuung höhere Überlebensraten nach ein und zwei Jahren auf. Eine Chemotherapie in den retrospektiv letzten beiden Lebenswochen verbessert hingegen nicht die Überlebenszeit, verhindert aber häufig eine hospizlich-palliative Betreuung.

Die zu treffenden Entscheidungen in der Behandlung und Pflege hängen sehr stark von der Phase ab, in der sich der Patient befindet. Je näher der Patient dem Tode kommt, umso mehr rückt die Frage der Lebensqualität in der restlichen Lebenszeit in den Vordergrund (➤ Abb. 1.3). So nimmt etwa der Sinn von prophylaktischen Pflegemaßnahmen kontinuierlich ab, bis er sich am Ende vollständig unter dem Primat der Symptom-

Tab. 1.1 Therapie und Therapiezieländerung im Verlauf der Palliativversorgung (nach Bausewein).

Therapiephase	Krankheitsphase	Vermutliche Lebensdauer	Therapieform	Therapieziel
Palliativ-Therapie-Phase	Unheilbare und bis zum Tod fortschreitende Krankheit	Nicht abzuschätzen (Monate)	Spezifische Therapie der Krankheit und Symptomlinderung	Lebensverlängerung, Symptomkontrolle, Prophylaxe
Palliativ-(Care)-Phase	Symptome durch die fortschreitende Krankheit	Tage bis Wochen, Monate	Symptomlinderung, eventuell durch weitere spezifische Therapie der Krankheit	Symptomkontrolle, Prophylaxe
Terminalphase	Symptome im Endstadium der Krankheit	Stunden bis Tage	Symptomorientierte Therapie	Symptomkontrolle
Sterbephase	Symptome des unmittelbaren Sterbens	Minuten bis Stunden	Maximale symptomorientierte Therapie bis hin zur palliativen Sedierung	Symptomkontrolle

linderung und Lebensqualitätserhöhung auflöst. Dies betrifft auch den ärztlich-medizinischen Bereich, und Interventionen die mit einem aufwendigen Transport oder mit Beschwerden verbunden sind (Punktionen, Transfusionen usw.) werden nur dann durchgeführt, wenn sich daraus kurzfristig ein Vorteil für den Patienten ergibt. Es zählt schließlich nicht mehr die Erfüllung von Pflegestandards, denn das maximal mögliche Wohlfühlen des Patienten wird zum einzigen „Standard“. Dafür müssen mitunter auch herrschende Vorstellungen zur Pflege über Bord geworfen werden und sich flexibel den aktuellen Bedürfnissen anpassen. Wenn in den letzten Tagen alle Bewegungen mit Schmerzen verbunden sind, muss der Patient nicht mehr um jeden Preis komplett gewaschen und gelagert werden. Vielmehr muss die Frage lauten, durch welche Maßnahme fühlt er sich erfrischt und welche Position ist ihm am angenehmsten.

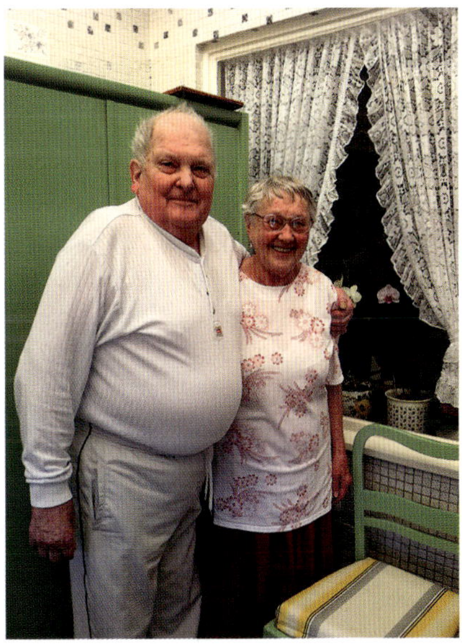

Abb. 1.3 Füreinander da sein bedeutet Lebensqualität in der verbleibenden Lebenszeit. [M703]

MERKE

Das maximal mögliche Wohlfühlen des Patienten wird zum einzigen „Standard“.

Wenn in der letzten Phase der Patient immer schwächer wird, nimmt sich auch die Pflege weiter zurück und versucht, nur auf die aktuellen Erfordernisse zu reagieren, um den letzten Weg so sanft und angenehm wie möglich zu gestalten, ohne dem Patienten neue Steine vor die Füße zu legen. Im Gegenteil: Sie räumen den Weg frei, flankieren ihn z. B. mit frischen Blumen, mit der Lieblingsmusik oder anderen Dingen, Gerüchen, Vorlieben, die Sie im Laufe der Betreuung des Patienten kennengelernt haben. Und wenn der Weg – um in dem Bild zu bleiben – doch steinig ist, helfen sicher Ihre Hand, Ihre Kraft und Ihr Mut dabei zu bleiben, um den Patienten auch noch auf diesem Stück zu leiten.

1.4 Kommunikation mit dem Patienten

Die Kommunikation ist in allen Bereichen der Palliativversorgung eine Herausforderung.

Das Gespräch mit den Patienten gehört zu Ihren täglichen und wichtigsten Aufgaben. Wenn Sie in der Palliativpflege beginnen, werden Sie sehr schnell merken und vielleicht angenehm überrascht sein, dass Sie hier auch etwas mehr Zeit haben, um mit dem Patienten zu sprechen, als in der normalen häuslichen oder auch stationären Pflege, und das ist auch gut so! Der ohnehin schon äußerst wichtige zwischenmenschliche Kontakt mit einem kranken oder pflegebedürftigen Menschen erfährt noch einmal eine besondere Aufwertung, wenn das Lebensende mehr oder weniger unmittelbar bevorsteht. (Es wundert auch niemanden, dass die Akzeptanz von Pflegerobotern sehr niedrig ist.)

Das Gespräch wird von allen Patienten als wichtiges Element der Pflege betrachtet. Die Patienten erwarten, dass Sie ihnen zuhören und sich ihrer Sorgen und Nöte im Gespräch adäquat annehmen können. Diese Erwartungen beziehen sich nicht nur auf den Inhalt und das medizinische Fachwissen, sondern auch auf die Art und Weise, wie Sie mit dem Patienten reden, die Gesprächsführung.

Bewährt hat sich grundsätzlich eine wahrhaftige und ehrliche Haltung. Während des Verbandwechsels sagt z. B. eine Patientin mit einer übel riechenden Wunde: „Stört Sie der Geruch meiner Wunde gar nicht? Ekeln Sie sich nicht vor mir?" Mögliche Antworten sind etwa: „Es gehört zum Beruf dazu und ich hab mich daran gewöhnt. Ja, es ist nicht angenehm, aber ich kann damit umgehen.", „Es ist meine Aufgabe ihre Wunde zu behandeln, auch wenn es mir schwerfällt." „Aber, ist es für Sie schwer, den Anblick und den Geruch auszuhalten?" Antworten wie: „Nein, gar nicht, das macht mir nichts aus!" können oft im Widerspruch zu Ihrer gesamten nonverbalen Kommunikation stehen (Mimik, Gestik, Körpersprache usw.) und werden vom Patienten sehr sensibel wahrgenommen und interpretiert. Dies kann der Vertrauensbildung sehr abträglich sein. Manche Pflegekräfte empfinden es im Übrigen als hilfreich, bei sehr unangenehmen Gerüchen etwas Mentholbalsam unter die eigene Nase zu reiben.

Um die eigene Gesprächshaltung zu reflektieren, stellen Sie sich selbst einmal folgende Fragen:

- Wie bewusst sprechen Sie in Ihren täglichen Unterhaltungen mit Ihren Patienten? Laufen die Gespräche eher nebenher?
- Kommt es häufiger zu Missverständnissen oder Unklarheiten?

- Gibt es typische Floskeln, mit denen Sie die Patienten abspeisen, weil Sie nicht wissen, was Sie sagen sollen?
- Beschäftigen ärgerliche oder besonders belastende Gespräche Sie manchmal nach Dienstschluss?

Wenn Sie eine oder mehrere der folgenden Fragen bejahen müssen, sollten Sie Ihre Gesprächsführung mit dem Patienten überdenken. Wahrscheinlich haben Sie sich bisher immer mit dem Patienten unterhalten, ohne dabei aber unbedingt den Anforderungen an ein professionelles Gespräch zu genügen.

Wenn Sie noch wenig Übung in Gesprächsführung haben, können Sie Folgendes unternehmen:

- Besuchen Sie einen Kurs oder eine Balint-Gruppe oder suchen Sie im Internet gezielt nach Kursen zum Thema Kommunikation und am besten speziell in Palliative Care.

MERKE

In einer **Balint-Gruppe** treffen sich Mitglieder medizinischer Berufsgruppen, um sich unter der Moderation eines oft psychotherapeutischen Leiters über „Problempatienten" auszutauschen und darüber zu einer besseren Beziehung zum Patienten zu kommen.

- Führen Sie anfangs lieber kürzere Gespräche. Letztlich sagt die Länge eines Gespräches nur bedingt etwas über dessen Qualität aus.
- Sprechen Sie mit anderen Kollegen darüber.
- Haben Sie Geduld mit sich. Gute Gespräche zu führen ist ziemlich schwer.
- Trauen Sie sich!

Zum Thema Kommunikation werden verschiedene Modelle unterschieden. Bekannt sind vor allem die Modelle nach Rogers, Schulz von Thun (Vierohrenmodell). wir haben hier einige wichtige Punkte aus den verschiedenen Modellen herausgestellt, die für Ihre Arbeit besonders relevant sind.

1.4.1 Gesprächsführung (allgemein)

Die Gesprächsführung mit Patienten basiert auf vier Elementen, die eigentlich ganz selbstverständlich zu sein scheinen, doch wenn Sie sich einmal selbst in einem Gespräch mit Patienten beobachten, werden Sie wahrscheinlich feststellen, dass es an der einen oder anderen Stelle doch noch etwas hapert. Wenn Sie diese vier Elemente der Gesprächsführung jedoch im Kopf behalten, wird Ihnen damit das Führen eines echten Gesprächs mit dem Patienten viel besser gelingen:

- Symmetrische Gesprächsführung
- Aktives Zuhören
- Einfühlendes Verständnis
- Zeit für ein Gespräch.

Symmetrische Gesprächsführung

Im Gespräch mit Patienten verführt Ihr Status als Experte manchmal dazu, den Patienten zu belehren oder ihm sogar moralisierend oder vorwurfsvoll gegenüberzutreten. Auf diese Weise entsteht kein Gespräch. Es geht für den Patienten immer um sein Wohlergehen, und dazu sucht er gleichberechtigten Rat und Hilfe bei Ihnen.

Aktives Zuhören

Das aktive Zuhören geht über das allgemeine Zuhören hinaus und steht eher für eine „Haltung des Zuhörens“. Sie achten natürlich auf den Inhalt des Gesagten, versuchen aber auch Zwischentöne zu erfassen. Sie sollten zunächst versuchen, das, was der Patient meint und glaubt, zu verstehen, ohne voreilige Schlüsse zu ziehen. Die Ergänzung „aktiv“ bedeutet, dass Sie unbedingt nachfragen, wenn Ihnen etwas unverständlich erscheint. Wenn Sie glauben, alles verstanden zu haben, geben Sie es dem Patienten mit Ihren eigenen Worten wieder, damit er – und auch Sie selbst – feststellen, dass Sie genau verstanden haben, was er ausdrücken wollte (Reflexion, s. u.). So kommt es viel seltener zu Missverständnissen. Schließlich sollten Sie mit dem Patienten herausarbeiten, was ihm am wichtigsten erscheint. Sie bestätigen Ihr Zuhören durch kurze verbale und nonverbale Äußerungen. Sie lassen auch Pausen zu, behalten Blickkontakt und zeigen sich geduldig.

Einfühlendes Verständnis (Empathie)

Versuchen Sie, sich in den Patienten, in seine Wahrnehmung und sein Erleben, hineinzudenken und einzufühlen. Dies bedeutet nicht unbedingt, dass Sie Dinge genau so sehen und empfinden müssen wie er. Aber erst wenn Sie sich ein Bild von der Welt des Patienten gemacht haben, können Sie ihm auf die richtige Art und Weise antworten und begegnen. Bringen Sie auch Ihr Mitgefühl verbal und nonverbal zum Ausdruck: „Ich kann mir vorstellen, wie schlimm das für Sie gewesen sein muss“.

Zeit für das Gespräch

Dass ein solches Gespräch rund um die Fragen, Ängste und Probleme eines Sterbenden nicht in fünf Minuten abzuhandeln ist, dürfte jedem klar sein. Wenn es z. B. bei einem Patienten mit ALS um die Frage geht, ob er sich noch beatmen lässt oder nicht, wird es wahrscheinlich ein langes Gespräch führen. Sie sollten dann aber auch diese Zeit haben. Wenn es nicht möglich ist, sollten Sie das lieber erläutern und etwa einen späteren Zeitpunkt mit mehr Ruhe für das Gespräch in Aussicht stellen.

Doch geht es ja oft um einfachere Fragen oder kleinere, praktischere Probleme, die trotzdem ein ruhiges Gespräch erfordern. Das professionelle Gespräch nimmt dabei nicht viel mehr Zeit in Anspruch als jene Gespräche, die Sie jetzt schon während Ihrer Arbeit mit den Patienten führen. Im Gegenteil, Sie sparen selbst Zeit, denn wenn Sie es sich zur Routine machen, mit Patienten professionelle Gespräche zu führen, kommt es seltener zu jenen Missverständnissen und langatmigen Erklärungen, die Sie bisher als zeitraubend erlebt haben.

Es gibt einige weitere Gesprächstechniken, die in den unterschiedlichen verschiedenen Kommunikationstheorien behandelt werden und mit unterschiedlichen Fachbegriffen belegt sind. Hier einige Beispiele:

- **Klarstellung:** Die vom Patienten dargestellten Verknüpfungen und Überlegungen werden von Ihnen noch einmal deutlich herausgestellt, wenn Sie Ihnen für die Klärung des Problems wichtig erscheinen:

- „Um es noch mal deutlich zu machen: Sie glauben, Ihre Angst vor der OP könnte auch damit zu tun haben, dass ein Bekannter einen ähnlichen Eingriff fast nicht überlebt hat."
- „Wenn ich Sie richtig verstanden habe, würde es Ihnen gar nicht so viel ausmachen, wenn Ihr Sohn mal nicht jeden Tag kommen würde."

- **Aufmerksamkeitslenkung:** Sie lenken die Aufmerksamkeit des Patienten auf bestimmte Aussagen, Reaktionen, Verhaltensweisen, um sie ihm noch einmal deutlich vor Augen zu führen:
  - „Sie machen auf mich einen ganz bekümmerten Eindruck."
  - „Ihr Gesichtsausdruck hat sich plötzlich verändert, als Sie von Ihrer Tochter sprachen."
  - „Ich bin überrascht, dass Sie sich das zum Vorwurf machen."
- **Reflexion, Paraphrasierung, Verbalisierung:** Diese Begriffe beschreiben die Wiederholung und Spiegelung wichtiger Mitteilungen oder Gefühle des Patienten mit Ihren eigenen Worten. Dadurch können Sie dem Patienten Ihr Verständnis und Ihre Aufmerksamkeit zeigen. Vom Anfänger wird diese Technik oft als papageienhaft erlebt, doch bewirkt sie beim Patienten eine neue Sicht seines Problems. Außerdem hilft dies bei der Konzentration des Gespräches auf die wesentlichen Aspekte:
  - „Es hat Sie also besonders geärgert, dass ausgerechnet meine Kollegin xy so unfreundlich war."
  - „Es sind also gar nicht so sehr die Schmerzen, die Ihnen zu schaffen machen."
- **Zusammenfassung:** Sie können im Verlauf des Gespräches dem Patienten immer wieder das bis dahin für Sie Wesentliche kurz mitteilen. Dadurch strukturieren Sie das Gespräch und vermeiden eine Flucht in Details. Gleichzeitig bemerkt Ihr Gegenüber, ob die ihm wichtigen Inhalte überhaupt bei Ihnen angekommen sind:
  - „Ich will für mich einmal zusammenfassen, was wir bis jetzt besprochen haben: Die Beziehung zu Ihrem Mann ist deshalb für Sie schwierig, weil er kaum noch mit Ihnen über persönliche Dinge spricht und sich zurückzieht. Und Sie glauben, dass das alles auch Ihre Schuld sein könnte, weil Sie ihn mit Ihrer Pflegebedürftigkeit derart belasten."
- **Abschluss:** Wichtig für ein Gespräch ist der angemessene Abschluss. Dazu gehören:
  - die rechtzeitige Ankündigung, dass sich die Gesprächszeit dem Ende nähert. Hierzu eignet sich z. B. die Zusammenfassung (s. o.)
  - Zeit für letzte, noch offene Fragen zum zurückliegenden Gesprächsverlauf
  - Wiederholung von konkreten Absprachen oder Änderungen im Therapie- oder Pflegeplan
  - Einhaltung des vorher vereinbarten Zeitraums
  - klare Vereinbarungen über das weitere Vorgehen oder Hinweise auf weitere Termine.

1.4.2 Gesprächsführung mit Patienten

Die beste Vorbereitung auf ein professionelles Gespräch besteht darin, sich innerlich umzustellen und damit zu beginnen, die genannten Gesprächselemente mit Ihren Patienten umzusetzen. Am besten ist es, wenn Sie sich dazu eine Trainingsmöglichkeit suchen.

- Beginnen Sie ein Gespräch erst, wenn Sie innerlich dazu bereit sind. Erledigen Sie erst vorrangige Dinge, die Ihre Konzentration voll beanspruchen, bevor Sie dem Patienten Ihre Gesprächsbereitschaft signalisieren.
- Vor Beginn des Gesprächs muss natürlich auch der Patient dazu in der Lage sein, d. h. so schmerzfrei wie möglich und pflegerisch versorgt. Aber auch andere Symptome wie Atemnot oder dauernde Übelkeit können ein Gespräch verhindern.
- Schaffen Sie vor allem bei einem voraussichtlich schwierigeren und längerem Gespräch eine angenehme, ruhige und ungestörte Atmosphäre. Ein guter Zeitraum für ein solches Gespräch sind 30 min. Allerdings kann es auch sein, dass der Patient diesen Zeitraum kräftemäßig nicht schafft.
- Denken Sie sich in den Patienten ein. Dabei hilft Ihnen die Notizensammlung, die Sie im Laufe der Zeit angelegt haben. Die Einbeziehung der Lebensbedingungen des Patienten in die Pflege ist sehr wichtig.

MERKE

Das offene Gespräch ist ein Teil unserer westlichen Kultur. Bei Menschen aus anderen Kulturkreisen kann das weniger erwünscht sein, was Sie unbedingt berücksichtigen müssen. Unter Umständen gibt es Regeln, die Sie erfragen sollten.

- Suchen Sie bei einem vertrauensvollen Gespräch auch eine eher vertrauensvolle Nähe, indem Sie nah am Patienten und in etwa gleicher Höhe sitzen. Ein Tisch zwischen ihnen oder am Bett stehend ist die Distanz zu groß.

Wenn Sie mit dem Patienten ein persönliches Gespräch führen möchten oder Informationen erhalten wollen, sollten Sie offene Fragen bevorzugen, die zum Sprechen animieren, und geschlossene Fragen und Suggestivfragen meiden. Schädlich für die Entwicklung eines offenen Gespräches sind auch Fragen, die nur körperliche Aspekte zum Inhalt haben, unvermittelte Themenwechsel oder rasche Ratschläge und Trost.

- Geeignete Fragen, um ein offenes Gespräch einzuleiten sind z. B.:
  - „Ich würde gerne genau wissen, wie es Ihnen geht. Darf ich mich zu Ihnen setzen?“
  - „Was ist derzeit Ihre größte Sorge?“
  - „Was kann ich für Sie tun?“
  - „Worüber möchten Sie mit mir sprechen?“
  - „Wie kann ich Ihnen helfen?“
- Lassen Sie zunächst den Patienten seine Themen ansprechen. Machen Sie ihm dabei durch kurze Bestätigungen oder Nachfragen deutlich, dass Sie gut zuhören:
  - „Ja.“
  - „Das freut mich für Sie.“
  - „Das kann ich verstehen.“
  - „Das muss für Sie belastend sein.“
  - „Macht Ihnen das auch heute Sorgen?“
  - „Habe ich Sie richtig verstanden, dass …?“
  - „Waren Sie darüber unzufrieden, enttäuscht, verärgert, verunsichert usw., dass …?“
  - „Sie haben also den Eindruck, dass …“
- Achten Sie nicht nur darauf, *was* die Patienten Ihnen sagen, sondern auch *wie* sie es sagen. Beobachten Sie Körperhaltung, Mimik, Gestik und Tonfall des Patienten. Unterstreichen diese das Gesagte oder stehen sie im Kontrast zu dem Inhalt? Scheuen Sie sich nicht, Ihre Beobachtungen dem Patienten als Frage mitzuteilen.

  - „Ich habe den Eindruck, dass Sie heute etwas niedergeschlagen sind.“
  - „Kann es sein, dass Sie sich darüber geärgert haben?“
  - „Sie erscheinen heute gelassener als beim letzten Mal.“
- Es kann sich dabei um einen Klarheit schaffenden Hinweis handeln oder aber unterschwellige Kommunikationsstörungen offenlegen. Achten Sie darauf, nichtwörtliche Äußerungen des Patienten immer als Frage anzusprechen, da sich der Patient sonst eventuell bloßgestellt fühlt, was zum gegenteiligen Effekt, nämlich zu Misstrauen führen kann.
- Auch Sie selbst drücken Ihre Haltung dem Patienten gegenüber (wie ernst Sie ihn als Gesprächspartner nehmen) durch Ihre Körperhaltung, Mimik, Gestik und den Tonfall aus. Patienten reagieren nicht selten eher auf das Wie Ihrer Aussage als auf den Inhalt. Lernen Sie, sich selbst zu beobachten.
- Patienten, auch sterbende, sprechen häufig nur ungern mit Ärzten oder Pflegenden über Probleme. Zum einen liegt das oft an mangelnder Übung, seine Gedanken und Gefühle anderen Menschen mitzuteilen, zum anderen aber wohl oft auch an der stillschweigend angenommenen Eile und dem Zeitmangel des Pflegeteams. Wenn Sie bereits zu einem frühen Zeitpunkt während des Gesprächs nach Gefühlen fragen, stehen die Chancen am besten, hierzu auch etwas zu erfahren. Normalerweise wird ein Patient später im Gespräch nicht mehr darauf zu sprechen kommen.
- Zeigt ein Patient seine Gefühle, Sorgen und Ängste offen, führt das manchmal zu der Befürchtung, den Patienten aufgeregt zu haben oder ihn auf ungute Gedanken gebracht zu haben. Tatsächlich sollten Sie es aber als Vertrauensbeweis verstehen.
- Spannungsfreies Schweigen ist mitunter ein wichtiger Teil eines Gesprächs. Vielleicht müssen neue Informationen erst verarbeitet werden, vielleicht muss ein neuer Anfang gesucht werden. Entscheidend ist es, ein Schweigen auszuhalten, geduldig abzuwarten und doch weiterhin durch Körpersprache und Ausdruck Gesprächsbereitschaft zu signalisieren, ohne gleich das Gespräch auf das Wetter zu lenken.
- Wenn ein schwieriges Thema vom Patienten in einer scheinbar ungünstigen Situation vorgebracht wird, z. B. auf einem belebten Stationsflur, hat das vielleicht seinen Grund und ist vom Patienten beabsichtigt, weil es ihm dort offenbar am leichtesten fällt. Zur Sicherheit können Sie dann kurz anbieten, einen geeigneten Raum aufzusuchen, doch sollten Sie im Zweifel sich nach den Vorlieben des Patienten richten.
- Setzen Sie auf folgende Weise einen deutlichen Schlusspunkt am Ende des Gespräches:
  - die wichtigsten Aussagen zusammenfassen: „Es ist Ihnen also besonders wichtig, dass …“
  - die Gefühlslage des Patienten benennen: „Sie wirken heute besonders verzweifelt darüber, dass …“
  - Ihre Reaktion auf das Gespräch mitteilen: „Es hat mich besonders gefreut, dass Sie … geschildert haben.“, „Ich glaube, dass dieses Gespräch sehr klärend war.“
- Notieren Sie sich nach einem Gespräch stichwortartig die wichtigsten Inhalte (je nach Situation auch schon währenddessen).

1.4.3 „Wie lange noch?“ – Der Umgang mit der Wahrheit

„Wie lange noch?“ ist eine häufige und wichtige Frage. Sie bereitet den Pflegenden häufig Angst, weil sie sich nicht sicher, oft nicht einmal annähernd, beantworten lässt, weil die

Reaktion des Patienten auf eine ehrliche Antwort gefürchtet wird und weil sie letztlich den Pflegenden selbst mit der eigenen Angst vor dem Tod konfrontiert. Aber für den Betroffenen besitzt diese Frage natürlich eine enorme Bedeutung und somit ist sie auch legitim. Der autonome Patient muss eine Vorstellung davon haben können, woran er ist, wie seine Prognose ist, mit welcher Lebenszeit er noch rechnen kann.

Zum Thema „Wahrheit am Krankenbett" wurden Untersuchungen durchgeführt, in denen gezeigt werden konnte, dass, obwohl das Problem schon seit Jahrzehnten bekannt ist, immer noch dem Patienten im Gespräch die Wahrheit über seinen Zustand häufig vorenthalten wird. Es scheint zunächst widersinnig zu sein, aber tatsächlich verschweigen Mediziner die Prognose umso eher, je schlechter sie ist. Man konnte zudem zeigen, dass die Prognose, von einem Arzt allein gestellt, die tatsächliche Lebenszeit um durchschnittlich das 3- bis 5-Fache übersteigt. Wurde die Prognose im Palliative-Care-Team gemeinsam überlegt, lag der Wert nur noch um das 1,2 bis 1,5-Fache zu hoch.

Woher kommt dieses Phänomen der scheinbaren „Unaufrichtigkeit" gegenüber dem Patienten?

Die häufigste Antwort auf diese Frage ist, man wolle dem Patienten nicht die **Hoffnung** nehmen. Und je geringer die tatsächliche Hoffnung auf eine Gesundung und ein Überleben ist, desto weniger wird darüber berichtet. Als gesunder Mensch stellt man sich vielleicht vor, man ließe alle Hoffnung fahren und habe dann nur noch Kummer. Diese Gedanken werden offenbar automatisch auch dem Patienten unterstellt. Dabei konnte jedoch gezeigt werden, dass eine realistische Aufklärung dem Patienten nicht in größere Verzweiflung stürzt und ihn keinesfalls seiner Hoffnung beraubt. Gar nicht selten haben die Patienten endlich die Erklärung für das, was sie selbst in ihrem Körper empfinden.

Die Patienten vertrauen darauf, dass der Arzt das Gespräch über die Prognose beginnt und führt. Findet das Gespräch nicht statt, neigen die Patienten dazu vom Schlimmsten auszugehen, was die Hoffnung beeinträchtigt.

Tatsächlich verändern sich aber das Ziel oder der Inhalt der Hoffnung. Der Patient kann davon profitieren, nicht mehr der einen Hoffnung hinterherlaufen zu müssen, doch noch gesund zu werden, wenn ihm sein Gefühl eigentlich etwas anderes sagt. Stattdessen entsteht Raum für andere Hoffnungsthemen, die sich sehr wohl noch erfüllen können und letztlich zu einem besseren Gefühl und damit auch zu einer höheren Lebensqualität führen können.

Hoffnungen können sein, in Frieden zu sterben, ohne Leiden zu sterben, im Beisein der Familie zu sterben, zu Hause zu sterben, bestimmte Dinge noch zu regeln, seine Angehörigen versorgt zu wissen, spirituell versorgt zu sein, vielleicht auch sich im Jenseits zu treffen oder einfach nicht mehr kämpfen zu müssen. Diesen Kampf um das Leben aufgeben zu können, ist unter Umständen für den Patienten auch sehr befreiend.

Wie kann geholfen werden?

- Das Gespräch über die Prognose ist im Grunde ein ärztliches Thema. Dennoch werden Sie sicherlich auch hin und wieder mit dieser Frage konfrontiert. Die Versuchung ist groß, seine eigenen Vorstellungen im Hinblick auf die Antwort auf den Patienten zu projizieren. Die Vorstellung, dass der Patient stets eine eher längere Überlebenszeit als Prognose hören möchte, muss nicht immer richtig sein. Vielleicht ist ihm ein absehbares und friedvolles Ende seines Leidens lieber.

- Wenn Sie auf die Frage nach dem „Wie-lange-noch?" angesprochen werden, kann dahinter auch ein Vermeidungsverhalten stecken, indem der Patient Sie anstelle des Arztes anspricht. Vielleicht hat der Patient Angst, vor einem Arzt, der ihm doch die volle Wahrheit offenbart und wünscht sich von Ihnen eine weniger klare Auskunft. Aber der Grund kann auch sein, dass der Arzt eben nicht wirklich antwortet, der Frage ausweicht oder dem Patienten eine Antwort gibt, die seinem eigenen Gefühl widerspricht. Die Motive können vielfältig und vielschichtig sein und die eigentliche Motivation, so sie denn der Patient selbst überhaupt kennt, bleibt für Sie unergründlich.
- Aus Ihrem Verhältnis zum Patienten heraus können Sie auch zum „Sprachrohr" des Patienten werden, wenn es darum geht, z. B. gegenüber dem Arzt und/oder den Angehörigen seine Wünsche zu vertreten, dass etwa eine neuerliche Chemotherapie nicht gewollt ist. Manche Patienten haben sich innerlich schon viel besser mit der Situation arrangiert und machen die medizinischen Maßnahmen eher deshalb mit, weil vielleicht die Kinder drängen oder weil der engagierte Arzt sonst bestimmt enttäuscht wäre. So ist es möglich, dass der Patient sich nicht traut, seine eigenen Wünsche klar gegenüber den Personen zu äußern, die es betrifft. Dafür sucht er sich dann an anderer Stelle ein Ventil, eventuell auch in der Hoffnung, dass Sie die „Botschaften" weiterleiten. Es kann in einer solchen Situation nicht nur für Sie sondern auch für den Patienten selbst hilfreich sein, wenn Sie ihm die Frage „zurückgeben": „Warum ist die Antwort für Sie wichtig?" Das erscheint nur auf den ersten Blick banal, denn die Antwort des Patienten kann überraschend sein. „Ich möchte die Taufe meines Enkels noch erleben", „Ich wünsche mir noch ein gemeinsames Weihnachtsfest. Ist das realistisch?" Oder auch: „Ich wünschte, es wäre bald vorbei." Aber es kann auch unrealistische Hoffnungen geben: „Ich möchte im nächsten Sommer mit meiner Frau noch nach Australien reisen", wenn der Tod nur noch eine Frage von Wochen ist.
- Manche Ärzte gehen bei der Frage nach dem „Wie-lange-noch" dem Patienten aus dem Weg, wobei der bewusstseinsklare Patient eine Antwort auf seine Frage verdient. Wenn Sie es so beobachten, sollten Sie den Arzt darauf ansprechen oder die Frage im Team besprechen.
- Eine Antwort sollte immer einfühlsam sein. Sie kann nicht konkret sein, auch nicht von einem Arzt, denn trotz aller Erfahrung kann die geschätzte noch verbleibende Lebenszeit dramatisch von der Prognose abweichen – in beide Richtungen!
- Eine möglichst konkrete Prognose kann – mit allen Vorbehalten – weitreichende Folgen für die Hoffnungen und Wünsche des Patienten haben. Wenn es z. B. ganz unrealistisch erscheint, die Kommunion des Kindes noch mitzuerleben, eröffnet sich für den Patienten und seine Angehörigen vielleicht die Möglichkeit, das Fest ganz pragmatisch vorzuziehen. Vielleicht gibt es anstelle der Fernreise im nächsten Jahr auch noch ein anderes Reiseziel, das auch kurzfristig und mit ausreichender Kraft verwirklicht werden kann. Die möglichst realistische Einschätzung gibt dem Patienten ein Stück Autonomie zurück. Er kann mithilfe der fachkundigen Informationen des Teams selbst entscheiden, was er unter den gegebenen Möglichkeiten mit seiner Zeit noch machen möchte.
- Konkrete Zeitangaben, wie etwa „Sie haben noch sechs Monate", sollten unbedingt vermieden werden, denn auch wenn Sie eine solche gesagte Zahl gleich im Anschluss noch so sehr relativieren, bleibt sie doch im Gedächtnis haften und wird als fest stehende Tatsache empfunden. Bewährte Formulierungen sind: „Es sind eher noch Tage

als Wochen" oder „Es sind eher noch Wochen als Monate" usw., wobei selbst diese Angaben nur mit aller Vorsicht und unter großem Vorbehalt gemacht werden sollten.

- Mögliche Angaben zur Prognose sollten im Team vorher abgesprochen sein, sodass die Patienten von allen die gleiche Einschätzung zu hören bekommen.
- Bittet ein Patient um klare Worte, sollte er die erforderlichen Informationen auch bekommen. Es kann aber sein, dass der Patient die Prognose trotz nachweisbar erfolgter und eindeutiger Aufklärung durch eine psychische Abwehrstrategie leugnet. Richtet sich ein Patient jedoch in seiner Verleugnung ein, sollte auch diese ihm gelassen werden, sofern kein Zweifel daran bestehen kann, dass eine umfassende Aufklärung bei vollem Bewusstsein stattgefunden hat. Möglich ist aber auch eine „Aufklärung", die sich einer allzu bildreichen Sprache bedient und/oder hinter zu vielen Fachbegriffen versteckt. Eine solche „Vermeidungssprache" wird anders verstanden, als sie gemeint war. An einer solchen fehlerhaften Kommunikation sind dann zumeist beide Seiten, also Arzt und Patient, mehr oder weniger bewusst beteiligt, wobei die Verantwortung für die klare Kommunikation beim Arzt liegt.
- Manchmal äußern Angehörige die Bitte oder sogar das „Verbot", mit dem Patienten über Prognose, Tod oder Sterben zu sprechen. Oder es wird umgekehrt auch vom Patienten der Wunsch geäußert, den mehr oder weniger nahenden Tod den Angehörigen vorzuenthalten. Es kann dann eine Atmosphäre von Vertuschung und Geheimniskrämerei entstehen, die nicht selten Spannungen erzeugt. Hemmungen kommen auf, mit dem Patienten offen zu sprechen und seine Trauer zu zeigen und es wird schwierig, einfach nur unverkrampft miteinander umzugehen. Wird dann das Geheimnis gelüftet, kann das für alle erlösend und befreiend sein.
- Hinter der Frage nach dem „Wie-lange-noch" verbirgt sich nicht selten die eigentliche Frage „Wie werde ich sterben?" oder „Werde ich leiden müssen?". Die Angst vor dem Tod selbst ist für manche Patienten mitunter weniger wichtig. Aber die Angst vor Schmerzen, Erstickung und vor Todesängsten ist vielfach groß und es kann sehr beruhigend sein, wenn man weiß, dass Schmerzen, Erstickungsgefühle usw. vermieden werden können.
- Es gibt immer wieder Patienten, die den Tod bis zum Schluss nicht akzeptieren können. Dies gilt besonders oft für Eltern kleiner oder behinderter Kinder oder wenn das eigene Kind lange nicht mehr gesehen wurde, weil es z. B. weit entfernt lebt oder vielleicht im Gefängnis lebt usw. Der Abschied wird nicht akzeptiert, wenn noch etwas Wichtiges unerledigt ist. Dem Abschied können aber auch religiöse Gründe im Wege stehen, wenn ein Patient etwa von starken Schuldgefühlen geplagt wird (z. B. wegen einer Abtreibung) und eine Begegnung mit dem strafenden Gott fürchtet.

1.4.4 Umgang mit „schwierigen" Patienten

In jedem Bereich der Medizin gibt es sog. „schwierige" Patienten. Sie werden als belastend erlebt, und der Umgang mit ihnen wird oft auf das Nötigste reduziert. Im Gegensatz dazu gibt es die angenehmen Patienten, die – und das sollten Sie sich immer wieder ins Gedächtnis rufen – bei weitem überwiegen. Wirklich schwierige Patienten kommen nur selten vor, aber die Belastungen, die sie dem Personal bereiten, werden als überproportional groß erlebt. In erster Linie ist dieses Missverhältnis auf die unzureichenden Mittel zurückzuführen, die dem medizinischen Personal zur Verfügung stehen, um mit diesen

Patienten umzugehen. Im Gegensatz dazu erleben sich schwierige Patienten selbst nicht als schwierig, sondern fühlen sich oft nicht ausreichend oder ungerecht behandelt, missverstanden oder nicht ernst genommen. Wie kommt es zu diesen beiden verschiedenen Sichtweisen und wie kann man für Abhilfe sorgen?

Die Karriere eines schwierigen Patienten beginnt mit der Wahrnehmung durch das Personal. Hat er erst einmal das Etikett schwierig, beginnt meist ein Teufelskreis, in dessen Verlauf Patient und Personal sich immer weiter voneinander entfremden. Die „Überansprüchlichkeit", das Nörgeln, die Klagsamkeit, das misstrauische Nachfragen, die Behandlungsverweigerung, die psychologische Kleinkriegsführung – alles dies bedingt, dass man schwierigen Patienten weniger gewissenhaft, weniger intensiv, weniger hilfsbereit, gleichgültiger, abweisend oder gar unfreundlich begegnet. Dadurch wird der Patient in seiner Haltung bestätigt, und er verstärkt sein problematisches Verhalten. Er zeigt sich noch anspruchsvoller, misstrauischer usw., was wiederum dazu führt, den Kontakt zu ihm noch weiter zu reduzieren, womit sich der Teufelskreis schließt. Ihn zu durchbrechen oder gar nicht erst entstehen zu lassen, ist nicht die Aufgabe des Patienten, sondern Aufgabe des Personals.

- Vermeiden Sie Sich-selbst-erfüllende-Erwartungen (Vorurteile). Bilden Sie sich immer Ihr eigenes Urteil. Prüfen Sie, ob Sie einem neuen Patienten unvoreingenommen entgegen treten. Oft gibt es Informationen von Kollegen und Kolleginnen, die Sie erwarten lassen, dass ein Patient ein schwieriges Verhalten zeigt. Auch ein schwieriger Patient muss nicht bei jeder Konsultation schwierig sein.
- Besprechen Sie mit Ihren Kolleginnen und dem Arzt Ihre Eindrücke von Patienten, die Sie als schwierig erleben. Überprüfen Sie, wie andere diesen Patienten sehen. Oft lösen Patienten in uns etwas aus (und eben nicht in anderen), was aus unserer eigenen Biografie stammt (schlechte Vorerfahrungen mit bestimmten Patiententypen, oder Persönlichkeitseigenschaften, die an negative eigene Erlebnisse erinnern). Wenn Ihnen bewusst wird, dass Sie mit einem Patienten eine unangenehme Erinnerung verbindet, so versuchen Sie, sich davon zu lösen und erst einmal dem Patienten unvoreingenommen entgegenzutreten. Das erfordert ein wenig Übung, aber es ist erlernbar.
- Fragen Sie Kollegen, die den Patienten nicht als schwierig erleben, wie sie mit dem Patienten umgehen. Lernen Sie andere Verhaltensweisen. Darin liegt oft ein Schlüssel zum Durchbrechen des negativen Kreises.
- Ergänzen Sie Ihre Informationen über den Patienten. Manchmal führen negative Vorerfahrungen des Patienten zu seinem schwierigen Verhalten.
- Wenn Sie einen Patienten als schwierig erleben, so geschieht dies meist in einer ganz konkreten Situation, in der es zu einem Zwiegespräch zwischen ihnen kommt. In diesen Gesprächen geht es meist um die Frage, wer Recht hat, wer der dominierende Partner ist, wer als Sieger hervorgeht. Solche Kämpfe sind von Ihnen von vornherein zu vermeiden, denn sie führen nur zu einer Festschreibung eines schwierigen Verhaltens. Gewinnt der Patient, so muss er seine Position behaupten und zeigt immer wieder sein als erfolgreich erlebtes Verhalten. Gewinnen Sie, so muss der Patient Ihnen zeigen, dass er am Ende doch der Stärkere ist, und er variiert beim nächsten Mal sein Verhalten, bis es zum Erfolg führt. In jedem Fall reduziert sich Ihre Interaktion auf einen Machtkampf und entfernt sich immer mehr von ihrem ursprünglichen Ziel.

Wie kann geholfen werden?

Kommt es zu einem Konflikt, muss dieser umgehend gelöst werden. Dabei hilft Ihnen das folgende kleine Vier-Schritte-Programm. Wichtig ist, dass Sie jeden Schritt durchführen und keinen überspringen oder auslassen:

Schritt 1: Nehmen Sie Ihren Gesprächspartner ernst

- Hören Sie dem Patienten aktiv zu. Bilden Sie sich erst Ihren Eindruck, nachdem der Patient sich geäußert hat. Bestätigen Sie nicht die Argumente des Patienten, sondern zeigen Sie, dass Sie ihn verstanden haben:
  - „Ich verstehe jetzt, wie Sie die Dinge im Moment sehen."
  - „Sie haben im Augenblick das Gefühl, dass …"
  - „Ich habe den Eindruck bekommen, dass Sie sehr …"
  - „Habe ich Sie richtig verstanden, dass …?"

Schritt 2: Ermitteln Sie gemeinsam das Problem

- Schwierige Patienten haben immer ein Anliegen, das sie indirekt, aggressiv, nachdrücklich oder vorwurfsvoll vorbringen. Darauf erfolgt allzu leicht eine spontane Reaktion, die wiederum eine emotionale Aktion im Patienten auslöst. Dies gilt es zu unterbrechen.
- Formulieren Sie keine Vorwürfe dem Patienten gegenüber. Bewerten Sie auch nicht sein Verhalten und Empfinden. Jeder lebt in einer eigenen Wertewelt, die Sie während des kurzen Kontaktes nicht ändern können.
- Geben Sie keine Lösungen vor. Klären Sie erst, was genau das Anliegen des Patienten ist. Es ist geradezu eine Berufskrankheit, sofort Hilfe und Lösungen anzubieten. Im Umgang mit schwierigen Patienten ist dieses ansonsten positive Verhalten jedoch unangebracht:
  - „Sie sehen ein Problem darin, dass …"
  - „Sie fühlen sich … behandelt, dadurch dass …"
  - „Sie möchten gern, dass etwas daran geändert wird, dass …"
  - „Sie würden sich weitaus besser fühlen, wenn …"

Schritt 3: Entwickeln Sie mit dem Patienten gemeinsam alternative Lösungen

- Halten Sie Ihre eigenen Vorschläge noch zurück. Ansonsten kommen Sie leicht in die Situation von jemandem, der saures Bier anpreist.
- Fragen Sie zuerst den Patienten selbst nach Lösungen für sein Anliegen oder Problem.
- Kritisieren oder werten Sie nicht die Lösungen des Patienten, auch wenn Sie erst einmal keine Möglichkeit der Verwirklichung sehen. Achten Sie besonders auf Ihren Tonfall, denn gerade darüber werden Wertungen ausgedrückt.
- Erarbeiten Sie mit dem Patienten gemeinsam eine für Sie durchführbare und für ihn annehmbare Lösung. Dies ist der aufwendigste Teil des Vier-Schritte-Programms. Patienten können manchmal unrealistische Vorschläge machen. Wehren Sie diese

nicht sofort ab, sondern fragen Sie den Patienten, wie dies seiner Meinung nach durchführbar sei. Da es ja der Vorschlag des Patienten ist (und nicht Ihrer), wird er dabei auch hilfreich sein. Sie werden erleben, dass seine und Ihre Interessen in vielen Fällen doch noch vereinbar sind.

Schritt 4: Konsequenzen aus dem Gespräch

- Allzu leicht wird dieser vierte Schritt ausgelassen, obwohl er sehr wichtig ist. Denn erst durch ihn machen Sie dem „schwierigen" Patienten deutlich, dass sich durch ein Gespräch Konflikte lösen lassen und dass sich das stattgefundene Gespräch gelohnt hat. Fassen Sie also das Ergebnis Ihres Gespräches zusammen und formulieren Sie die tatsächlichen Konsequenzen für Ihr eigenes und für das Verhalten des Patienten.

Diese vier Schritte mögen Ihnen zeitaufwendig erscheinen, vor allem, wenn Sie noch keine Routine mit dieser Art der Gesprächsführung haben. Sie sollten diese Zeit aber den ewig gleichen Diskussionen zu einem Problem gegenüberstellen. Zudem erreichen Sie eine Lösung. Der Zeitaufwand ist also übersehbar, und Ihre Nerven bleiben geschont.

Der Erfolg des Umgangs mit schwierigen Patienten hängt hauptsächlich von Ihrer Einstellung ab. Wenn Sie bereit sind, Ihre Wahrnehmung des Patienten zu ändern und sich nicht auf Machtspiele einzulassen, sondern sich Ihre eigene Meinung zu bilden und ein klärendes Gespräch mit dem Patienten zu suchen, sind Sie auf dem besten Weg zu einer Lösung.

Wenn alles nichts hilft, stellen Sie z. B. im Gespräch mit dem Team oder in einer Supervision den Patienten vor, um über den Austausch mit anderen und die Reflexion des eigenen Verhaltens nach Möglichkeit zu einer veränderten Einstellung zu gelangen, die eine neue und bessere Annäherung an den Patienten ermöglicht.

Fragen Sie sich, ob andere Patienten Ihnen gleichfalls als schwierig erscheinen. Scheuen Sie sich in solchen Fällen nicht, professionelle Hilfe außerhalb Ihres Teams zu suchen. Sie werden sehen, dass Sie mit der Zeit schwierige Patienten als eine willkommene Herausforderung in Ihrem Beruf betrachten und nicht mehr als lästiges Übel.

1.4.5 Breaking Bad News

Die Überbringung einer schlechten Nachricht für den Patienten, z. B. zur Prognose seiner Erkrankung oder über die Einstellung von therapeutischen Maßnahmen im Hinblick auf die Krankheit stellt eine ganz besondere Situation dar. Verantwortlich für die Mitteilung einer solchen Nachricht sind die Mediziner, doch sollten in der konkreten Situation am besten mehrere Angehörige des Teams zugegen sein. Die Auswirkungen betreffen das gesamte Team. Solche Breaking Bad News (etwa „neueste Hiobsbotschaft") sollten zuvor im Team abgesprochen werden, damit sich gerade diejenigen, die nicht an der Überbringung beteiligt sind, auf die veränderte Situation einstellen können. Nach dem Gespräch sollte sich darüber im Team ausgetauscht werden.

Die Reaktionen des Patienten können ganz unterschiedlich ausfallen. Vielfach bedeuten derartige Nachrichten jedoch einen Sturz aus der gewohnten Realität. Das bisherige Leben erfährt womöglich eine völlige Neuausrichtung. Eine solche Aufgabe muss erst einmal verarbeitet werden. So kommt es auch, dass die Patienten zunächst oft wie unter einer Käseglocke zu sein scheinen. Auf einmal wirken sie in sich gekehrt, abwesend und nicht mehr erreichbar. Es ist wichtig zu wissen, dass der Patient so sehr mit der Nachricht beschäftigt ist, dass zunächst keine weiteren Informationen mehr zu ihm vordringen. Sie sollten es auch gar nicht erst versuchen, sondern Ihre Bereitschaft erklären, beim Aufkommen weiterer Fragen oder bei Gesprächsbedarf kurzfristig für ihn da zu sein.

In der **stationären Situation** besteht die Aufgabe zunächst darin, eine geeignete Atmosphäre für die Überbringung der Nachricht zu schaffen. Wenn es sich um ein Mehrbettzimmer handelt, sollte entweder gemeinsam ein separater Raum aufgesucht werden, in dem ein störungsfreies Gespräch möglich ist, oder der Bettnachbar wird für einen angemessenen Zeitraum aus dem Zimmer gebracht. Nie sollte ein solches Gespräch zwischen Tür und Angel geführt werden, doch geschieht gerade das leider immer wieder. Natürlich wünscht man sich solche Gespräche nicht herbei, doch sind sie fester Bestandteil Ihrer Arbeit. Man sollte es unbedingt verhindern, den Patienten kurz „abzuspeisen" und mit seinen bald drängenden Nachfragen abzuschütteln und gar an seinen Hausarzt zu verweisen. Auch ist es nicht zielführend, sich hinter einer Fachsprache zu verstecken oder alles zu beschönigen.

Aber: Der Patient hat auch das Recht, keine weiteren Details mehr erfahren zu wollen, oder alles auf seine Angehörigen abzuwälzen.

1.5 Kommunikation mit Angehörigen

Für viele Pflegende und Mediziner ist das Gespräch mit Angehörigen, Freunden und medizinisch vorgebildeten Bekannten eine unvermeidliche, eher lästige Pflicht. In der palliativen Situation muss hier eine völlige Umbewertung stattfinden.

Die Angehörigenbetreuung ist nicht nur Mittel zum Zweck, um mit dem Patienten besser auszukommen, die Pflege zu erleichtern oder für einen reibungsloseren Ablauf zu sorgen. Die Angehörigen sind die direkten Adressaten Ihrer Betreuung! Es gehört zum Wesen von Palliative Care, auch für den Angehörigen da zu sein, ihn zu betreuen und auch seine Lebensqualität im Blick zu haben. Das Verhältnis ist hiermit in der Palliative Care ein anderes als bei anderen Versorgungs- und Pflegeaufträgen im Gesundheitswesen. Nicht selten ist die Betreuung der Angehörigen aufwendiger, als die des Patienten. Dabei wird dies auch einmal mit einer höheren zeitlichen Belastung einhergehen müssen.

MERKE

Die Angehörigen sind ein fester und nicht zu vernachlässigender Teil des Systems, das Sie als Pflegekraft betreuen.

Auf der Palliativstation erfordern Angehörige oft einen hohen Anteil an Mitbetreuung und psychischer Unterstützung, während ihnen im ambulanten Bereich zudem eine noch viel größere kooperierende Funktion zukommt. Die Angehörigen sind dort oft der verlängerte Arm der Pflege und Medizin. Schließlich sind sie es in der Regel, die – ohne entsprechende Ausbildung – die Betreuung fortsetzen, wenn die täglichen Pflege- und Visitenzeiten vorbei sind.

Bedenkt man, dass die Ausbildung im Patientengespräch sowohl im pflegerischen als auch im medizinischen Bereich stark verbesserungsfähig ist, wird einem schnell bewusst, dass die Kommunikation mit Angehörigen eine noch weitaus unbekanntere Aufgabe darstellt.

Nahestehende Angehörige, Partner, Kinder oder auch Eltern müssen im Rahmen ihrer Möglichkeiten in eine sinnvolle Kooperation zur Betreuung des Patienten eingebunden werden. So kann der therapeutische Faktor der sozialen Unterstützung durch das familiäre Netzwerk genutzt werden, soweit das in Anbetracht von Art, Schwere und Dauer der Erkrankung sinnvoll ist.

Die Kunst besteht darin, verlässlich einzuschätzen, welches das zuträgliche Maß an Einbindung bzw. das notwendige Maß an Abgrenzung ist. Je besser Sie den Patienten kennen und einzuschätzen gelernt haben, umso leichter wird Ihnen dies gelingen. Dazu kann es sehr hilfreich sein, wenn Sie einmal versuchen, sich in den Angehörigen hineinzuversetzen. Hängt z. B. die Tochter sehr an ihrem sterbenden Vater oder ist das Verhältnis schon seit Jahren abgekühlt? Ist der Mann der sterbenden Frau es gewohnt, sie zu versorgen oder war sie es, die immer für Haushalt und Pflege verantwortlich gewesen war? Hatte der Bruder eines Aids-Kranken vielleicht immer große Probleme mit dessen Homosexualität?

Wenn Sie für sich Antworten auf solche Fragen finden, können Sie daraus in etwa ableiten, in welchem Maße ein Angehöriger überhaupt bereit sein kann, den Sterbenden intensiv zu begleiten.

Gar nicht selten ist es aber auch so, dass Sie selbst eine enge Beziehung zu dem Sterbenden entwickeln, sodass Sie dann für den Patienten zu einem engen Vertrauten werden. Hierbei ist es wichtig, diese Rolle gut zu reflektieren, Ihre professionelle Distanz zu behalten, um Überforderungen zu vermeiden und Störungen im Verhältnis zu den Angehörigen, die aus dieser Situation entstehen können, schnell zu bemerken.

1.5.1 Vorbereitung des Angehörigengespräches

- Versuchen Sie, in der Familie einen Hauptansprechpartner zu finden, über den der Informationsaustausch erfolgen kann.
- Zur Koordinierung von Aufgaben und zur Besprechung von Problemen kann eine Familienkonferenz unter Teilnahme aller Beteiligten mit Moderation eine Möglichkeit sein, Klarheit zu schaffen und konstruktive Lösungen zu finden. Dies setzt jedoch eine allgemeine Gesprächs- und Kompromissbereitschaft voraus.
- Wenn Sie in ein mutmaßlich belastendes oder konflikthaftes Gespräch mit Angehörigen gehen, sollten Sie zunächst Ihr eigenes Anliegen klar vor Augen haben – Was möchten Sie erreichen?
  - Aufklärung, Information über den Zustand des Patienten
  - Beruhigung, Beschwichtigung, Trost
  - Einbindung in das Pflege- und Behandlungskonzept
  - Kennenlernen des familiären Umfelds
  - Klärung von Zweifeln, Ärger oder unerwünschten antitherapeutischen Einflüssen des Umfeldes
  - Grenzen aufzeigen.

- Außerdem sollten Sie sich vor dem Gespräch Gedanken darüber machen, was das Anliegen, die Fragen oder die Antworten sein könnten:
  - Welche Sorgen könnten bestehen?
  - Was könnte schwierig werden?
  - Wie viel können Sie ihm zutrauen, was von ihm erwarten?
  - Worauf sollten Sie bei ihm besonders achten?
- Bedenken Sie vor jedem Gespräch mit Angehörigen, dass Sie gewissermaßen immer zu dritt sind, auch wenn der Patient selbst nicht im Raum ist. Unterrichten Sie nach Möglichkeit den Patienten immer vor dem Gespräch (und nicht erst danach). Holen Sie, wenn es geht, seine Einwilligung dazu ein, auch wenn dies formal gar nicht erforderlich sein mag.
- Hilfreich ist die Strukturierung eines Gespräches. Verabreden Sie Zeitpunkt, Ort und Dauer.
- Sorgen Sie für eine möglichst ungestörte Atmosphäre. Wenn möglich, sollte das Mobiltelefon ausgeschaltet sein. Vielleicht geben Sie Ihren Kollegen Bescheid, dass Sie ungestört sein wollen. Eventuell sollten Sie dann auch eine Vertretung organisieren.

1.5.2 Gesprächsführung mit Angehörigen

- Ein solches Gespräch gehört definitiv zu Ihrer Arbeit. Betrachten Sie es nie als freiwillige Überstunden. Teilen Sie zu Beginn den Angehörigen mit, wie viel Zeit Ihnen für das Gespräch zur Verfügung steht und welches Anliegen Sie selbst haben, z. B.:
  - „Wir haben leider nur ein paar Minuten Zeit, ich möchte Sie zunächst nur über das unterrichten, was wir mittlerweile über den Zustand Ihrer Frau wissen."
- Geben Sie den Angehörigen die Möglichkeit, ihr Anliegen darzustellen, z. B.:
  - „Aber Sie möchten vielleicht noch über etwas anderes mit mir reden?"
- Versuchen Sie, sich auf die Verständnisebene der Angehörigen einzustellen, z. B.:
  - „Ich frage mich, ob Sie sich unter dieser Erkrankung etwas vorstellen können."
- Holen Sie sich immer wieder Rückmeldung ein, ob und wie der Angehörige Ihre Mitteilung aufgefasst hat, z. B.:
  - „Was geht Ihnen jetzt durch den Kopf?"
  - „Ich bin mir unsicher, ob Ihnen so ganz klar geworden ist, was dieser Eingriff für Ihren Mann bedeuten kann?"
- Zeigen Sie Ihr Verständnis wenn Ängste, Sorgen und die Not der Angehörigen im Gespräch deutlich werden, z. B.:
  - „Das zu verkraften, ist im Augenblick wohl etwas viel auf einmal, oder?"
  - „Sie scheinen doch sehr beunruhigt darüber zu sein, ob hier für Ihren Mann wirklich alles getan wird, um seine Schmerzen zu lindern."
- Zeigen Sie den Angehörigen, dass Sie sie ernst nehmen und trauen Sie ihnen lieber zu viel als zu wenig zu, z. B.:
  - „Ich glaube, dass Sie in vielen Dingen sicher besser wissen, was jetzt für Ihre Tochter wichtig ist."
- Versuchen Sie, Angehörige durch Anerkennung und Bestätigung für eine konstruktive Mitarbeit zu gewinnen, z. B.:

- „Ich war angenehm überrascht, mit welchem Geschick Sie die Drainage versorgt haben."
- „Sie haben sich erstaunlich schnell den Zustand Ihrer Frau klar machen können."

- Versuchen Sie, Koalitionen zu vermeiden, und bemühen Sie sich um Allparteilichkeit, z. B.:
  - „Ich glaube, da kann ich Ihnen nicht helfen, das müssen Sie mit Ihrer Frau wohl selbst klären."
  - „Ich verstehe Ihren Standpunkt, aber den Ihres Mannes kann ich genauso gut nachvollziehen. Wir können gerne zu Dritt darüber sprechen."
  - „Ich fände es besser, wenn Ihr Mann mir das selbst sagen würde."
- Versuchen Sie die Beweggründe herauszufinden, wenn die Zusammenarbeit mit Patienten und Angehörigen nicht konstruktiv ist, z. B.:
  - „Sie scheinen mit der Betreuung nicht zufrieden zu sein. Können Sie mir sagen, was Ihnen im Einzelnen nicht gefällt?"
  - „Mir fällt auf, dass Sie lieber mit meinem Kollegen sprechen, der für die Pflege Ihrer Frau eigentlich gar nicht zuständig ist, oder mit der Ärztin sprechen. Wie kommt das denn?"
- Nehmen Sie auch die schwierigen, lästigen, die Behandlung unterlaufenden Angehörigen so ernst, dass Sie Ihr Unbehagen klar und deutlich ansprechen, sofern Sie sie wirklich für eine bessere Zusammenarbeit gewinnen wollen, z. B.:
  - „Es gefällt mir ganz und gar nicht, Ihnen immer wieder die gleichen Fragen beantworten zu müssen. Ich wüsste gerne, warum Sie so hartnäckig sind."
- Versuchen Sie, enge Angehörige von denen eine intensive Anteilnahme und Zusammenarbeit zu erwarten oder wünschenswert ist, so früh wie möglich näher kennenzulernen. Dies kann
  - die Kooperation fördern
  - Missverständnisse verhindern
  - zu erwartende Schwierigkeiten verstehbarer und kalkulierbarer machen
  - als Modell für spätere Kontakte die Beziehung sinnvoll vorstrukturieren
  - die Gefahr eines eher passiv reaktiven Umgangs frühzeitig unterbinden.

MERKE

In der Sterbebegleitung ist manchmal der Angehörige die größere Herausforderung und nicht der Sterbende.

1.5.3 Einbeziehung der Angehörigen in die palliative Situation

Im Angehörigen können sich in der palliativen Situation viele, oft auch widerstreitende Gefühle Bahn brechen. Der Anspruch etwa, die Mutter bis zuletzt zu begleiten, kollidiert mit der Erinnerung daran, dass ihr zeitlebens nichts recht gemacht werden konnte. Wie sollte das jetzt in einer solchen Situation funktionieren? Der Vater will jetzt die Schläge und Demütigungen aus der Kindheit als Handhalten und Liebe zurückbekommen. Und wenn Gewissen oder Liebe zur Bereitschaft führen, den Sterbenden in seinen letzten Tagen eng zu begleiten, egal, wie viel Kraft das Kosten mag, steht der Angehörige dann einem professionellen Team gegenüber, das immer weiß, was zu tun ist, alles richtig macht und viel

Dankbarkeit vom Sterbenden erfährt. Wo sind da noch Zeit und Raum für die eigene Mitwirkung, zu der sich der Angehörige vielleicht gerade erst mühsam durchgerungen hat?

- Beziehen Sie die Angehörigen im Rahmen ihrer Möglichkeiten in die Pflege mit ein. Manche sind vielleicht schon seit Jahren in der Versorgung der Angehörigen geübt. Für andere mag das alles völliges Neuland sein. Gelingt Ihnen das, verringert sich deren Hilflosigkeit. Das kann besonders auf Angehörige zutreffen, die sich erst in den letzten Stunden einfinden und mit der ganzen Situation noch nicht so vertraut sind, wie vielleicht die unmittelbaren Angehörigen aus dem gleichen Hausstand.
- Eine leichte Aufgabe, deren Bedeutung aber absolut nicht zu unterschätzt werden sollte, ist die sehr regelmäßige Mundpflege (➤ Kap. 2.2). Immer wieder einige Tropfen Wasser in den Mund träufeln oder sprühen hat große Auswirkungen auf das Wohlbefinden des Patienten und ist von den allermeisten Angehörigen durchführbar.
- Angehörige, die eine Sitzwache übernehmen möchten, sollten Sie durchaus ermuntern, auch mal etwas zu lesen, Musik zu hören oder sich auch zum Patienten ins Bett zu legen, wenn der Wunsch danach besteht.
- Ermuntern Sie die Angehörigen und streichen Sie die Bedeutung ihrer Hilfe heraus.
- Verhindern Sie, dass die Angehörigen sich zermürben und auf Kosten der eigenen Gesundheit aufopfern. Regen Sie stattdessen Pausen an, Abwechslung bei den Sitzwachen und ggf. auch die eigene Suche nach Unterstützung
- Es kann dann sehr schwer sein, sich nicht mehr nützlich machen zu können. Die reine Anwesenheit muss als „etwas Tun" definiert werden.
- Sie können Angehörige, die sich einfach nicht abhalten lassen, in kleine Hilfestellungen einbeziehen, die etwa das Bettenmachen, die Mundpflege oder Kämmen und Rasur betreffen.
- Eine Unterweisung in einfache Akupressuranwendungen bietet den Angehörigen eine gute Gelegenheit, aktiv etwas Sinnvolles für den Patienten zu tun, wenn diese Anwendungen denn auch als angenehm empfunden werden und gewünscht sind.
- Wohltuender kann es sein, zu erzählen, vorzulesen oder Musik zu hören und die Hand zu halten.
- Angehörige bringen in der Regel auch eine große Unsicherheit mit, haben bei jeder Berührung und Handreichung Angst, etwas falsch oder „kaputt" zu machen. Hilfreich kann es sein, sie Schritt für Schritt in Pflegemaßnahmen mit einzubeziehen, damit sie ihre Scheu verlieren.
- Unerwartete Gefühle wie Ekel und Fluchtimpulse können auftauchen. Solche Situationen erfordern einen einfühlsamen Umgang mit der Situation, damit der Angehörige sein Verhalten nicht als Versagen empfindet.

MERKE

Es gibt so viele unterschiedliche Familienkonstellationen, wie es Sterbende gibt.

1.5.4 Angehörige am Sterbebett

In der finalen Situation muss sich Ihr Kommunikationsverhalten ändern. Die pflegerische Routine ist vorbei. Vieles, was am Tage zuvor vielleicht noch heiß diskutiert wurde, spielt plötzlich gar keine Rolle mehr. Es wird ruhig, Stille kehrt ein und nichts ist mehr wichtig. Ihre Aufgabe ist jetzt die zurückhaltende Begleitung.

- Finden Sie unmissverständliche Worte, um die bevorstehenden letzten Stunden des Patienten anzukündigen. Es muss deutlich sein, dass es aufs Ende zugeht. Vielleicht sollen ja noch andere Angehörige oder ein Geistlicher benachrichtigt werden, die auch eine gewisse Zeit zur Anreise benötigen:
  - „Ich habe verschiedene Veränderungen am Patienten wahrgenommen. Nach meiner Erfahrung ist der Tod nicht mehr fern."
  - „Er wird bald versterben."
  - „Ja, er stirbt jetzt."
  - „Sie sollten überlegen, ob sie ihre Kinder jetzt verständigen."
- Verbinden Sie damit noch einmal die Beschreibung des wahrscheinlichen Verlaufs. Achten Sie dabei vor allem auf die Punkte, welche auf die Angehörigen meist erschreckend und verstörend wirken können, wie etwa Veränderungen der Atmung.
- Halten Sie sich möglichst weit im Hintergrund, wenn Sie nicht ausdrücklich angesprochen werden. Respektieren Sie ruhig alle Fantasien und Erklärungen der Beteiligten, die eine Erleichterung darstellen könnten.
- Wenn die Medikation aufgrund der finalen Verschlechterung umgestellt wird, sollten Sie dies den Angehörigen ebenso erklären können, wie ein Mediziner es tun würde. Begründen Sie es mit der weiteren Linderung der Symptome und Schmerzen und weisen Sie darauf hin, dass dies nichts mit ungewollter Lebensverlängerung oder gar einem beschleunigten Sterben zu tun habe, z. B.:
  - „Wir werden jetzt die Schmerzmittel, die ihr Mann bisher geschluckt hat, unter die Haut spritzen, um sicherzustellen, dass die gute Schmerztherapie weiterlaufen kann."
  - „Wir können so schneller auf Veränderungen bei den Schmerzen reagieren."
- Hüten Sie sich davor, innerhalb der familiären Strukturen zu sehr Partei für den Sterbenden zu ergreifen. Vielleicht erscheint Ihnen die Reaktion mancher Angehörigen herzlos, aber Sie können unmöglich den Verlauf der ganzen Familienproblematik erfassen und somit steht Ihnen auch keine moralische Bewertung zu. Es kann alles ganz anders sein, als bei Ihnen zu Hause! Auch kann sich ein alter Freund als wesentlich aktiverer und besserer „Angehöriger" entpuppen als die Kinder des Patienten. Entscheidend ist nicht der biologische Verwandtschaftsgrad, sondern die persönliche Nähe zum Patienten.

1.6 Sterben und Tod, Riten und Religionen

Die verbreitetste Religion in Deutschland ist das Christentum mit je rund 29 % Katholiken und Protestanten. Knapp 38 % der Bevölkerung sind konfessionslos (was nicht gleichzusetzen ist mit ungläubig; in Deutschland glauben 25 % der Menschen nicht an einen persönlichen Gott). Es folgen mit etwas über 2 % der Islam und schließlich alle weiteren Glaubensgemeinschaften inklusive des Judentums, der Buddhisten und der Hindus. Und jede dieser Glaubensrichtungen bringt ihre eigenen Rituale mit. Sie selbst werden vielleicht auch der einen oder anderen Religionsgemeinschaft angehören und sind mit bestimmten Ritualen rund um das Sterben und den Tod mehr vertraut als mit anderen. Im Rahmen Ihrer Begleitung sterbender Menschen kann es vorteilhaft sein, wenn Sie auch die Gepflogenheiten anderer Kulturen und Glaubensrichtungen in groben Zügen kennen, sei es auch nur deshalb, um sich der Vielfalt der Rituale gegenüber stets offen, respektvoll und tolerant verhalten zu können.

Mit den unterschiedlichen Kulturen und Glaubensrichtungen sind nicht selten auch unterschiedliche Vorstellungen zu Gesundheit und Krankheit verbunden. Gesundheitskonzepte und Glauben sind mitunter untrennbar miteinander verbunden. Krankheit kann als Strafe eines Gottes für Fehlverhalten empfunden werden, Geister, Dämonen oder Handlungen in einem früheren Leben werden dafür verantwortlich gemacht. Die Epilepsie galt lange als „heilige Krankheit", weil sie mitunter mit religiösen Empfindungen verbunden ist. Die Menschen schufen sich immer schon Erklärungen für Unerklärliches. Auch Atheisten flehen ihr Auto bei ruckelndem Motor an, noch bis zur nächsten Werkstatt durchzuhalten, pflegen ihre Rituale, damit der geliebte Fußballverein das anstehende Spiel erfolgreich bestreitet.

Es kann nicht darum gehen, diese Vorstellungen, Glaubensrichtungen und magischen Denkweisen inhaltlich und im Detail nachzuvollziehen und mitzuempfinden. Aber es genügt schon zu wissen, dass es im Grunde die gleichen psychischen Mechanismen sind. So lassen sich vielleicht Analogien zu eigenen Glaubensvorstellungen finden, wodurch unabhängig vom Inhalt ein empathisches Mitschwingen möglich wird.

MERKE

Die religiöse Vielfalt, auch innerhalb einer speziellen Glaubensrichtung, ist enorm. Was Sie über die Rituale z. B. des Islam wissen, muss nicht bedeuten, dass Sie dieses Wissen auch in allen moslemischen Familien anwenden müssen, dürfen und sollten. Die Bandbreite zwischen streng gläubig und „nur auf dem Papier gläubig" ist nicht nur im Christentum, sondern auch in anderen Religionen sehr groß. Alle Sterbenden und deren Angehörigen müssen mit ihren religiösen Bedürfnissen ganz individuell betrachtet werden.

1.6.1 Wie kann geholfen werden?

- Sie werden während Ihrer Arbeit mit dem Patienten sicherlich schon durch Gespräche oder durch Beobachtung der unmittelbaren Wohnumgebung einen Eindruck davon bekommen haben, ob Ihr Patient gläubig ist und wenn ja, wie ausgeprägt der Glaube ist. Allerdings sollten Sie damit rechnen, dass ein scheinbar wenig gelebter Glaube sich beim Heranrücken des Todes intensivieren kann.
- Wenn der Sterbende in seinem Leben mehr oder weniger gläubig war, wird er seinen Glauben in den letzten Tagen und Stunden wahrscheinlich stärker heranziehen und befolgen. Zeigen Sie sich offen und interessiert, wenn der Patient das Gespräch darüber sucht, aber missionieren Sie keinesfalls. Wenn der Sterbende den erhofften Halt im Glauben findet oder sogar sucht, hilft ihm bestimmt nicht die Konfrontation mit einem anderen Glauben. Daher ist es sinnvoll, sich mit eigenen religiösen Vorstellungen zurückzuhalten.
- Wenn möglich sollte auch die Frage möglicher Sterbe- und Totenrituale mit dem Patienten und/oder Angehörigen erörtert werden, damit eventuelle Vorbereitungen getroffen werden können.

Wir haben nachfolgend einige wichtige Unterschiede zwischen den Kulturen und Religionen herausgestellt, die für Ihren Umgang mit den Patienten in der palliativen Situation relevant sein könnten, um bestimmte Wünsche, Abläufe und Verhaltensweisen besser einordnen zu können.

Ernährung

- Christentum: Fasten hohe Bedeutung, Oster- und Adventfasten
- Islam: kein Schweinefleisch, keine Gelatine
- Judentum: kein Schweinefleisch, Milch und Fleisch getrennt
- Hinduismus: oft strenger Vegetarismus, Witwen und Alte fasten
- Medikamentöse Behandlung:
  - Judentum: Ablehnung lebensverkürzender Maßnahmen bzw. Unterlassungen, so wird z. B. Insulin bis zum Ende gegeben
  - Buddhismus: Schmerzmedikamente werden oft wegen der Bewusstseinstrübung abgelehnt; strenggläubige Buddhisten wollen wach und mit positiven Gedanken in den Tod gehen.

Hygiene

- Hinduismus: Mundspülungen vor und nach dem Essen, Ganzwaschungen unter fließendem Wasser (Schüsselsystem: sauber/schmutzig)
- Islam: 5-mal am Tag Waschung jeweils vor dem Gebet; die linke Hand gilt als unrein.

Krankenbesuche

Krankenbesuche sind in allen Kulturen hoch angesehen und gelten als Akt der Nächstenliebe, im anderen Kontext auch als religiöse Pflicht.

- Im Christentum ein Geistlicher, der eine rituelle Krankensalbung vornimmt
- Im Islam lautes Klagen und Weinen
- Im Islam, bei russischer Abstammung und bei vietnamesischen Familien findet sich nicht selten eine Großzahl von Besuchern ein, was auch ein Konfliktpotenzial birgt
- Im Judentum gelten Schmerz- und Trauerausbrüche von Besuchern als unangemessen
- Im Buddhismus werden gerne religiöse Spezialisten oder Mönche hinzugezogen.

Sterben

- Im Christen- und Judentum sowie im Islam spielen Gebete während des Sterbens eine große Rolle
- Im Islam wird der Sterbende nach Möglichkeit auf die rechte Seite gelagert, wobei das Gesicht gen Mekka ausgerichtet ist. Bei Rückenlage werden die Füße und das Gesicht mit dem erhöhten Oberkörper nach Mekka ausgerichtet
- Im Buddhismus und Hinduismus sind positive Gedanken des Sterbenden wichtig im Hinblick auf die erwartete Wiedergeburt
- Im Hinduismus soll der Mensch auf „gereinigter Erde“ sterben
- Im Buddhismus ist die Position auf der rechten Körperseite gewünscht.

Nach Eintritt des Todes

- Waschungen sind in allen Religionen bekannt
- Im Christentum können die Augen geschlossen und die Hände gefaltet werden. Eventuell werden ein religiöses Symbol, wie etwa ein Heiligenbild, ein Kreuz oder

ein Rosenkranz beigegeben. Oft wird eine Kerze als Symbol des ewigen Lebens angezündet
- Im Islam muss die Waschung gleichgeschlechtlich erfolgen und darf nicht von Nichtmuslimen durchgeführt werden. Da diese Waschung unter fließendem Wasser erfolgen soll, ist oft das Bestreben groß, den Verstorbenen alsbald in ein Leichenschauhaus zu verbringen, wo diese Waschung möglich ist. Alle Riten werden bei gläubigen Muslimen von Angehörigen oder anderen Muslimen übernommen. Als Pflegekraft sollten Sie sich dann zurückhalten, sofern Sie nicht selbst islamischen Glaubens sind
- Auch im Judentum werden alle rituellen Handlungen von Angehörigen bzw. Juden ausgeführt.
- Im Hinduismus spielt reichlicher Blumenschmuck eine große Rolle.

KAPITEL

2 Arbeitstechniken in der Palliativpflege

2.1 Positionierung und Mobilisation

In der palliativen Situation ist bei der Positionierung das Maß der Dinge das Wohlbefinden des Patienten. Ein Positionswechsel hat hier nicht mehr die primäre Bedeutung, ein Wundliegen zu verhindern, sondern eher die Funktion z. B. Blickkontakte zu ermöglichen oder den Patienten auf etwas Schönes schauen zu lassen.

Aber natürlich gibt es je nach Krankheitsbild viele Positionen, die unangenehm sind oder Schmerzen bereiten. Hier kommen dann sehr wohl die klassischen Lagerungsprinzipien aus der Pflege zur Anwendung: Druckentlastung, Linderung einer Atemnot, Ruhigstellung und Stützung (bei Paresen oder pathologischen Frakturen), Kontrakturprophylaxe durch behutsame Mobilisationen, Verringerung von Spastik (durch behutsames Durchbewegen), basale Stimulation.

2.1.1 Durchführung von Positionswechseln

- Denken Sie so oft wie möglich an eine ergonomische Arbeitsweise. Am besten ist es, wenn Sie Hilfspersonen hinzubitten können, um den Patienten und auch Ihren Rücken zu schonen.
- Arbeiten Sie nach Möglichkeit eng mit Physiotherapeuten zusammen, und lassen Sie sich von ihnen beraten.
- Wenn ein Pflegebett vorhanden ist, stellen Sie es sich auf die für Sie optimale Arbeitshöhe ein.
- Sprechen Sie nach Möglichkeit alle Handgriffe mit dem Patienten ab. „Überfallen" Sie den Patienten nicht und führen Sie keine plötzlichen Lagewechsel durch. Berücksichtigen Sie stets den Wunsch des Patienten und lagern Sie ihn nicht ohne sein Einverständnis neu.
- Helfen Sie dem Patienten, die optimale Position im Bett zu finden. Dieses ist eine ganz individuelle Angelegenheit. Umso wichtiger ist es, sich auf die Wünsche und Vorlieben des Patienten einzulassen. Viele pflegebedürftige Menschen haben Schwierigkeiten damit, sich selbst in die gewünschte Lage zu bringen. Achten Sie einmal selbst darauf, wie oft Sie beim Sitzen oder Liegen das Bedürfnis verspüren, ihre Position zu verändern. Selbst im Schlaf wird unbewusst in regelmäßigen Abständen eine andere Haltung eingenommen. Versuchen Sie, durch diese Einsicht ein Gefühl für das Bedürfnis des Patienten nach einem Lagewechsel zu bekommen. Setzen Sie ggf. Kissen (nur so viel wie nötig) zur besseren Positionierung des Patienten ein.

- Bettgitter dürfen nur in Absprache mit dem Patienten und den Angehörigen verwendet werden. Am besten ist es, wenn es in dieser Hinsicht eine (frühzeitig erstellte) schriftliche Willenserklärung des Patienten gibt, bevor er nur mehr über eine eingeschränkte Bewusstseinslage verfügt oder sehr verwirrt ist und nicht mehr selbst einwilligen kann.
- Wenn möglich sollten die Angehörigen bei den Positionierungen miteinbezogen werden, z. B. bei der Mikrolagerung (s. u.).
- Bei starken Schmerzen sollten der Zeitpunkt der Schmerzmittelgabe oder der Einsatz der Bedarfsmedikation so auf die Positionswechselintervalle abgestimmt werden, dass die Lagerungsprozedur möglichst auf dem Höhepunkt der Analgesie erfolgt.
- Sollte es absehbar sein, dass eine neue Liegestätte oder ein Pflegebett erforderlich wird, sollte diese Veränderung nicht unnötig weit hinausgeschoben, sondern eher frühzeitig angegangen werden, damit der Patient nach der nötigen Eingewöhnungszeit auch wirklich noch davon profitieren kann.
- Setzen Sie die Mikrolagerung ein (s. u.).
- Legen Sie sich Positionierungshilfen nach Bedarf zurecht:
  - Decken
  - Kissen
  - Polster
  - Handtücher
  - Weichlagerungsmatratze
  - Antidekubitusmatratze (Kontraindikation: Knochenmetastasen)
  - Ggf. Bettbogen
  - Handrollen.

MERKE

Die ehemals verbreiteten Felle und Fellschuhe konnten ihren Nutzen nicht unter Beweis stellen und werden heute nicht mehr verwendet.

- Vor jedem Positionswechsel sollten Sie das Bett leer räumen und sich orientieren, welche Kissen für die Positionierung überhaupt erforderlich sind.
- Wenige, aber gut eingesetzte Hilfsmittel lassen einen eher den Überblick behalten und verhindern unsinnige Positionierungen. Zu viele Kissen unter dem Kopf können z. B. leicht zu einer übermäßigen Beugung des Halses führen, wodurch Wirbel- und Nackenschmerzen entstehen können.
- Bei einer vorhandenen, guten Antidekubitusmatratze sollen keine zusätzlichen Positionierungshilfen eingesetzt werden, da die Wirkung dadurch wieder zunichte gemacht werden kann.
- Die Positionierung richtet sich nach den Wünschen des Patienten, wobei es eine Gratwanderung sein kann, dabei gleichzeitig das Dekubitusrisiko so gering wie möglich zu halten.
- Zur Vermeidung einer Spitzfußbildung sollte eine Fußstütze eingesetzt werden und Druck auf den Fuß durch die Bettdecke vermieden werden.
- Die Beine sollten in Rückenlage leicht gespreizt sein, damit die Innenknöchel nicht auf- oder aneinander liegen, was zu schwer heilenden Druckstellen führen kann.
- Zur Nahrungsaufnahme wird der Patient im Oberkörper aufgerichtet.

- Patienten, die das Pflegebett gar nicht verlassen können und sich nicht selbstständig drehen, müssen nach spätestens zwei Stunden umgelagert werden, allerdings ist dieses Ziel selbst bei Mithilfe der Angehörigen oft nur schwer zu erreichen.
- Das Greifen eines zusammengerollten Gästetuchs oder eines Gummiballs hilft, die Beweglichkeit der Finger zu trainieren und zu erhalten. Diese Position darf jedoch nicht dauerhaft belassen werden.
- Kleidung und Socken dürfen nicht einengend sein, da dadurch zum einen die Blutzufuhr unterdrückt wird und zum anderen eine nur spärliche Luftzirkulation besteht.
- Inkontinenzvorlagen sollen das Gesäß locker umschließen.

Positionierungen bei speziellen Erkrankungen

- Bei vielen **Herz- und Lungenerkrankungen** ist die Rückenlage mit etwas erhöhtem Kopfteil angebracht.
- Bei mit **Atemnot** verbundenen Erkrankungen hilft eine zusätzliche Armhochlagerung (z. B. auf Luftballons!) bei der Vergrößerung des Lungenvolumens und erleichtert die Atmung.
- Bei **Lähmungen** muss durch Kissen und andere Hilfsmittel eine zusätzliche lagerungsbedingte Schädigung der betroffenen Körperpartien verhindert werden.
- Bei Schwellungen durch Wassereinlagerungen **(Ödeme)** wird die betroffene Extremität hochgelagert, da so der Abtransport der Flüssigkeit zum Herzen hin erleichtert wird.
- **Zwerchfellbruch/Refluxösophagitis:** Hier muss der Patient halbhoch gelagert werden, weil sonst zu viel Magensäure in die Speiseröhre zurückfließt und dort schädlich wirkt. Dabei sollte jedoch der Magen nicht abgeknickt werden. Ein probates Mittel dazu ist eine Erhöhung des gesamten Bettes am oberen Ende, etwa durch kleine Holzklötze unter den Bettpfosten.
- **Flachlagerung** bei Wirbelfrakturen: Bei Patienten mit Wirbelfrakturen, die ja auch entsprechend lange flach liegen müssen, ist die Dekubitusprophylaxe extrem wichtig. Daher ist der Einsatz von druckverteilenden Matratzen (sog. Schmerzlagerungssysteme, z. B. AKS Theraplot®) hier entscheidend (herkömmliche Wechseldruckmatratzen sind kontraindiziert). Ansonsten müssen die Wünsche der Patienten und Anweisungen des Arztes beachtet werden. Der Kopf sollte nur mit einem kleinen oder flachen Kissen gestützt werden (eventuell Schaumstoffkissen als Fußstützen).

Mikrolagerung

Ein ruhender, liegender Mensch bewegt sich etwa alle 1–7 min ein ganz klein wenig. Das Prinzip der Mikrolagerung greift diesen normalen Umstand auf, um durch kleinste Positionsänderungen eine im Sinne der Dekubitusprophylaxe ausreichend veränderte Druckverteilung an den kritischen Auflagestellen zu erzielen, ohne jedoch das regelmäßige Umlagern ersetzen zu können. Allerdings verschafft die Mikrolagerung einen größeren zeitlichen Spielraum und eignet sich vor allem für Schmerzpatienten und für den nächtlichen Positionswechsel.

- So kann die Unterstützung etwa bei Rückenlage kreisförmig und im Uhrzeigersinn von der rechten Ferse über Knie, Hüfte, Schulter und Hinterkopf der gleichen Seite auf der linken Seite wieder herunter bis zur linken Ferse geführt werden.

- Die Verlagerung etwa eines zusammengefalteten Handtuches erfolgt dann jedes Mal, wenn ein Angehöriger oder eine Person des Pflegeteams am Patienten ist.
- Als Lagerungsmaterialien eignen sich aufgerollte Handtücher, kleine Kissen oder aufgerollte Decken. Im Zweifel entscheidet man sich für die kleinere Variante.

30°-Seitenlage

Der gesamte Körper wird in der 30°-Seitenlage um 30° zur Seite gelagert. Sie dient der Dekubitusprophylaxe, weil alle gefährdeten Körperstellen hierbei optimal druckentlastet werden. Auch Essen und Trinken ist dabei möglich.

- Das Bett muss möglichst flach gestellt sein.
- Drehen Sie den Patienten zunächst auf die Seite. Fassen Sie dazu oberhalb und unterhalb des Beckens ganz unter den Patienten.
- Ziehen Sie dann mit einer (nicht zu) schwungvollen Bewegung den Patienten zu sich heran.
- Unterstützen Sie den Kopf mit einem kleinen Kissen.
- Schulter- und Beckenbereich werden durch zwei große Kissen in die 30°-Schräglage gebracht, wobei der Rücken ganz gerade gestreckt sein soll.
- Das untere Bein wird gestreckt gehalten, das obere wird gebeugt und nach vorne gezogen.
- Platzieren Sie ein oder zwei Kissen so zwischen den Beinen, dass weder die Knöchel noch die Knie aufeinanderliegen.
- Die untere Schulter wird jetzt etwas hervorgezogen, sodass der Patient überwiegend auf dem Schulterblatt liegt.
- Der obere Arm ruht auf Becken und Oberschenkel. Eventuell kann der Arm auch mit einem kleinen Kissen unterpolstert werden.
- Eine zusammengerollte Decke längs unter die Matratze gelegt erfüllt die Wirkung der 30°-Lagerung nahezu vollständig.
- Bei geregelter Verdauung sollte in Seitenlage eine eventuell angezogene Inkontinenzvorlage offen bleiben oder sogar ganz wegfallen und nur eine Unterlage eingelegt werden. Luft tut der strapazierten Gesäßhaut gut, und Cremes können besser einziehen.

Oberkörperhochlage

Sie dient besonders der Pneumonieprophylaxe, der Kreislaufanregung und ist auch zur Nahrungsaufnahme bei Bettlägerigen die Position der Wahl.

- Wichtig ist, dass der Patient mit dem Oberkörper so hoch auf dem Kopfteil liegt, dass die Hüftgelenke im Knick des oberen Bettes liegen. Dadurch wird der Oberkörper durch die stabile Unterlage des Kopfteiles gestützt, und die Atemfunktion ist unbehindert.
- Beide Arme sollten mit Kissen seitlich in Herzhöhe gelagert werden.
- Um ein Herunterrutschen des Patienten zu verhindern, müssen Sie entweder die Füße abstützen oder ein kleines Kissen (oder ein zusammengelegtes Handtuch) als Keil unter das Gesäß (Sitzbeinhöcker) des Patienten schieben.

Rückenlage

- Bei der einfachen Rückenlagerung werden zwei Kissen so platziert, dass die Fersen druckentlastet sind und die Füße im Sinne der Spitzfußprophylaxe abgestützt werden.
- Der Kopf wird nach den Wünschen des Patienten mit einem Kissen unterstützt.

Beinhochlage

- Diese Positionierung dient der Thromboseprophylaxe bei Bettlägerigen und verringert die Ödembildung (bei speziellen Herzkrankheiten), weil der Rücktransport des Blutes zum Herzen in dieser Position erhöht ist. Dies ist auch der Grund dafür, dass bei den meisten Ohnmachten (Synkopen), die Hochlagerung der Beine als Erste-Hilfe-Maßnahme sehr effektiv ist.
- Das Bett ist flach, und der Patient ruht mit dem Kopf auf einem Kissen.
- Die Knopfleiste oder der Reißverschluss des Kissens sollte sich am besten an der Seite befinden, damit keinerlei Druckstellen provoziert werden können.
- Unterlagern Sie jetzt die Unterschenkel z. B. mit einem zweiten großen Kissen, das Sie zuvor gefaltet haben.
- Die Fersen überragen das zweite Kissen und liegen keinesfalls dem Kissen auf.
- Stützen Sie die Füße nun noch von der Fußsohle her, um einer Spitzfußbildung vorzubeugen.

135°-Lage

Diese Lagerungsform ersetzt die früher gebräuchlichere Bauchlage, da gerade ältere Patienten, sich aus dieser Positionierung leichter „befreien" können. Sie dient z. B. der Entlastung von Druckgeschwüren entlang der Wirbelsäule. Die 135° bezeichnen den Winkel, den der gewendete Rücken zur Matratze aufspannt.

- Vorbereitend drehen Sie den Patienten wie oben beschrieben auf die Seite.
- Platzieren Sie ein großes Kissen unter dem Oberkörper, ohne dass der Patient mit seinem gesamten Gewicht darauf liegt.
- Legen Sie ein kleines Kissen so unter den Kopf, dass es für den Patienten bequem ist.
- Der hintere Arm liegt nach unten gestreckt hinter dem Rücken.
- Ein Bein liegt ausgestreckt. Sein Knöchel wird mit einem kleinen Kissen gepolstert.
- Das andere Bein ruht angewinkelt auf einem großen Kissen.

2.1.2 Durchführung der Mobilisation

Erst nach und nach wird erkannt, welche Bedeutung der körperlichen Bewegung im Hinblick auf zahlreiche Körperfunktionen zukommt. Regelmäßige Bewegung erhält nicht nur die Muskulatur. Auch Gelenke und Knochen, Sehnen und Bänder benötigen regelmäßige Bewegung, um ihre Funktion weiterhin aufrecht erhalten zu können. Und sogar das Immunsystem, der Verdauungsapparat und der gesamte Stoffwechsel, Atmung,

Herzleistung und Kreislauf leiden, wenn der Körper keine ausreichende Bewegung mehr erfährt. Es resultieren zahllose Komplikationen, wie Muskelschwund, Gelenksteife, Thrombosen, Immunschwäche, Verstopfung, Lungenentzündungen, um nur einige zu nennen. Das Maß der erforderlichen Bewegung ist individuell sehr unterschiedlich und hängt sehr stark vom Zustand des Patienten ab. Informieren Sie sich deshalb genau beim Hausarzt bzw. in der Pflegedokumentation, welche Mobilisationsmaßnahmen bei Ihrem Patienten möglich sind. Jeder bettlägerige Mensch bekommt durch mangelnde Bewegung gesundheitliche Probleme.

Aber: Gerade Angehörige neigen dazu, den Patienten eher zu überfordern. Wenn der Patient etwa stark kachektisch und geschwächt ist, kann die Mobilisation zu einer zu großen Belastung führen und hat dann gar keinen positiven Nutzen mehr. Bei Patienten mit ausgeprägter Dyspnoe kann eine Mobilisation schwere Atemnotanfälle auslösen. Die Mobilisation ist in der Palliativpflege somit eine sehr individuelle Angelegenheit, deren Indikation gut überlegt werden muss.

Es geht bei der Mobilisation in der Palliativpflege weniger darum, die verschiedenen Körperfunktionen zu erhalten, als vielmehr einen Spaziergang zu machen oder noch mal etwas anderes zu sehen und dadurch die Lebensqualität zu steigern. Eine Motivierung und ein kleiner Anschub sind gut, doch sollte daraus kein Zwang erwachsen. Die Frage muss sich immer darauf richten, was den Patienten am wenigsten belastet.

- Überlassen Sie dem Patienten möglichst viele Dinge, z. B. wenn es darum geht, etwas aus einem anderen Raum zu holen, auch wenn dies mehr Zeit in Anspruch nimmt, als Sie dafür benötigen würden. Sie stehen natürlich oft unter Zeitdruck, allerdings sollten Sie die dafür aufgewendete Zeit durchaus als Pflege verstehen, so wie Sie auch für andere Pflegemaßnahmen Zeiten einplanen.
- Wichtiger ist es vielleicht noch, die Angehörigen entsprechend anzuleiten und sie davon abzuhalten, aus Eile oder aus übergroßer Vorsicht heraus, alle Handreichungen und Erledigungen für den Patienten zu übernehmen. Sie sollten deshalb den Angehörigen demonstrieren, wie sich der Patient sicher durch die Wohnung bewegen kann. Zeigen Sie z. B. die Stellen auf, an denen sich der Patient beim Gang durch die Wohnung festhalten kann und wo kritische Stellen sind, wie z. B. eine Teppichkante.
- Verkneifen Sie es sich, dem Patienten aus eigener Bequemlichkeit heraus, eine Inkontinenzvorlage anzuziehen, um so den vielleicht etwas mühseligen Gang zur Toilette zu sparen. Eine Inkontinenzvorlage verkürzt zwar Ihren Aufenthalt beim Patienten, doch darf dies nicht Ihr Ziel sein. Vielmehr sollten Sie daran denken, dass selbst der Gang zur Toilette den Patienten mobilisiert, die Dekubitusgefahr verringert und nicht zuletzt seine Psyche positiv beeinflusst. Manchmal reicht auch schon das Heraussetzen des Patienten auf den Toilettenstuhl. Klären Sie auch die Angehörigen in entsprechender Weise auf.
- Mögliche Hilfsmittel, die Sie zur Mobilisation einsetzen möchten, müssen auf die Möglichkeiten und Fähigkeiten des Patienten (und der Angehörigen) abgestimmt sein. Vergewissern Sie sich immer, dass die Patienten (und Angehörigen) die Funktionsweise der verschiedenen Hilfsmittel verstanden haben und sie auch sicher bedienen können. Sprechen Sie mit einem Sanitätshaus, welche Möglichkeiten es in jedem speziellen Einzelfall noch gibt.
- Wenn die Mobilisation indiziert ist, sollte sie, um effizient zu sein, auch einen längeren Zeitraum in Anspruch nehmen können. Wenn Sie jedoch den Patienten bei Ihrer

Ankunft aus dem Bett in einen Stuhl mobilisieren und nach einer Viertelstunde dies wieder rückgängig machen müssen, bleibt der Effekt gering. Wenn es Ihnen gelingt, z. B. zeitliche Absprachen mit einem Physiotherapeuten zu treffen, der den Patienten dann zu seinem Termin nach vielleicht einer Stunde wieder ins Bett setzt, ist viel gewonnen.

EXKURS

Propriozeptive Neuromuskuläre Fazilitation (PNF)

Die PNF ist ein physiotherapeutisches Verfahren zur Förderung der Propriozeption, das etwa bei ALS, MS und anderen Erkrankungen, die mit ausgeprägten Lähmungen verbunden sind, zur Anwendung kommt. Die Propriorezeptoren sind Rezeptoren, die der Wahrnehmung der Körperbewegung und der Körperlage im Raum dienen. Durch sie weiß der Gesunde, welche Position etwa sein Fuß einnimmt. Wenn diese Fähigkeit verloren gegangen ist, kann sie durch passive Übungen in vielen Fällen wieder verbessert werden.

2.2 Mundtrockenheit und Mundpflege

Sterbende Patienten haben nicht nur einen reduzierten Kalorienbedarf, sondern auch der Flüssigkeitsbedarf geht zurück (terminale Dehydratation). Die Patienten selbst erleben den geringeren Bedarf oft anders als viele Angehörige, Pflegende oder Ärzte. Diese haben oft die Sorge, der Patient könnte verhungern oder verdursten, wenn Nahrungs- und Flüssigkeitszufuhr stark eingeschränkt sind.

Heute steht man der stets sehr schnell dargebotenen parenteralen Flüssigkeitsgabe kritischer gegenüber, denn beim Sterbenden kann dies Flüssigkeitseinlagerungen, Erbrechen, Rasselatmung u. a. zur Folge haben. Viele Sterbende können bis weit in die Finalphase hinein schlucken, auch wenn es nur kleinste Mengen sind (tröpfchenweise Gabe, Sprühflaschen). Viele Patienten können anzeigen, ob sie trinken wollen oder nicht.

Ein größeres Problem stellt für viele Patienten die Mundtrockenheit dar, die mehr oder weniger losgelöst vom tatsächlichen Hydratationszustand des Körpers vorliegen kann. Dieses Symptom ist bereits aus der „normalen" Pflege alter und sehr kranker Menschen hinreichend bekannt.

Viele Palliativpatienten bezeichnen die Mundtrockenheit als das quälendste Symptom überhaupt, das mit einem signifikanten Verlust an Lebensqualität einhergeht. Häufig klagen die Betroffenen über starken Durst oder „inneres Brennen", meinen aber Mundtrockenheit. Eine Unterscheidung zwischen Durst und Mundtrockenheit ist notwendig und in der Regel durch Befragung leicht möglich.

Die Ursachen sind vielfältig. Die häufigste Ursache sind Medikamente, welche die Speichelproduktion herabsetzen. Daneben gehören Austrocknung durch Mundatmung, Sauerstofftherapie und/oder pathologische Schleimhautveränderungen z. B. nach Bestrahlung zu den auslösenden Faktoren. Gewissheit herrscht inzwischen darüber, wie wichtig die Behandlung dieses Symptoms in der Palliativpflege ist.

2.2.1 Durchführung

Mundpflege allgemein

Die Hygiene des Mundes und der Zähne ist, eine sehr persönliche und intime Angelegenheit. Nach Möglichkeit sollte auch ein pflegebedürftiger Patient dies weitestgehend selbst bewerkstelligen, so z. B. besonders beim Herausnehmen der Zahnprothese, was vielen Menschen verständlicherweise unangenehm ist. Wenn dies nicht möglich ist, werden Hilfestellungen dort geleistet, wo sie unumgänglich sind.

MERKE
Die Mundpflege hat erhebliche Bedeutung für das subjektive Wohlempfinden jedes Menschen.

- Bepanthen-Lösungen wirken bei unverdünnter Gabe auf Dauer austrocknend auf die Schleimhäute, ebenso die Glycerin-haltigen Zitronenstäbchen.
- Antiseptische Substanzen trocknen auch bei längerem Gebrauch die Schleimhäute aus und zerstören die normale Mundflora.
- Alle Lösungen können bei Bedarf auch mit einer Sprühflasche verabreicht werden.
- Bei Wahrnehmungsstörungen oder extrem geschwächten Patienten übernehmen Sie die Mundpflege vollständig und wischen den Mund mit Tupfern oder Wattestäbchen aus.
- Krustige und borkige Beläge können mithilfe von Tupfern und lauwarmem Wasser, Fett, Mandelöl oder Naturjoghurt gut entfernt werden. Wirksam ist auch ein über mehrere Minuten auf der Zunge oder in der Wangenschleimhaut geschmolzenes Stückchen Butter.

MERKE
Lässt sich ein Zungenbelag oder Belag in der Mundhöhle nicht entfernen, kann eine Pilzinfektion der eigentliche Grund des Belages sein, was dem Arzt mitgeteilt werden muss.

- Bei Patienten, die die Zahnpflege nicht selbst durchführen können, sollten die Zähne im Rahmen der Mundpflege auch mit Tupfern oder Wattestäbchen gereinigt werden. Es kann sonst sehr leicht zur Aspiration kommen. Man putzt hier mit sehr wenig Zahncreme und wischt den Mund anschließend z. B. mit Wattetupfern aus.
- Leidet der Patient unter Atemnot, werden regelmäßig Pausen eingelegt, um ihm eine Erholungspause zu gewähren. Verabreden Sie mit dem Patienten u. U. Handzeichen, damit er ohne Worte signalisieren kann, wann er eine Pause benötigt.

Durchführung der Mundpflege

- Folgende Materialien werden benötigt:
  - Handschuhe
  - Holzspatel (ggf. mit Gaze umwickelt)
  - Abwurfbehälter (Mülleimer)
  - Trinkgefäß, eventuell auch Strohhalm
  - Unterlage oder Handtuch
  - Nierenschale o. Ä. zum Ausspucken

- Zahnbürste (weich)
- Zahncreme
- Eventuell Gebissreinigungsmittel (z. B. Corega-Tabs®)
- Glas oder Becher (zum Einlegen des Gebisses)
- Eventuell zusätzlich Lippensalbe bzw. Fettstift, einfach Nivea-Creme o. Ä.

- Sorgen Sie für eine gute Beleuchtung bei der Durchführung (Tischlampe herbeinehmen, Taschenlampe verwenden o. Ä.).
- Informieren Sie den Patienten über Ihr Vorgehen.
- Setzen Sie den Patienten – je nach Zustand – entweder auf, oder lagern Sie den Kopf zur Seite.
- Entfernen Sie ggf. die Zahnprothese.
- Legen Sie eine Unterlage oder ein Handtuch vor.
- Halten Sie eine Nierenschale oder eine kleine Plastikschüssel unter das Kinn.
- Unterstützen Sie den Nacken mit einer Rolle oder einem aufgewickeltem Handtuch.
- Fordern Sie den Patienten auf, den Mund zu öffnen.
- Achten Sie bei jeder Mundreinigung auf folgende Zeichen, die vermerkt werden sollten:
  - Sind die Lippen aufgesprungen, geschwollen oder mit Bläschen bedeckt?
  - Gibt es im Mund (oder auf der Zunge) Rötungen, Verletzungen oder weiße Flecken?
  - Ist die Mundschleimhaut stark gerötet, oder sind Blutungen erkennbar?
  - Sind noch vorhandene, eigene Zähne locker oder beschädigt?
  - Weist der Patient starken Mundgeruch auf?
- Wischen Sie die Mundhöhle mit einer in Flüssigkeit getränkten Kompresse aus, die Sie kurz ausgedrückt haben. Reinigen Sie so alle Seiten der Zähne, den Gaumen, die Wangeninnenseiten und die Zunge (auch Zungenunterseite). Zuletzt gehen Sie über den weichen Gaumen (hinten oben im Mund). Dabei müssen Sie jedoch sehr behutsam vorgehen, da hier bereits ein Würgereiz ausgelöst werden kann.
- Die Mundpflege wird am besten nach jeder Mahlzeit durchgeführt. Wenn das nicht möglich sein sollte, sollte der Patient zumindest nach jeder Mahlzeit reichlich trinken.

MERKE

Die Mundpflege eignet sich sehr gut zur Einbeziehung der Angehörigen in die Pflege. Es handelt sich um eine sehr einfache Tätigkeit, die nach kurzer Anleitung gut beherrscht werden kann, aber trotzdem für das Wohlbefinden des Patienten äußerst wichtig ist und nicht unterschätzt werden sollte. Hinzu kommt, dass die Angehörigen wohl auch realistischerweise die einzigen Personen sind, welche die erforderliche Häufigkeit einer kurzen Mundpflege von am besten einmal pro Stunde zu leisten imstande sind.

- Wischen Sie ggf. den Mund trocken.
- Fetten Sie die Lippen ein.
- Lagern Sie den Patienten wieder in der gewünschten Position.
- Reinigen und säubern Sie den Arbeitsplatz.
- Waschen Sie Ihre Hände.

MERKE

Zu einem Zeitpunkt, an dem die hier beschriebene Mundpflege zu einer unnötigen Belastung für den Patienten wird, können Sie ihn vor schmerzhaften Rissen in der Mund- und/oder Zungenschleimhaut schützen, indem Sie ihm zweimal täglich mit dem umwickelten Holzspatel ein etwa bohnengroßes Stück einfacher Butter auf die Zunge und an den harten Gaumen geben. Die schmelzende Butter verteilt sie sich als schützender Film über die Schleimhaut des gesamten Mundes. Manche Patienten finden Butter hier jedoch eklig, sodass Sie die speziellen Vorlieben und Abneigungen herausfinden müssen.

Durchführung der Zahnpflege

- Positionieren Sie den Patienten wie zur Mundpflege (s. o.).
- Der Patient selbst hält, wenn möglich, eine Nierenschale (oder z. B. eine Haushaltsrührschüssel) unter sein Kinn. Wenn nötig, unterstützen Sie ihn dabei.
- Lassen Sie den Patienten ggf. seine Prothese selbst herausnehmen.
- Zahnbürste anfeuchten und Zahncreme auftragen.
- Immer von „rot" nach „weiß" putzen, d. h. vom Zahnfleisch zu den Zähnen. Vermeiden Sie ein Hin- und Herputzen auf den Zahnseiten. Sorgen Sie dafür, dass die Zähne senkrecht gereinigt werden.
- Die Kauflächen der Backenzähne werden durch Hin- und Herbürsten gereinigt.
- Reinigen Sie auch die Zahninnenseiten.
- Achten Sie auf die Reaktionen des Patienten. Nur er kann wirklich sagen, ob Ihr putzen ihn schmerzt oder nicht.
- Schauen Sie auch beim Putzen der hinteren Partien auf den Patienten, da es zur Auslösung des Würgereflexes kommen kann.
- Reinigen Sie die Zahnprothesen.
- Wenn der Patient selbst dazu nicht in der Lage ist, ziehen Sie die Prothese mit Daumen und Zeigefingern heraus. Da die Prothese oft am Gaumen fest haftet, sollten Sie sie vorsichtig etwas hin- und herbewegen. Hilfreich ist es auch, den Mund mit Wasser umspülen zu lassen.
- Nach dem Herausnehmen werden die Essensreste unter fließendem Wasser abgebürstet.
- Legen Sie die Prothese dann in die Reinigungslösung (gewöhnlich reichen 15 min).
- Nehmen Sie die Prothese aus der Lösung und spülen Sie sie unter klarem Wasser ab.
- Vor dem Wiedereinsetzen der Prothese wird die Mundpflege durchgeführt.
- Setzen Sie die Prothese wieder ein. Wenn möglich lassen Sie dies vom Patienten selbst machen, da er die Passform am besten kennt. Wichtig ist, dass der Mund des Patienten dabei weit geöffnet ist. Achten Sie darauf, dass die Lippen nicht eingeklemmt werden.
- Die Prothese wird dann mit dem Zeigefinger noch etwas angedrückt.

Reinigung von Zahnprothesen

- Reinigen Sie Zahnprothesen immer über einem gefüllten Wasserbehältnis oder über einem mit Wasser gefüllten Waschbecken. So zerbrechen sie nicht, wenn sie Ihnen mal aus den Händen gleiten. Benutzen Sie jedoch nie heißes Wasser, da sie sich dabei verziehen können.
- Legen Sie herausgenommene Zahnprothesen immer in einem Behältnis mit kaltem Wasser ab, da sie sonst austrocknen können, was ebenfalls ein Verziehen mit sich bringen kann.

- Haftcreme oder Haftpulver sollten möglichst nicht verwendet werden. Beides ist nur sehr schwierig wieder von der Prothese zu entfernen. Wenn es zu Veränderungen am Kiefer gekommen ist, sodass die Zahnprothese nicht mehr passt, sollten Sie den behandelnden Zahnarzt zu einem Hausbesuch bei Ihrer Patientin bitten, damit er vor Ort noch einen Abdruck nehmen und die Zahnprothese unterfüttern kann, damit sie wieder gut sitzt.
- Viele Patienten sind es gewohnt, die Prothesen über Nacht in der Reinigungslösung zu belassen. Dies gilt auch für Patienten, bei denen Sie mit Erbrechen rechnen müssen. Besser ist es jedoch, die Prothese nach der erforderlichen Reinigungszeit von etwa 15 min auch über Nacht wieder einzusetzen, da sich der Kieferbau verändern kann und die Prothese nicht mehr passt.

Maßnahmen gegen Mundgeruch

Eine Folge der Mundtrockenheit ist oft ein starker Mundgeruch, der meist den Angehörigen, dem Betreuungsteam und auch dem Patienten selbst unangenehm ist. Die beste Behandlung eines Mundgeruchs besteht in der regelmäßigen Mund- und Zahnpflege bzw. Gebisspflege und im Feuchthalten der Mundhöhle. Regelmäßig kann hier ggf. auch stündlich bedeuten. Ihr Erfolg hängt im Wesentlichen von der Ursache ab.

- Viele „Hausmittel" eignen sich zur Bekämpfung von Mundtrockenheit und Mundgeruch:
  - Pfefferminz-, Kamillen- oder Salbeitee
  - Verschiedene saure Tees oder Bonbons, Pastillen, Kaugummis zur Anregung der Speichelproduktion
  - Gefrorene Fruchtsäfte in Eiswürfelform; auch Cola, Sekt oder Wein, wenn der Geschmack eine größere Rolle spielt (die Eiswürfel können vor allem bei Aspirationsgefahr auch zerschlagen werden und als „Eis-Chips" auf die Zunge gelegt werden)
  - Zur Lippenpflege entsprechende Stifte oder Cremes (mit oder ohne Geschmack)
  - Kaustimulanzien zur Steigerung der Speichelproduktion, wie etwa Trockenobst, Bonbons, Lakritz usw.
  - Getränke nach Wahl; hierbei ist es wichtig, sie leicht zugänglich zu machen oder für eine regelmäßige Darreichung zu sorgen (in Reichweite, eventuell Strohhalm, Schnabeltasse oder sogar mit Spritzen in den Mund träufeln).
- In der weit fortgeschrittenen Phase können viele Patienten nicht mehr schlucken, oder das Aufsetzen zum Trinken strengt sie enorm an. Dann ist ein einfaches Sprühfläschchen, vorzugsweise aus Glas, eine große Hilfe und Erleichterung. Es wird mit Wasser oder anderen Flüssigkeiten gefüllt (nur nicht zu süße Getränke, da der Zucker das Sprühventil verstopfen kann). Damit können die Schleimhäute immer wieder befeuchtet werden, ohne dass Aspirationsgefahr besteht.
- Für eine Mundspülung eignen sich am besten erfrischende Substanzen wie Pfefferminztee, ätherische Öle (z. B. Eukalyptus, Menthol, Minze in Bepanthen-Lösung oder Wasser) oder auch Weißwein oder Sekt. Allerdings ist eine Mischung ätherischer Öle mit synthetischen Produkten nicht ideal, hier empfiehlt es sich, Mandelöl zu verwenden.

- Es gibt auch Rezepturen für palliative Mundspüllösungen:
  - Propylenglykol 15,0 ml
  - Panthenol Lösung 20,0 ml
  - Salviathymol 4,0 ml
  - Kamillosan 2,0 ml
  - Aqua dest. ad 100,0 ml.
- Manchmal kann die Verwendung von „künstlichem Speichel" hilfreich sein (z. B. Glandosane-Spray®), wenn der Patient dies als angenehm empfindet. Allerdings ist er recht teuer und die Anwendung muss oft wiederholt werden. Viele Patienten können zudem den Geschmack nicht gut ertragen.
- Milch oder Milchgetränke können wegen ihres stark verschleimenden Effektes unvorteilhaft sein.
- Lässt man einige Tropfen Zitronensaft in die Mundhöhle tropfen, wird der Speichelfluss gut angeregt. In einem entzündeten Mund- und Rachenraum provozieren Fruchtsäfte durch ihren Säuregehalt jedoch Schmerzen. Manchen Patienten hilft es bereits, eine Zitrone anzuschauen.
- Als angenehmer empfinden viele Patienten aufgrund ihres geringeren Säuregehaltes die Ananas. Ananas enthält das entzündungshemmende Enzym Bromelain. Ananas kann auch eingefroren und gelutscht werden. Hier sollten jedoch nur frische Ananas genutzt werden.
- Zur Geruchsabsorption bei Erkrankungen des Verdauungstraktes eignen sich Petersilie, Milch und Chlorophyll (wobei sich die Zunge allerdings dunkelgrün verfärbt!).
- Liegt die Ursache in exulzerierenden Tumoren des Mund- und Rachenraumes, kann ärztlicherseits Metronidazol zur Mundspülung oder zum Austupfen der Mundhöhle verordnet werden, ggf. kann dies auch in einem Zerstäuber in Sprayform angewendet werden.

2.3 Palliative Wundversorgung

2.3.1 Physiologie der Wundheilung

Die Wundheilung hängt von vielen Faktoren ab. Ihre Dauer richtet sich etwa danach, ob die Wunde vernäht wurde und wie stark zuführende Blutgefäße beschädigt wurden. Auch länger andauerndes Fieber, eine diabetische Stoffwechsellage oder Medikamente beeinflussen die Wiederherstellung. Von Kortikosteroiden ist bekannt, dass sie die Entzündungsreaktionen hemmen, was zwar bei einer chronischen Entzündung hilfreich ist, zugleich jedoch die Kollagensynthese hemmt. Ebenso wirkt sich die Einnahme von Zytostatika ungünstig auf die Wundheilung aus. Eine starke Unterernährung oder Kachexie steht einer gelungenen Wundheilung aufgrund des Mangels wichtiger Bausteine ebenfalls im Wege.

Eine saubere aseptische Wunde durch einen Skalpellschnitt heilt schneller als eine Wunde nach einem Trauma mit einem schmutzigen stumpfen Gegenstand. Kleine Wunden heilen schneller als große und in gut durchbluteten Geweben geschieht dies rascher als in schlecht durchbluteten. Als Beispiel kann hier z. B. die Wangenschleimhaut im Vergleich zu einer Sehne genannt werden.

Bei Bestrahlung werden die Gefäße im bestrahlten Gebiet in Mitleidenschaft gezogen und Fibroblasten abgetötet. Eine Schädigung des den Tumor umgebenden Gewebes ist nicht zu verhindern. Dabei handelt es sich um Verbrennungserscheinungen der Gewebe, die sich zwischen der Strahlenkanone und dem Tumor befinden. Entzündungsreaktionen und Narbenbildung mit starker Bindegewebsvermehrung sind die Folgen.

Die Wundheilung wird in drei Phasen unterteilt:

- Reinigungsphase: Die Wunde ist infiziert, eitrig, schmierig, eventuell nekrotisch, verkrustet und trocken.
- Granulationsphase: Die Wunde ist gut durchblutet und rosig.
- Epithelisierungsphase: Es zeigt sich frisches, weißliches, heiles Gewebe.

Die einzelnen Phasen können unterschiedlich lang und mehr oder weniger ausgeprägt sein.

Deshalb ist die Wundbeobachtung ein wichtiger Bestandteil der Wundversorgung und muss verantwortungsvoll in der Dokumentation beschrieben werden.

2.3.2 Beschwerden und Komplikationen

MERKE

In der Palliativversorgung geht es nicht darum, ob die Wunde behandelt werden soll oder nicht, sondern welche Behandlung für den Patienten angemessen ist. Die Wundbehandlung soll dem Patienten möglichst große Bequemlichkeit und Bewegungsfreiheit sichern, wenig Schmerzen bereiten, Geruch und Exsudat binden usw.

Primäre Hauttumore wie Melanome oder Plattenepithelkarzinome oder Hautmetastasen eines anderen Primärtumors etwa der Mamma oder der Lunge können zu offenen, nicht heilenden Wunden führen.

Mit einer solchen offenen Wunde zu leben, bedeutet für den Patienten eine erhebliche Beeinträchtigung der Lebensqualität. Sie macht ihm seine palliative Situation sichtbar. Eine Wunde, die einfach nicht mehr heilt, ist für die meisten Menschen eine neue und zusätzlich beunruhigende Erfahrung. Hinzu kommen Probleme wie Geruchsbildung, Exsudationen, Infektionen, Blutungsneigung und vor allem Schmerzen. Die Patienten und auch Angehörige können vor allem bei offen sichtbaren oder stark riechenden Wunden mit Abneigung und Ekel reagieren, der Patient zieht sich deshalb womöglich noch weiter zurück. Wunden im Gesicht werden als besonders entstellend empfunden.

EXKURS

Wundschmerz

Wunden können sehr starke Schmerzen verursachen. Im Wesentlichen wird der Wundschmerz nach den gleichen Prinzipien behandelt, wie andere Schmerzen auch, z. B. nach dem WHO-Stufenschema. Schmerzen im Bereich einer Wunde können ein Alarmzeichen für eine noch nicht bekannte Infektion sein. Dann ist z. B. die Entlastung einer Eiteransammlung die beste Schmerztherapie.

Schmerzhafte Wundränder reagieren oft gut auf Morphin-Gel (wird von der Apotheke in einer Konzentration von 0,1 % zubereitet und täglich 1- bis 2-mal aufgetragen). Das spart die systemische Schmerzmittelgabe und verringert damit die Nebenwirkungen.

Bei Schmerzen im Rahmen eines Herpes Zoster wirkt die lokale oder systemische Therapie mit z. B. Aciclovir.

Mögliche Probleme im Zusammenhang mit einer nicht heilenden Wunde sind:
- Schmerzen (auch beim Verbandswechsel)
- Exsudation
- Juckreiz
- Geruchsentwicklung
- Wundblutung beim Verbandswechsel.

2.3.3 Wundversorgung

Die pflegerische Behandlung einer Tumorwunde unterscheidet sich von der Behandlung anderer Wunden, denn aufgrund des fortschreitenden Tumorwachstums lässt sich eine Abheilung in der Regel nicht mehr erreichen. Das Ziel der Pflege muss somit darin bestehen, die Wunde durch professionelle Pflege so zu behandeln, dass sich die Lebensqualität wieder erhöht und die soziale Integration des Patienten bestehen bleibt bzw. wieder zunimmt. Dazu ist es entscheidend, dass zusätzliche Wundbeschwerden sowie Wundinfektionen und Wundblutungen vermieden werden.

Der professionellen **Beurteilung der Wunde** kommt eine besondere Bedeutung zu. Die Grenzen der Wundbehandlung müssen erkannt und akzeptiert werden, und die Behandlung muss an den Belastungsgrenzen und den Wünschen und Vorstellungen des Patienten ausgerichtet sein (➤ Tab. 2.1).

MERKE

Das Wundassessment und die Wundanamnese sind die Grundlage dafür, Behandlungsziele zusammen mit dem Patienten zu formulieren, die seinen Wünschen und Vorstellungen entgegenkommen.

Neben den beschriebenen Wundsituationen können natürlich auch „normale" Wunden bei Palliativpatienten zu finden sein. Je nach Krankheitsverlauf und -fortschritt muss man hier die gängigen Beurteilungskriterien anwenden und möglicherweise eine Wundheilung anstreben.

Für die einzelnen Phasen der Wundheilung gibt es eine Vielzahl verschiedener granulationsfördernder, nichtadhäsiver Wundauflagen (s. o.). Welcher Verband bei welchem Patienten angebracht ist, entscheidet immer der Arzt. Vielen Ärzten fehlt hier jedoch das

Tab. 2.1 Kurative gegenüber palliativer Wundbehandlung.

	Kurative Wundbehandlung	Palliative Wundbehandlung
Ziele	Wiederherstellung	Bestmögliche Lebensqualität
Methoden	Auch (invasive) Interventionen, wie z. B. Debridement, plastische Deckung	Maximal schonende Wundbehandlung: „weniger ist mehr"; Schmerztherapie
Unterstützende Maßnahmen	Positionierungen, Entlastung	Positionierungen, Entlastung, eventuell aber auch Inkaufnahme von Druckbelastung und Dekubitus v. a. in der terminalen Situation
Vorgehen in Notfallsituationen, wie z. B. Blutungen	Maximale Therapie z. B. bei Blutungen	Eventuell Therapiebegrenzung und Nutzung von dunklen Tüchern zur Abdeckung (bei Blutungen)

Spezialwissen und sie delegieren diese Aufgabe an die Pflegenden oder an Wundexperten/Wundmanager.

MERKE

Wundmanager leisten meist hervorragende Arbeit, sind aber mitunter auch von Eigeninteresse gelenkt. Dann ist es wichtig, ein vertrauensvolles Verhältnis aufzubauen. Es ist jedoch immer sinnvoll, wenn sich eine Pflegekraft in dieser Richtung weiterbildet oder sogar spezialisiert.

Zuvor müssen noch einige Begrifflichkeiten geklärt werden, die für das Verständnis des Textes wichtig sind:

- steril, aseptisch = keimfrei
- unsteril = nicht keimfrei, d. h. es sind Bakterien da (aber nicht zwingend Krankheitserreger!)
- septisch = durch Krankheitserreger verunreinigt.

Die Begriffe werden in der Medizin meist in Begriffspaaren verwendet, die sich eingebürgert haben. Man spricht z. B. von einer „aseptischen Knochennekrose“ oder einem „aseptischen Verbandwechsel“ sowie von „sterilen Verbandsmaterialien“ oder „steriler Arbeitsweise“.

Ein Verbandwechsel bei einer sterilen Wunde sollte immer auch unter sterilen Bedingungen erfolgen. „Aseptischer Verbandwechsel“ bedeutet lediglich, dass die Wunde aseptisch, also keimfrei ist, was z. B. für die Wundpflege eine besondere Bedeutung hat: Beim aseptischen Verbandwechsel wird die Wunde immer von innen nach außen gereinigt, beim septischen Verbandwechsel hingegen, wo die Wunde nicht keimfrei ist, erfolgt die Wundreinigung von außen nach innen (zur Wunde hin). Die Durchführung eines septischen Verbandwechsels gleicht im Wesentlichen der des aseptischen.

MERKE

Das Ziel sollte immer darin bestehen, einen Verbandswechsel, unter Berücksichtigung der Phase im palliativen Krankheitsverlauf, möglichst selten durchzuführen, um die Belastung für den Patienten und das Personal zu verringern und auch die Kosten im Blick zu behalten.

Ganz unabhängig davon, welche Form, des Verbandwechsels durchgeführt wird, gilt, dass Sie weder die Wunde, noch die Wundauflagen oder die Wundbehandlungsmittel mit bloßen Händen anfassen dürfen (Non-touch-Technik).

Verbandsmaterialien in der Palliativpflege

Die Vielfalt von **Verbandsmaterialien und Wundauflagen** ist mittlerweile so groß, dass auch Spezialisten kaum noch den Überblick behalten können. Die Behandlungsempfehlungen sind manchmal widersprüchlich, und stetigem Wandel unterworfen. Zudem sind Wundtherapien teilweise extrem teuer. Als Pflegender ist man gut beraten, wenn man über ein gewisses Standardrepertoire von Materialien für die unterschiedlichen Wundsituationen verfügt, die man gut kennt. Dabei sollte man unbedingt auch die Wirtschaftlichkeit im Auge behalten. Eine teure Therapie muss nicht unbedingt eine gute Therapie sein (➤ unten).

MERKE

Die Wundversorgung im palliativen Bereich wird mitunter unkonventionell sein und erfordert oft ein hohes Maß an Kreativität. Es ist meist nicht sinnvoll, am standardisierten Wundmanagement festzuhalten und sich etwa ausschließlich an die Materialien bestimmter Firmen zu binden.

In der Palliativpflege kommen eine Reihe besonderer Verbandsmaterialien zum Einsatz, die in der Folge kurz beschrieben werden:

- Hydrogele
- Alginate
- Hydrofaser
- Hydrokolloide
- Hydroaktive Wundauflagen
- PU-Schaum
- Superabsorber
- Aktivkohle
- Protease modulierende Matrix
- Semipermeable Transparentfolien.

Hydrogele

Sie dienen der Befeuchtung bei trockenem Wundgrund und fördern die Autolyse bei Belägen und Nekrosen. Zudem wird das Zellwachstum beschleunigt. Eine häufige und gute Indikation ist das Feuchthalten von Knochen und Sehnen.

Allerdings besteht bei einer unbehandelten arteriellen Verschlusskrankheit (AVK) bei der Auflösung von Nekrosen und Belägen die Gefahr spontaner Wundblutungen. Bei nässenden und blutenden Wunden kann es durch Überdosierungen zur Mazeration kommen.

Alginate

Alginate eignen sich für mittelstark sezernierende Wunden, belegte Wunden, Fisteln, Abszesse sowie unterminierte, tiefe und zerklüftete Wunden. Sie wirken bei Nahtdehiszenz wie ein Wundfüller.

Alginate nehmen Exsudat und Zelltrümmer auf. Sie können für 1–4 Tage belassen werden. An offenen Knochen und Sehnen sind sie kontraindiziert. Werden sie über den Wundrand hinaus auf die Haut gebracht, droht dort die Mazeration.

Hydrofasern

Hydrofasern (Natriumcarboxymethylzellulose, z. B. Aquacel®) werden als Kompresse oder Tamponade eingesetzt. Sie wandeln das Wundexsudat in ein transparentes Gel um. Das Wundexsudat und die Zelltrümmer werden eingeschlossen. Das Aufnahmevermögen der Hydrofasern ist sehr hoch. Sie wirken als Wundfüller und dienen auch als Mazerationsschutz.

Hydrokolloide

Hydrokolloide gehören zu den Gelbildnern und kommen bei leicht bis mäßig exsudierenden Wunden zum Einsatz. Sie haben ihren größten Nutzen vor allem in der Granulations- und Epithelisierungsphase und können bis zu 7 Tage belassen werden. Das sich bildende Gel verbreitet jedoch einen unangenehmen Geruch.

PU-Schaum (Polyurethanschaumverband)

Die Verwendung dieses Schaums bedeutet ein effektives Exsudatmanagement. Das Exsudat wird rasch aufgenommen und gebunden. Bei begleitender Kompressionstherapie verringert sich die Mazerationsgefahr. Auf Knochen und Sehnen darf er nicht angewendet werden. Auch hier beträgt die Verweildauer bis zu 7 Tage.

Superabsorber

Superabsorber werden bei stark nässenden Wunden eingesetzt. Aufgrund ihrer hohen Saugleistung kann die Wundauflage mehrere hundert Gramm wiegen! Superabsorber dürfen nicht geschnitten werden. Die Wechselintervalle müssen in Abhängigkeit von der Exsudatmenge individuell festgelegt werden.

Aktivkohlekompressen mit Silber

Sie sind sehr gut geruchshemmend und bilden Toxine aus, welche die Funktion bestimmter Bakterienenzyme hemmen, ohne dass es zu einer Resistenzentwicklung kommt. Dabei wird ein breites Keimspektrum abgedeckt, das nicht zuletzt Methicilinresistenter Staphylococcus aureus (MRSA) und Escherichia coli abdeckt und wundreinigend wirkt. Bei Aktivkohlekompressen ohne Silber geht es nur um die Geruchshemmung. Eiweißmoleküle und Bakterien werden gebunden, aber nicht direkt abgetötet.

Die Verweildauer beträgt 1–3 Tage. Derartige Verbände dürfen nicht zerschnitten werden, da sonst Kohlepartikel in die Wunde gelangen könnten. Eventuell ist die Anlage eines Sekundärverbandes sinnvoll.

Protease-moduliernde Matrix

Sie kann bei allen chronischen Wunden in der Granulationsphase angewendet werden. Dabei muss es sich jedoch um saubere Wunden ohne Nekrosen handeln. Die Matrix wird von den Zellen der Wundreparation resorbiert. Überschüssige Proteasen, die in chronischen Wunde vermehrt zu finden sind, werden so gebunden und deaktiviert. Bei schwach exsudierenden Wunden wird die Matrix angefeuchtet. Sie eignet sich nicht zum Austamponieren von Wunden. Ein Wechsel ist nach 1–3 Tagen angezeigt.

Semipermeable Transparentfolie

Eine semipermeable Transparentfolie dient der Fixierung und als Duschverband bei trockenen und primär heilenden, epithelisierenden Wunden. Sie können bis zu 7 Tage angelegt bleiben.

Tipps zur Durchführung eines Verbandswechsels

- Nehmen Sie alle Beschwerden des Patienten im Zusammenhang mit seiner Wunde und dem Verband unbedingt ernst.
- Das Verbandmaterial bei exulzerierenden Wunden in der palliativen Situation sollte kosmetisch akzeptabel und bequem sein.
- Eine wünschenswerte Funktion eines Wundverbandes ist die Aufnahme und Speicherung auch von großen Mengen Sekret.
- Das Verbandsmaterial sollte nicht mit der Wunde verkleben. Sonst ist der Verbandswechsel besonders schmerzhaft und es können Blutungen beim Verbandswechsel auftreten. Es gibt spezielle Wundauflagen wie Gittertüll oder Silikon-beschichtete Kompressen, die dem Verkleben entgegenwirken. Wenn es bereits zu einer Verklebung gekommen ist, feuchtet man die Mullkompressen mit Kochsalz- oder Ringerlösung gut an, lässt dies einige Zeit einwirken und löst die Kompresse dann vorsichtig ab. Noch besser geeignet sind spezielle Wundspüllösungen, deren Kosten aber in der Regel nicht von den Kassen übernommen werden (z. B. Prontosan® oder Biosept®).

MERKE

Wenn der Verbandswechsel Schmerzen bereitet, sollte nach Absprache im Team die Gabe der Schmerzmedikation so abgestimmt werden, dass ein schnellwirksames Schmerzmittel vor dem Verbandswechsel verabreicht wird. (Gabe etwa 30–60 min vor der Intervention). Dies kann ggf. auch durch die Angehörigen erfolgen, wenn diese in die Verabreichung eingeführt worden sind.

Vorbereitung

- Planen Sie Ihr eigenes Vorgehen sehr gut, und überlegen Sie sich jeden Schritt, bevor Sie beginnen.
- Bereiten Sie alle benötigten Materialien vor der ersten Berührung des Verbands vor.
- Materialien:
  - Händedesinfektionsmittel
  - Bettschutz (z. B. Einmalunterlage)
  - Müllbeutel, Abfalleimer o. Ä.
  - Hautdesinfektionsmittel
  - Einmalhandschuhe
  - Sterile Kompressen (einzeln verpackt, unterschiedliche Größen)
  - Pflaster (z. B. Fixomull-Rollen); Fragen Sie den Patienten, ob eine Pflasterallergie vorliegt und verwenden Sie ggf. hautfreundliche Produkte.
  - Verbandsschere
  - Pinzette
  - Spatel
  - Watteträger
  - Je nach ärztlicher Anordnung Pflegemittel (Cremes, Emulsionen), Antiseptika oder Medikamente (keine Salben, da sie zu luftundurchlässig sind; Puder werden kaum noch verwendet)
  - Bei Strahlentherapie Hautschutz.

- Informieren Sie den Patienten über Ihr Vorgehen, denn er hat oft Angst vor Manipulationen an der Wunde.
- Schaffen Sie sich eine Arbeitsfläche (z. B. ein an das Bett geführter Stuhl oder ein Teewagen). Wenn Sie eine sterile Arbeitsfläche benötigen, können Sie z. B. die Innenseiten von sterilen Verpackungen verwenden (sofern Sie sie unter sterilen Bedingungen geöffnet haben) oder eine sterile 1x-Decke. Unsterile Flächen schafft man nahe beim Patienten, sterile Flächen fern des Patienten.
- Lagern Sie den Patienten so, dass er es für die Dauer Ihrer Behandlung bequem hat und Sie einen guten Zugang und eine freie Sicht auf die Wunde haben.

Durchführung

- Führen Sie die hygienische Händedesinfektion durch.
- Nehmen Sie den Verband mit unsterilen Handschuhen ab. Stark klebende Verbände sollten nicht von der Haut weg abgezogen werden, sondern parallel zur Haut auseinandergezogen werden. Das vermindert die Traumatisierung. Einen klebenden Verband können Sie mit in Kochsalz-Lösung (NaCl) 0,9 %, Polyhexanid oder Octenidin getränkten Kompressen anfeuchten und lösen.
- Der Verband wird, ohne ihn abzulegen, direkt in den Abfallsack befördert.
- Wechseln Sie die Handschuhe, und ziehen Sie sterile Handschuhe an (septische Wunden müssen nicht steril versorgt werden). Zuvor müssen Sie jedoch sicherstellen, dass alle sterilen Materialien, die Sie benötigen, bereits geöffnet sind.
- Inspizieren Sie die Wunde. Kontrollieren und dokumentieren Sie: Farbe, Druckschmerz, Schwellung, Blutung, Nässe, Blut, Knistern, Überwärmung, Eiter, Schorf, Wundtaschen, Pflasterallergie. Wenn Sie auf eine dieser Veränderungen aufmerksam werden, sollten Sie dies dokumentieren und den Arzt benachrichtigen.
- Wenn sich in der Wunde noch Reste des alten Verbandmaterials oder Salbenrückstände befinden, müssen Sie diese zuerst entfernen. Wenn der Patient dies nicht toleriert oder im Falle einer aseptischen Wunde spülen Sie z. B. mit einer Einmalspritze mit physiologischer Kochsalzlösung oder mit 0,2 µm-gefiltertem Wasser. Wundtaschen werden mit einer stumpfen Knopfkanüle gespült. Zusätzlich legen Sie hier einen Gaze-Streifen ein, um die Wunde zu drainieren und gleichzeitig Verklebungen zu vermeiden. Am Fistelausgang müssen Sie die Spülflüssigkeit mit einer Kompresse auffangen.

EXKURS

Wundspülung

Die klassische Wundspülung wird in der Regel nur bei Taschenbildungen oder stark belegten Wunden durchgeführt. Zur Reinigung wird heute Polyhexanid (z. B. Lavasept®) oder Octenidin (z. B. Octenisept®) verwendet. Bei infizierten Wunden kann aber auch das Kamillensitzbad oder das Duschen als Wundspülung angesehen werden.

- Gut geeignete Spülflüssigkeiten sind isotonische Kochsalzlösungen oder z. B. Prontosan®. Die Spülflüssigkeit sollte im Wasserbad oder unter der Bettdecke körperwarm vorgewärmt sein.
- Spülen Sie ohne Druck und halten Sie ein Auffangbecken darunter.
- Wischen Sie anschließend nicht in der Wunde, sondern gehen Sie tupfend vor.
- Aus hygienischen Gründen kein Einsatz von Wundbädern → Bakterien und Abfallstoffe können nicht abfließen, schwappen auf die Wunde zurück → Keimverschleppung/Infektionsgefahr.

- Wenn die Wunde gesäubert ist, können Sie bei oberflächlichen Wunden z. B. Salben auftragen, wenn dies von ärztlicher Seite vorgesehen ist.
- Das Austamponieren einer Wunde erfolgt nur bei Blutungen, da sonst die Wundheilung durch die Tamponade unnötig gestört wird.
- Bedecken Sie jetzt die Wunde mit sterilen Kompressen. Bei einer stark nässenden Wunde müssen die Auflagen schon einmal mehrere Zentimeter dick sein, um ein durchnässen zu verhindern. Eventuell sollten Sie auf spezielle Saugkompressen zurückgreifen. Oft ist es sinnvoll, den vorhergehenden Verband nachzuahmen. Grundsätzlich sollte der Verband straff sein und die Wunde leicht zusammendrücken, aber nicht einengen oder gar abschnüren (Ausnahme ist der Druckverband). Der Verband soll die Wunde glatt und faltenfrei bedecken.
- Fixieren Sie die Wundauflagen mit Pflaster, Klebemull, Binden oder Schlauchverbänden. Achten Sie darauf, dass die Haut nicht unter Zug steht, da dies besonders bei Verbänden an beweglichen Gliedmaßen, die im Tagesverlauf einen Zug vom Pflaster hervorrufen können, zu Hautschädigungen führen kann. Kleben Sie das Verbandspflaster nie auf Haare. Wenn Sie in einem stark behaarten Gebiet arbeiten, sollten Sie die Haare zuvor abrasieren/mit der Schere kürzen.
- Entsorgen Sie alle verwendeten Materialien, und dokumentieren Sie Ihre Wundbeobachtung und den Verbandwechsel.

EXKURS

Dokumentationsbeispiele

- Dokumentationsbeispiel bei bekannter Wunde: „Die Wunde ist gerötet, geschwollen und überwärmt. Steriler Verbandwechsel durchgeführt."
- Dokumentationsbeispiel bei unbekannter Wunde: „Frische markstückgroße Brandblase am linken Unterschenkel seit dem Vortag. Die Blase ist geschlossen und die Wundumgebung stark gerötet. Wundumgebung mit Bepanthen eincremen und mit steriler Kompresse abdecken. Die Blase bleibt uneröffnet. Verbandmaterial ist angefordert."

- Positionieren Sie den Patienten wieder wie gewünscht. Achten Sie aber darauf, dass der Patient nicht auf der frisch verbundenen Wunde zu liegen kommt.
- Kontrollieren Sie regelmäßig, ob noch Verbandmaterialien in ausreichender Menge vorhanden sind. Anderenfalls müssen Sie (bzw. die Angehörigen) den Hausarzt kontaktieren und ihn um ein neues Rezept über die notwendigen Verbandmaterialien bitten.

Geruchsentwicklung

Einer Geruchsentwicklung lässt sich auf verschiedene Weisen begegnen.

- Die Wunde sollte regelmäßig (einmal täglich, bzw. je nach Sekretmenge/Geruchsbildung häufiger) gespült und gereinigt werden, wozu sich isotonische Kochsalz- oder Ringerlösung eignet. Die oben erwähnten Wundspüllösungen werden von manchen Spezialisten bevorzugt, müssen aber in der Regel vom Patienten bezahlt werden. Spüllösungen sollten körperwarm verwendet werden.
- Wenn die Kontamination mit Wundbakterien verringert werden kann, geht in der Regel auch die Geruchsentwicklung zurück. Oft genügt bei infizierten Wunden eine unspezifische lokale Behandlung. Als Antiseptikum wird heute oftmals dem

(teureren) Octenidin (z. B. Octenisept®) der Vorzug vor Jodverbindungen gegeben (PVP-Jod, Betaisodona). Quecksilberhaltige Mittel sind nicht mehr im Handel (das frühere Mercuchrom). Gerade bei infizierten riechenden Wunden lässt sich oft eine deutliche Besserung durch Metronidazol erreichen. Hierzu wird Metronidazol-Infusionslösung 1–2-mal täglich auf die Wunde gesprüht oder die Wunde wird mit in Metronidazol getränkten Kompressen abgedeckt. Ist dies nicht ausreichend wirksam, kann auch eine systemische Antibiose mit Metronidazol (oral oder i. v.) oder anderen Antibiotika erfolgen. In schwierigeren Fällen sollte eine gezielte antibiotische Therapie nach Wundabstrich und Antibiogramm erfolgen.

EXKURS

Debridement

Das Debridement, also das Abtragen von abgestorbenem Gewebe und das „Anfrischen" der Wundränder wird in der palliativen Situation nur selten und mit größter Zurückhaltung durchgeführt. In der nicht palliativen Situation kann das Debridement die Heilung der Wunde oft beschleunigen. In der palliativen Situation stellt diese „Wundtoilette" meistens eine zusätzliche Belastung dar, die nicht zur Verbesserung der Gesamtsituation führt. Es handelt sich immer um eine ärztliche Tätigkeit.

- Geruchsbindender Verband:
  - Kohlekompressen können eine intensive Geruchsentwicklung durch Bindung der riechenden Gasmoleküle hemmen. Es sollten fertig erhältliche Kompressen mit integrierter Kohleschicht verwendet werden. Sie dürfen nicht zerschnitten werden, da dann Kohlepartikel austreten, die in die Wunde gelangen und zu Fremdköpergranulomen und Entzündungen führen können. Es gibt solche Kompressen auch mit zusätzlicher Silberionenbeschichtung, die zusätzlich keimabtötend wirkt. Alternativ eignen sich auch Chlorophyll-Auflagen oder eine Chlorophyll-Lösung, mit der die Wundauflage nachträglich benetzt wird.
  - In der nächsten Schicht wird zur Wundabdeckung bei stark sezernierenden Wunden saugfähiges Material verwendet, um die Wundflüssigkeit aufzusaugen (z. B. Saugkompressen).
  - Die Auflagen werden jetzt gut fixiert.
  - Bei extremer Geruchsbildung kann eventuell versucht werden, die Wunde geruchsundurchlässig abzudichten. Hierzu lässt sich z. B. Frischhaltefolie verwenden, deren Ränder mit Zinkpaste verstrichen werden, sodass ein recht dichter Wundabschluss gewährleistet ist. Der Nachteil besteht darin, dass ein feuchtes und sauerstoffarmes Wundmikroklima begünstigt wird, das die Vermehrung von Keimen fördert. Hier ist wieder eine Abwägung des Für und Wider, am besten im Team, notwendig.
  - Weiterhin austretende Gerüche können mit einem Kräuterkissen in Wundnähe sowie durch eine Verbesserung der Raumluft erzielt werden. Hierzu eignen sich Geruchsbinder, Duftkerzen und natürlich die regelmäßige Lüftung der Räumlichkeiten. Auch ein Teller mit Kaffeepulver, der im Raum aufgestellt wird, bindet Gerüche exzellent.

Wundblutung

Bei exulzerierenden Wunden kommt es nicht selten zu Blutungen. Meistens handelt es sich dabei um kleinere, **stillbare** Blutungen. Zur Behandlung sind folgende Maßnahmen möglich:

- Legen Sie dem Verband in Salbeitee getränkte Kompressen auf und lassen Sie dies einwirken, bis die Blutung steht. Die im Tee enthaltenen Gerbstoffe können leichte Blutungen stillen.
- Eine mit adstringierenden Nasentropfen (z. B. Otriven®) getränkte Kompresse kann durch die gefäßverengende Wirkung die Stillung leichter bis mittlerer Blutungen unterstützen.
- Versuchen Sie die leichte mechanische Kompression der Wunde, aber unter Beachtung der eventuell vorhandenen Schmerzen.
- Nach ärztlicher Anordnung kann zusätzlich eine mit Adrenalin oder Hämostyptika getränkte Kompresse (0,1 %; z. B. Tabotamp®) aufgelegt werden. Alternativ kann Adrenalin mit einer Spritze in die Blutung geträufelt werden. Ein weiterer Versuch wäre die äußerliche Anwendung von Sucralfat direkt auf die Blutungsquelle, allerdings handelt es sich hierbei um einen sog. Off-label-Use, der mit dem behandelnden Arzt abgeklärt werden muss.

Bei Wunden, die im Bereich großer Gefäße liegen (z. B. seitlich am Hals), aber auch bei stark durchbluteten Tumoren, kann es zu starken oder sogar **unstillbaren** Blutungen kommen. Diese Möglichkeit und die in der Situation zu treffenden Maßnahmen, müssen mit Patienten, Angehörigen und im Team besprochen werden. Je nach Phase der Erkrankung können eine notärztliche Intervention und eine Krankenhauseinweisung angemessen, gewünscht und sinnvoll sein. Durch eine chirurgische Intervention kann das blutende Gefäß dort eventuell abgebunden werden.

- Es muss dann versucht werden, den Blutverlust bis zum Eintreffen des Rettungspersonals durch Kompression der Wunde zu begrenzen.
- Wenn eindeutig geklärt ist, dass z. B. eine stationäre Therapie nicht mehr gewünscht wird oder der Patient keine lebenserhaltenden Maßnahmen wünscht, sollten im Vorfeld alle Vorbereitungen getroffen werden, um den Verbleib in der häuslichen Umgebung sicherzustellen und das Leiden und die Traumatisierung des Patienten und der Angehörigen so gering wie möglich ausfallen zu lassen.
- Die erforderlichen Mittel zur Leidenslinderung sollten verfügbar sein. Die Notfallmedikation (Sedativa) sollte im Patientenzimmer deponiert sein.
- Lassen Sie den Patienten bei einer solchen Blutung nicht allein und sorgen Sie nach Möglichkeit für die Begleitung und Unterstützung durch die Angehörigen.
- Rotes Blut löst Panik und Angst aus. Daher sollten bei drohender Blutung dunkle (Hand-)Tücher bereitliegen, um das Blut aufzufangen oder abzudecken.
- Schließlich sollten Informationen für (Not-)Ärzte und Rettungspersonal bereitliegen, aus denen die Wünsche des Patienten für diesen Fall in Form einer Patientenverfügung und wenn möglich aktueller Arztbrief bereit liegen.
- Durch eine massive Blutung kann es zu einer enormen Verschmutzung mit Blut kommen. Da die Säuberung extrem belastend ist, sollte diese nicht den Angehörigen aufgebürdet werden. Es gibt bundesweit Dienste zur „Tatortreinigung“ mit 24-Stunden-Bereitschaft, die auf diese Aufgabe spezialisiert sind.

MERKE

Kalziumalginatauflagen haben zwar blutstillende Eigenschaften, verwendet man sie jedoch in fast trockenen Wunden, so verbinden sich die Alginate mit dem Wundgrund. Beim Verbandswechsel kann dann bereits vorhandenes Granulationsgewebe aufreißen. Sie haben in erster Linie die Funktion, die Granulation zu fördern und sind zudem recht kostspielig.

2.3.4 Dekubitusversorgung

An manchen Körperstellen kommt es bei Bettlägerigkeit bzw. längerer Bewegungslosigkeit zu Druckgeschwüren (Dekubitus), wenn der Auflagedruck über dem arteriellen Kapillardruck liegt (> 30 mmHg). Unter Umständen kann es bereits nach kurzer Zeit zu irreversiblen Zellveränderungen mit Gewebeuntergang kommen. Vor allem Hautpartien, die direkt über Knochen liegen, sind stark betroffen, da dem von außen wirkenden Druck auf die Haut von der Körperinnenseite gewissermaßen entgegengewirkt wird. Die Haut befindet sich zwischen Auflage und Knochen. Die kleinsten Gefäße (Kapillare oder „Haargefäße") werden abgedrückt, und das Gewebe wird nicht mehr mit Blut versorgt. Es stirbt somit ab, und es entsteht eine immer tiefere Wunde, die auch Muskeln, Sehnen und sogar Knochen miteinbeziehen kann. Dieser Vorgang ist meist mit bloßem Auge nicht zu erkennen. Die Schädigung wird erst erkennbar, wenn bereits ein Dekubitus I° eingetreten ist.

Gefährdet sind Patienten besonders bei:

- Bettlägerigkeit
- Durchblutungsstörungen
- Diabetes mellitus
- Gips- oder Streckverband
- Adipositas
- Kachexie
- Sensibilitätsstörungen (Druck und Schmerz werden weniger deutlich wahrgenommen, und somit hat der Patient auch keine Veranlassung seine Position zu verändern)
- Immobilität, z. B. Schwäche oder Lähmungen
- Urin- und Stuhl-Inkontinenz (besonders dünnflüssiger Stuhl infolge der Reizung der Haut)
- Trockene, ödematöse oder feucht-kalte Haut
- Schonhaltungen bei Schmerzen
- Flüssigkeitsdefizit
- Bewusstseinstrübung, sei es durch Medikamente oder durch die Grunderkrankung.

Achten Sie gerade beim Erstbesuch eines Patienten darauf, ob einer oder mehrere der prädisponierenden Faktoren vorliegen und schätzen Sie das individuelle Dekubitusrisiko des Patienten ein. Dies ist im Expertenstandard zur Dekubitusprophylaxe (DNQP, 2011) verbindlich festgelegt. Weitere Folgeeinschätzungen des Dekubitusrisikos ergeben sich aus der Stärke des individuellen Risikos des Patienten. Zentral sind bei der Einschätzung Faktoren, welche die Wirkung von Druck- und Scherkräften verlängern und/oder erhöhen. Dazu gehören vor allem Einschränkungen in der Mobilität und Aktivität.

Einschränkungen der Aktivität sind z. B.:

- Abhängigkeit von Gehhilfsmitteln oder personeller Unterstützung beim Gehen
- Abhängigkeit beim Transfer
- Abhängigkeit vom Rollstuhl bei der Fortbewegung im Raum
- Bettlägerigkeit.

Einschränkungen der Mobilität betreffen z. B.:

- Abhängigkeit von personeller Unterstützung bei Positionswechseln im Bett
- Geringe oder fehlende Kontrolle über Körperpositionen im Sitzen oder Liegen
- Unfähigkeit zu selbstständigen kleinen Positionsveränderungen (Mikrobewegungen) im Liegen oder Sitzen.

Auch äußere Faktoren können Druck- und Scherkräfte verstärken:

- Auf die Körperoberfläche eindrückende Katheter, Sonden oder im Bett/auf dem Stuhl befindliche Gegenstände (z. B. Fernbedienung) bzw. Hilfsmittel (z. B. Hörgerät)
- Nasale Tuben
- Zu fest oder schlecht sitzende Schienen oder Verbände, Bein- oder Armprothesen
- Unzureichend druckverteilende Hilfsmittel für die Positionierung
- Länger dauernde Operationen.

MERKE

Mit zunehmender Immobilität und fortschreitender Erkrankung steigt das Dekubitusrisiko. Achten Sie deshalb vor allem beim Erstbesuch auf mögliche Risikofaktoren. Wissenschaftliche Studien konnten den Nutzen von Dekubitusrisikoskalen zur Einschätzung nicht belegen. Die Skalen können die Pflegenden unterstützen, man sollte sich aber nicht „blind" auf das Ergebnis verlassen. Wichtig ist auch die ausreichende Schulung der Pflegenden in der Anwendung.

Die große Gefahr besteht in der außerordentlich schwierigen Heilung, denn dazu muss natürlich die geschädigte Hautstelle entlastet werden, was bei bettlägerigen Patienten meist die Belastung anderer Hautpartien zur Folge hat. Aus diesen Gründen kommt der Vorbeugung eines Druckgeschwürs eine entscheidende Bedeutung für die gesamte Pflege zu.

Betroffene Körperstellen sind etwa in abnehmender Gefährdung die folgenden (> Abb. 2.1, > Abb. 2.2, > Abb. 2.3):

- Steißbein
- Fersen
- Hüfte
- Außenknöchel der Füße
- Dornfortsätze der Wirbelsäule
- Schulterblätter
- Hinterkopf
- Ohrläppchen.

Wenn es zu einem Dekubitus gekommen ist, werden vier verschiedene Stadien unterschieden (> Tab. 2.2).

In der palliativen Betreuung sind Dekubitalgeschwüre häufig. Viele Palliativpatienten sind über die Hälfte des Tages oder vollständig bettlägerig, vor allem in den weit fortgeschrittenen Krankheitsstadien. Aufgrund der meist auszehrenden Krankheiten haben die Patienten oft erheblich an Körpergewicht verloren, sodass zwar das Auflagegewicht vermindert ist, aber die Gefäße auch schlechter „gepolstert" sind. Hinzu kommt, dass die oft katabole Stoffwechselsituation einer Wundheilung entgegensteht oder die erwartete verbleibende Lebenszeit zu kurz ist. Ein Dekubitalge-

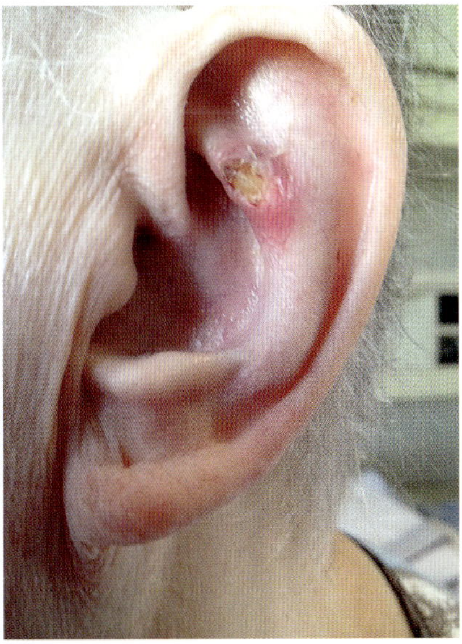

Abb. 2.1 Dekubitus in der Ohrmuschel. Die Patientin war aufgrund eines Pleuraergusses gezwungen, sehr lange auf der linken Seite zu liegen. [M703]

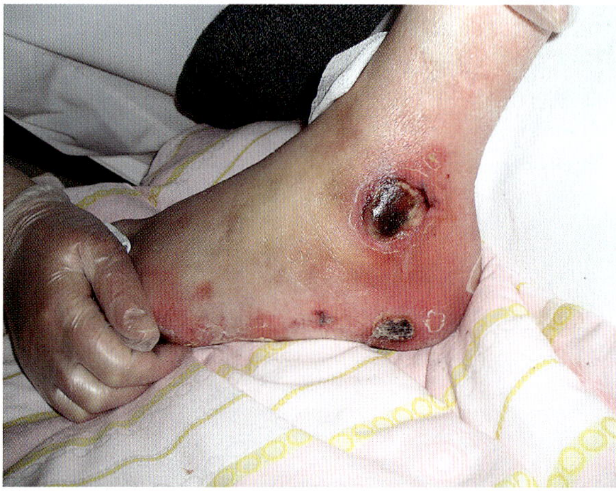

Abb. 2.2 Dekubitus am Außenknöchel. [M703]

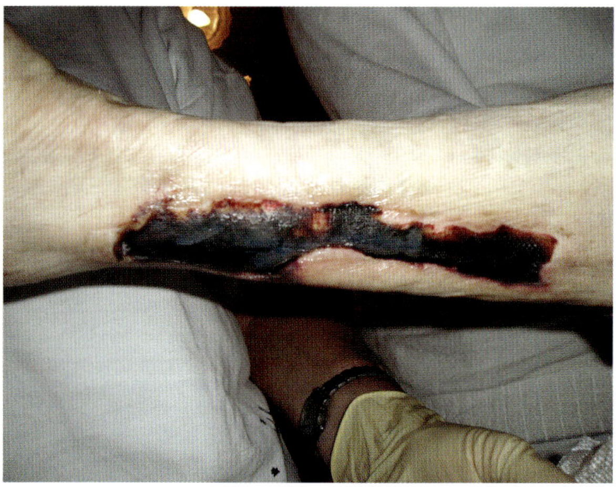

Abb. 2.3 Dekubitus des Unterschenkels mit ausgeprägten Nekrosen. [M703]

schwür lässt sich in der palliativen Situation bei guter Pflege oft, aber nicht immer verhindern.

Die besondere Aufmerksamkeit muss während der palliativen Versorgung der Entscheidungsfindung im Behandlungsteam gehören, wenn es etwa um den Zwiespalt zwischen prophylaktischen Maßnahmen und dem subjektiven Komfort des Patienten geht. Immer wieder sollte man sich im Team die Fragen stellen, warum man etwas tut oder es lässt.

Durchführung

- Wechseldruckmatratzen sind derzeit die üblichsten Mittel zur Dekubitusprophylaxe in der ambulanten Pflege. Sie bestehen aus zahlreichen quer gerichteten Kammern, die je nach Gewicht des Patienten mit unterschiedlichen Luftdrücken befüllt werden. Die Druckzonen wechseln nach einigen Minuten und erleichtern so die Blutzirkulati-

Tab. 2.2 Stadieneinteilung des Dekubitalgeschwürs und erforderliche Maßnahmen.

Stadium	Merkmal	Maßnahme
Dekubitus I°	Bleibende Hautrötung, die sich nicht wegdrücken lässt; eventuell auch Verhärtung oder Ödembildung	• Druckentlastung • Hautpflege
Dekubitus II°	Oberflächliche Hautschädigung, z. B. Blasenbildung oder flache offene Wunde	• Druckentlastung • Wenig Exsudat: Hydrokolloidverband; viel Exsudat Kalziumalginat und semiokklusiver Verband
Dekubitus III°	Zerstörung aller Hautschichten und Schädigung oder Nekrose des Unterhautgewebes; kann bis zum darunterliegenden Muskel reichen	• Druckentlastung • Hydrokolloidverband bei eher oberflächlicher Wunde; sonst steriler und feuchter Wundverband
Dekubitus IV°	Zusätzlich Zerstörung tieferer Gewebe wie Muskel, Knochen oder Sehnen	• Druckentlastung • Nekrosenentfernung (enzymatisch/chirurgisch) • Wundreinigung • Granulationsförderung

on während sie gleichzeitig den Druck auf empfindliche Körperpartien verringern. Dadurch können bestimmte Körperregionen punktuell entlastet werden.

MERKE

Da Tumorpatienten Wechseldruckmatratzen schmerzbedingt schlecht tolerieren und diese bei Knochenmetastasen (besonders Wirbelsäulenmetastasen) kontraindiziert sind, muss ein hochwertiges statisches System eingesetzt werden.

- Eine weitere Form der Prophylaxe ist die Schaumstoff- oder Superweichmatratze, die es in drei verschiedenen Stärken gibt (je nach Körpergewicht). Sie wird einfach mit einem Laken überzogen.
- Bei einem beginnenden oder bereits eingetretenen Dekubitus ist ein Abheilen nur bei Druckentlastung möglich. Die Lagerung muss also diesen Bereich ausklammern, wenn eine Heilung angestrebt werden soll. Ansonsten ist ohne eigenständige Bewegungen ein Umlagern spätestens alle 2–3 Stunden erforderlich. Klären Sie den Patienten und auch die Angehörigen darüber auf (➤ Kap. 2.1).
- Als besonders effektiv hat sich die Anwendung der Mikrolagerung erwiesen, die auch von Angehörigen durchgeführt werden kann (➤ Kap. 2.1.1).
- Halten Sie den Patienten immer dazu an, sich möglichst viel im Bett zu bewegen, ohne dabei zu rutschen. Rutschen erzeugt zusätzliche Hautirritationen. Die Bewegungen im Bett sorgen für die regelmäßige Druckentlastung gefährdeter Körperstellen.
- Die Haut muss nach dem Waschen gründlich getrocknet werden, am besten durch Tupfen. Kräftiges Reiben und Rubbeln sollte nicht vorkommen. Besonders Körperstellen mit vermehrter Schweißproduktion (Achseln, Leisten, Gesäßfalten, Hautfalten unter der Brust oder am Bauch) sollten gründlich getrocknet werden.
- Die anschließende Hautpflege ist obligatorisch.

MERKE

Grundlegende Prinzipien sind die Druckentlastung und die Vermeidung von Scherkräften. Daher sind heute in der Dekubitusprophylaxe und -versorgung die Anwendung von Merbromin (Mercuchrom), Wasserstoffperoxid sowie das Eisen und Fönen oder der Einsatz von Lamm- und Kunststofffellen nicht mehr indiziert. Das rote Mercuchrom behindert die Beurteilung der Hautfarbe und wirkt zelltoxisch. Eisen und Fönen hat keinen durchblutungsfördernden Effekt in der Tiefe und stellt eine zusätzliche Belastung der Haut dar. Auch Cremes zur Durchblutungsförderung sind nutzlos. Gummi- oder Einmalunterlagen können vorbeugende Maßnahmen in ihrer Wirkung sogar wieder zunichtemachen.

- Bei trockener Haut sollte nach dem Waschen der Körper mit einer milden, pH-neutralen Lotion eingerieben werden. Hautstellen mit sehr geringer Schweißneigung müssen besonders intensiv eingerieben werden, um sie vor zu großer Trockenheit zu bewahren (Knöchel, Fersen, Ellenbogen).
- Bedrohte Hautgebiete werden häufig inspiziert und so gut wie möglich druckentlastet.
- Achten Sie darauf, dass die Bettwäsche soweit wie möglich frei von Falten und trocken ist. Knöpfe oder Reißverschlüsse an Kopfkissen müssen immer vom Körper weg ausgerichtet sein, damit durch sie keine Druckstellen z. B. am Rücken entstehen.
- Bei erhöhtem Dekubitusrisiko sollten lieber Nachthemden verwendet werden, anstelle von Schlafanzügen mit Knöpfen und Gummizügen.
- Wünschenswert wären natürlich eine adäquate Hydrierung und eine angepasste Ernährung, doch ist dies in der palliativen Situation oft nur eingeschränkt oder gar nicht möglich.
- Achten Sie nach dem Essen im Bett auch auf Krümel!
- Bei aufeinanderliegenden Hautpartien (z. B. unter den Brüsten, bei fettleibigen Menschen auch aufeinanderliegende Bauchfalten) sollten Sie Leinentüchlein zwischen die Falten legen, welche die Feuchtigkeit dort absorbieren können.

MERKE

Ein Dekubitus kann sich auch trotz guter Pflege entwickeln. Lassen Sie keine Schuldgefühle aufkommen, und denken Sie daran, dass in der Pflege ein Dekubitus mitunter trotz sorgfältigster Prophylaxe unvermeidbar ist. Vielleicht hat die gebrechliche Ehefrau Ihres Patienten es einfach nicht mehr geschafft, ihren Mann regelmäßig umzulagern. Da sich ein Dekubitus auch bereits nach einer Stunde entwickeln kann, ist somit ein dreimal täglicher Hausbesuch einfach zu wenig, um einen Dekubitus mit Sicherheit zu verhindern.

- Besondere Aufmerksamkeit bei Palliativpatienten erfordert die Einstellung prophylaktischer Maßnahmen im Verlauf der Erkrankung und z. B. der Beginn der ausschließlichen Wundversorgung des Dekubitalgeschwürs unter dem Pflegeziel etwa der Geruchshemmung. Dabei muss die Pflegeplanung den neuen Zielen angepasst werden, was zudem gut im Team kommuniziert werden muss, damit es ein einheitliches Vorgehen bei Behandlung und Pflege gibt. Eine besondere Sensibilität benötigt das Vorgehen in der Sterbephase, wenn routinemäßiges Lagern nicht mehr die oberste Priorität hat, sondern stattdessen der bestmögliche Komfort für den Patienten im Vordergrund steht.

2.4 Tracheostomaversorgung

2.4.1 Anatomie und Physiologie

Unter einer Tracheotomie versteht man einen operativ angelegten Luftröhrenschnitt (Trachea = Luftröhre; -tomie = Wortteil „schneiden"; Stoma = Mündung) zum Einlegen einer Kanüle, über den die maschinelle oder auch die normale Atmung erfolgt. Die häufigsten Gründe für die Anlage eines Tracheostomas sind die Entfernung des Kehlkopfes bei einer Krebserkrankung, eine drohende Verlegung der Atemwege und die Langzeitbeatmung.

Üblicherweise wird das Tracheostoma unter OP-Bedingungen angelegt. Dazu wird oberhalb der Drosselgrube ein Hautschnitt gesetzt und die Luftröhre danach unter direkter Sicht unterhalb der Schilddrüse eröffnet. Dort wird dann die Trachealkanüle eingeführt. Die Wunde wird nicht vernäht, sodass ein offener Wundkanal bestehen bleibt, der infektionsanfällig ist.

Es gibt auch sog. Minitracheostomas, die sich jedoch nicht zur Beatmung eignen, sondern ausschließlich zur Erleichterung des Absaugens bei der Bronchialtoilette gedacht sind.

MERKE

Bei Patienten mit HNO-Tumoren und möglicher Verlegung der Atemwege sollte das Vorgehen im Notfall vorab geklärt sein.

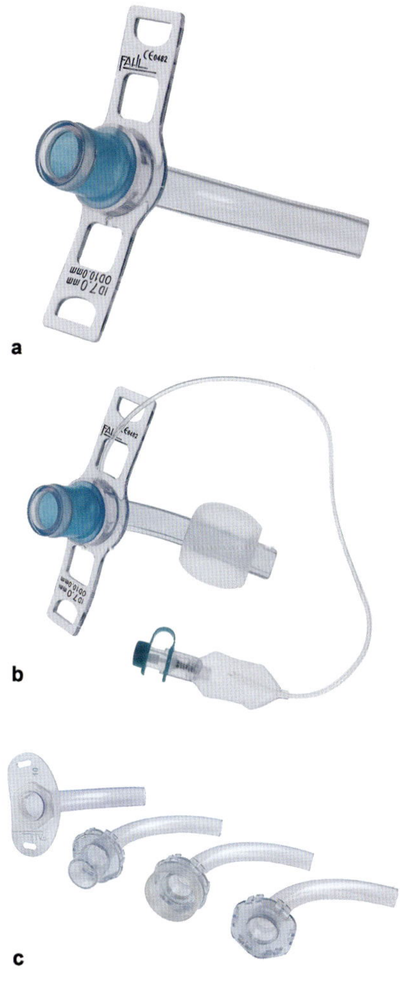

Abb. 2.4 Trachealkanüle a) blockbar, b) nicht blockbar und c) mit herausnehmbarem Innenteil (mit freundlicher Genehmigung der Firma Andreas Fahl Medizintechnik-Vertrieb GmbH). [V394]

2.4.2 Durchführung

Trachealkanülen

Es gibt verschiedene Arten von Trachealkanülen. Sie bestehen meist aus Kunststoff, alternativ aus Silber. Silberhaltige Kanülen haben eine lokal antiseptische Wirkung, lassen sich leicht reinigen und sind sehr lange haltbar. Es gibt blockbare (➤ Abb. 2.4a) und nicht blockbare Kanülen (➤ Abb. 2.4b) sowie Kanülen mit herausnehmbarem Innenteil (➤ Abb. 2.4c). Blockbare Kanülen weisen eine aufblasbare Manschette zur Abdichtung der Trachea auf (Cuff), damit die Beatmungsluft nicht nach oben neben der Kanüle entweichen kann und um eine Aspiration z. B. von Speichel, Nahrung oder Erbrochenem zu verhindern. Blockbare Kunststoffkanülen werden meist zur maschinellen Beatmung benutzt.

Doppelkanülen mit Inneneinsatz ermöglichen Zwischenreinigungen. Sie bestehen aus zwei ineinander zu steckenden Einzelteilen. Bei der normalen Pflege wird nur der Innenteil 2- bis 3-mal täglich herausgenommen und gesäubert. Der Außenteil kann mehrere Tage belassen werden. Zusätzlich kann auf die Trachealkanüle ein Sprechventil aufgesetzt werden, das es dem Patienten ermöglicht, verbal zu kommunizieren.

Ohne Kanüleneinsatz kommt es zum Spontanverschluss der Wunde durch Granulation. Daher müssen die Kanülen regelmäßig gereinigt und gewechselt werden.

Das hier geschilderte Vorgehen zum Trachealkanülenwechsel darf selbstständig nur nach eingehender Anleitung durch eine Fachkraft erfolgen. Die Patienten benötigen viel Zuwendung und Verständnis für ihre außergewöhnliche Situation.

Trachealkanülenwechsel

- Der Kanülenwechsel erfolgt nach Bedarf, von mehrmals täglich bis einmal wöchentlich.

MERKE

Wurde ein Tracheostoma in sog. Punktionstracheotomie angelegt, ist die Öffnung relativ klein und droht beim Kanülenwechsel zu kollabieren, was Panik auslösen kann. In solchen Fällen sollten Sie immer einen Trachealspreizer bereithalten.

- Überprüfen Sie die Funktion des Absauggerätes.
- Stellen Sie Wasser zum Durchspülen der Absaugschläuche bereit.
- Schließen Sie den Absaugkatheter an.

MERKE

Wenn ein schwieriger Kanülenwechsel mit Komplikationen zu erwarten ist oder wenn der Wechsel schlecht toleriert wird, empfiehlt es sich, den Wechsel zu zweit durchzuführen.

- Halten Sie alle zum Kanülenwechsel benötigten Materialien bereit:
  - Handschuhe
  - Zweite Trachealkanüle (Cuff-Dichtigkeit vorab prüfen)
  - Gleitmittel
  - Nierenschale zum Abwerfen
  - Tracheostoma-Pflegeöl und Kompressen zum Säubern
  - Abwurfbehälter
  - Metalline-Kompresse oder eingeschnittene Kompresse zum Verbinden
  - Neues Haltebändchen
  - Ggf. Trachealspreizer
  - Blockerspritze und Cuff-Druckmesser (bei geblockten Kanülen).

MERKE

Arbeiten Sie stets mit einer zweiten Kanüle. Viele Patienten fürchten sich davor, mehrere Minuten lang ohne Kanüle zu sein. Zudem sollte die Reinigung nicht unter Zeitdruck erfolgen. Auch falls der Cuff beschädigt sein sollte, ist die zweite Kanüle zwingend erforderlich.

- Zur Vorbereitung sollten Sie an der neuen Kanüle das Schaumstoffband einseitig fixieren und eventuell die Kanüle mit etwas Pflegeöl einfetten. Legen Sie eine neue Metalline-Kompresse oder eine eingeschnittene Kompresse um die Kanüle und halten Sie alles griffbereit.
- Informieren Sie den Patienten darüber, dass der Wechsel der Kanüle bevorsteht, und ziehen Sie sich Handschuhe an.

MERKE

Kommentieren Sie auch beim bewusstlosen Patienten jeden Ihrer Handgriffe, da es beim Absaugen oder bei der Entfernung der Kanüle leicht zu Panikattacken kommen kann. Eventuell kann auch eine Prämedikation (z. B. Lorazepam) vor dem Wechsel nötig und sinnvoll sein.

- Saugen Sie die Trachealkanüle ab, indem Sie den Absaugkatheter unter Sog einführen. Verwenden Sie dazu nur Absaugkatheter, die sich nicht an der Wand der Luftröhre festsaugen können. Lassen Sie sich im Zweifel hierzu unbedingt von einer Fachkraft oder einem Sanitätshaus beraten.
- Wiederholen Sie die Prozedur eventuell, und spülen Sie anschließend den Schlauch mit Wasser durch. Im Normalfall sollte stets ein neuer Katheter genommen werden.
- Lösen Sie das Halteband und entfernen Sie die alte Kompresse, die unter der Trachealkanüle liegt.
- Säubern Sie mit Tracheostoma-Pflegeöl und klarem Wasser den erreichbaren Bereich des Tracheostomas. Verwenden Sie wegen der Aspirationsgefahr keine Seife! Gehen Sie behutsam vor, da die Reinigung dem Patienten meist Schmerzen bereitet.
- Entblocken Sie ggf. die Kanüle und entfernen Sie sie. Legen Sie beides zusammen zur Seite.
- Setzen Sie jetzt die neue Kanüle ein und blocken Sie diese ggf.
- Falls der Patient ohne Kanüle gut atmen kann und er eine gewisse Zeit ohne Kanüle toleriert, können Sie vor dem Einsetzen der Kanüle den Stomabereich mit Hautschutzmittel reinigen und pflegen.
- Saugen Sie eventuell erneut ab und überprüfen Sie der Atmung/Beatmung. Überprüfung und ggfs. Korrektur des Cuff-Drucks (Richtwert 25 cmH_2O). Ein Hustenreiz während oder nach dem Kanülenwechsel ist normal, sollte aber schnell abklingen.

MERKE

In den ersten beiden Wochen bleibt das Tracheostoma meist noch nicht für längere Zeit offen, sodass Sie sehr zügig die neue Kanüle einsetzen sollten. Beruhigen Sie den Patienten und halten Sie eventuell ein kleines Spekulum bzw. einen Trachealspreizer bereit.

- Legen Sie eine neue Metalline-Kompresse oder eine eingeschnittene Kompresse unter die Kanüle. Die Kanüle wird mithilfe eines Schaumstoffbandes fixiert.
- Reinigen Sie jetzt in Ruhe die alte Kanüle. Dazu legen Sie sie in eine mit einer speziellen Reinigungslösung gefüllten Nierenschale und säubern sie mit einem besonders

dünnen Flaschenreiniger von innen. Danach wird die Kanüle sehr gründlich mit klarem Wasser ausgespült und in einem Spezialgefäß bis zum nächsten Einsatz gelagert.
- Um Patienten trotz Tracheostomas duschen und baden zu können, gibt es Duschschutzhauben für das Tracheostoma, damit kein Wasser in die Kanüle gelangt. Ebenso gibt es kleine Tücher, die man dem Patienten umbinden kann, um ihm trotzdem den Weg an die Öffentlichkeit zu ermöglichen. Sie bedeuten gleichzeitig einen Schutz des Tracheostomas, damit kein Schmutz o. ä. in Trachealkanüle gelangen kann.
- Halten Sie besonders im Winter die Raumluft ausreichend feucht, da die normale Anfeuchtung der Atemluft durch Nase und Mund nicht mehr gegeben ist. Es werden regelmäßig Vernebler eingesetzt und zusätzlich gibt es die „feuchte Nase", welche als Aufsatz auf die Trachealkanüle für eine kontinuierliche Anfeuchtung der Atemluft sorgt.
- Halten Sie immer eine Ersatzkanüle des verwendeten Modells vorrätig.

MERKE

Eine plötzliche Atemnot deutet auf eine verstopfte Trachealkanüle hin (z. B. durch Borkenbildung). Die Kanüle muss dann sofort entfernt und durch eine neue ersetzt werden. Bewahren Sie dabei die Ruhe!

- Blutbeimengungen im Trachealsekret können auf eine kleine Verletzung durch das Absaugen zurückgehen oder Zeichen für eine Druckstelle an der Luftröhrenwand durch die Kanüle sein. Oft liegt es auch an einer kleinen Verletzung von Granulomen, die sich an der Wundöffnung gebildet haben und beim Wiedereinführen der Kanüle abgeschert werden.
- Essensreste und Sondenkost, die sich beim Absaugen im Sekret zeigen, gehen entweder auf eine schlecht geblockte Kanüle, eine Fistel von der Speise- zur Luftröhre oder auf eine schwere Aspiration zurück.

2.5 Enterostomaversorgung

2.5.1 Anatomische und physiologische Grundlagen

Als Stoma (griechisch für Mund, Öffnung) bezeichnet man in der Medizin die künstlich erzeugte Verbindung zwischen einem Hohlorgan (z. B. Magen, Darm, Luftröhre, Harnleiter, Gallenwege, Blase) und der Körperoberfläche. Stomas können der Ableitung dienen (z. B. für Stuhl, Urin, Gallenflüssigkeit) oder auch der Versorgung (Tracheostoma: Luft/Sauerstoff, PEG-Sonde oder Jejunostoma: Ernährungslösungen).

Am häufigsten ist das Enterostoma, der künstliche Darmausgang, und das Kolostoma ist unter diesen das häufigste. Es wird zumeist wegen eines Darmkarzinoms angelegt. Das Kolostoma kann etwa in einer Ebene mit der Körperoberfläche abschließen.

Bei einem Ileostoma hingegen ragt der Dünndarm im Idealfall 2–3 cm über das Hautniveau hinaus. Andernfalls würde hierbei der flüssige und für die Haut sehr aggressive Darminhalt die Haut regelmäßig verschmutzen und mazerieren. Ileostomaträger sind häufig Patienten mit chronisch entzündlichen Darmerkrankungen wie Colitis ulcerosa und Crohn-Krankheit.

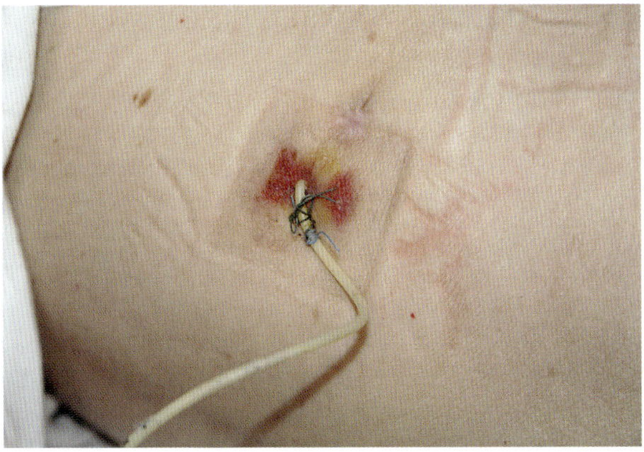

Abb. 2.5 Infiziertes Nephrostoma. [M703]

Das Urostoma wird zumeist im Rahmen eines Blasenkarzinoms angelegt. Dabei erfolgt die Harnableitung meist über ein Dünndarmsegment (Ileumconduit).

Nephrostoma oder Nierenfistel bezeichnet eine künstlich angelegte Fistel durch das Nierenparenchym zur Harnableitung aus dem Nierenbecken über einen Katheter (➤ Abb. 2.5).

Viele Stomas werden vorübergehend nach Darmoperationen angelegt und später rückverlegt. Wichtige Indikationen sind die notfallmäßige Entlastung bei einem Darmverschluss oder palliativ bei einer rezidivierenden Subileus-/Ileus-Symptomatik.

2.5.2 Beschwerden und Komplikationen

Die Anlage eines künstlichen Darmausgangs stürzt viele Betroffene zunächst in eine seelische Krise. Der Patient ist in seinem gesamten Menschsein betroffen, er wird gleichzeitig mit dem Stoma als auch mit der ursächlichen Erkrankung (häufig Krebs) konfrontiert. Eine Stomaanlage kann zunächst zu einem stark veränderten Körperbild führen.

Der Betroffene empfindet sich als verstümmelt, unansehnlich, er ekelt sich vor sich selbst. Außerdem hat er Angst vor Gerüchen und Geräuschen, die von ihm ausgehen, oder dass sich der Beutel lösen könnte. Durch Scham und Unsicherheit kann auch die Sexualität beeinträchtigt werden. Minderwertigkeitsgefühle, Traurigkeit oder Ängste können zu sozialem Rückzug bis hin zu schweren Depressionen führen.

Um die veränderte Lebenssituation zu bewältigen braucht der Betroffene sensible Angehörige. Gemeinsam sollten sich alle aktiv mit dem Stoma auseinandersetzen. Diese Auseinandersetzung erfolgt auf sehr individuelle Art und Weise, Hilfe von außen ist etwa über Stomatherapeuten zu erhalten.

Auf der anderen Seite gilt jedoch auch, dass ein Stoma in vielen Bereichen keine größere Beeinträchtigung der Lebensqualität bedeuten muss. Die Stomaversorgung ist heute sehr zuverlässig, sicher und unauffällig.

Die Stomaanlage selbst kann postoperativ Probleme mit sich bringen, etwa durch eine zu große Faszienlücke, die zu einen Vorfall des Darmes und zu Blutungen führen kann. Auch eine zu enge Stomaanlage ist ungünstig und führt zu Entzündungen mit Nahtinsuffizienzen und Stuhlverhalt. Bei einer ungenügenden intraoperativen Mobilisation des

Darms kann die Spannung auf dem Stoma zu groß sein, sodass sich die Naht löst und der nach außen geführte Darmanteil wieder zurückrutscht.

Nach einer gut verlaufenen Operation stellen neben den psychosozialen Auswirkungen die Hautprobleme das größte pflegerische Problem bei Stomaträgern dar. Hier drohen bei unzureichender Pflege Mykosen, Allergien, Follikelentzündungen, Kontaktekzeme und Hautmazeration. Nehmen Sie bei solchen Problemen Kontakt mit dem Stomatherapeuten auf.

2.5.3 Stomasysteme

Grundsätzlich ist beim Ileostoma eine präzise abdeckende Platte mit einem Ausstreifbeutel erforderlich, da die Stuhlentleerungen häufig und unkontrolliert sind. Es gibt auch durchsichtige Systeme, welche die Kontrolle des Stuhls etwa auf Blutungen ermöglichen.

Beim Kolostoma wird ein ein- oder zweiteiliges System mit geschlossenen Wegwerfbeutel verwendet. Nach einer gewissen Eingewöhnungszeit sind später 1–2 Stuhlentleerungen pro Tag normal.

Die beiden Hauptbereiche bei der Enterostomaversorgung sind der Umgang mit den Beutelsystemen und die Hautschutzmaßnahmen.

Man unterscheidet ein- und zweiteilige Versorgungssysteme für Stomapatienten sowie geschlossene und Ausstreifbeutel:

- Beim einteiligen System sind Basisplatte und Beutel untrennbar miteinander verbunden. Ein Wechsel bedeutet immer, dass das gesamte System entfernt wird.
- Das zweiteilige System besteht aus Basisplatte und Beutel. Der Beutel lässt sich durch einen Rastring auf der Platte anbringen. Bei diesem System kann nur der Beutel gewechselt werden. Die Basisplatte wird 3–4 Tage lang genutzt.
- Geschlossene Beutel können nicht entleert werden und eignen sich gut zur Versorgung eines Kolostomas, da die Ausscheidung fest ist.
- Ausstreifbeutel sind an einem Ende mit einem Klettverschluss verschlossen, sodass der Beutel im Sitzen in der Toilette entleert werden kann, ohne ihn wechseln zu müssen. Diese Beutel eignen sich besonders für Ileostomaträger, die vermehrten und breiig/flüssigen Stuhl haben.
- Beim Kolostoma gibt es Stomakappen, Stomastopfen und Minibeutel, die bedingt kurzzeitig zur diskreten Abdeckung z. B. bei sportlichen Aktivitäten und Intimkontakt verwendet werden können.

MERKE

Manche Kolostomaträger spülen ihren Darm etwa alle 2 Tage. Dadurch wird er komplett gereinigt, und in den anschließenden 48 Stunden erfolgt kein Stuhlabgang. Diese Patienten versorgen sich dann ausschließlich mit einer unauffälligen Stomakappe (Darmirrigation).

Für das Urostoma stehen ebenfalls ein- und zweiteilige Versorgungssysteme zur Verfügung. Die Urinauffangbeutel sind in zwei Kammern mit einer Rücklaufsperre unterteilt, sodass ein Rückfluss von Urin zu den Nieren mit hohem Infektionsrisiko vermieden wird. Der Beutel wird mit einem Drehverschluss oder einem Stopfen abgedichtet. Ein Urostoma sollte möglichst morgens vor der ersten Flüssigkeitsaufnahme versorgt werden.

2.5.4 Durchführung

Der Hautpflege kommt in der Stomaversorgung eine herausragende Bedeutung zu. Eine intakte Haut in der unmittelbaren Stomaumgebung ist die Voraussetzung für das Gelingen dieses schweren Eingriffs in die normalen Körperfunktionen. Erkrankt die Haut am Stoma, kann sich im schlimmsten Fall das Stoma wieder zurückziehen und eine erneute Bauchoperation erforderlich machen (> Abb. 2.6).

Am besten ist es natürlich, wenn der Patient sein Stoma selbstständig versorgen kann, um möglichst unabhängig zu bleiben.

- Sorgen Sie für eine ungestörte Atmosphäre.
- Für einen optimalen Hautschutz muss die Basisplatte stets möglichst eng mit dem Stoma abschließen. Das Stoma selbst hat keine Nerven und ist somit unempfindlich.
- Es gibt spezielle Reinigungslotionen, die Sie benutzen können, aber nicht müssen. Mit lauwarmem Wasser lassen sich alle Stuhlreste mühelos entfernen, und die Haut wird nicht durch chemische Zusätze unnötig beansprucht. Alkohol, Benzin oder Öle greifen die Haut an und beeinträchtigen die Haftung der Platten.

MERKE

Wenn der Patient dazu noch körperlich in der Lage ist, kann es hilfreich sein, ihn beim Plattenwechsel zu duschen. Ein lauwarmer, sanfter Brausestrahl auf das bloßgelegte Stoma und die umgebene Haut wirkt förderlich auf die Durchblutung und wird von vielen Stomaträgern als sehr angenehm empfunden.

- Verwenden Sie weiche Einmalmaterialien wie z. B. Mullkompressen, aber keine Waschlappen o. Ä. Wenn keine Mullkompressen vorhanden sind, können Sie nicht fusselnde Wattepads verwenden. Mehrfach benutzte Materialien sind ein Reservoir für Keime. Toilettenpapier oder Zellstoff ist zu hart und beansprucht die Haut unnötig.
- Legen Sie sich vor der Versorgung des Stomas alle benötigten Utensilien zurecht:
  - Basisplatte
  - Hautschutzpaste (Stomaabdichtung) oder Hautschutzring

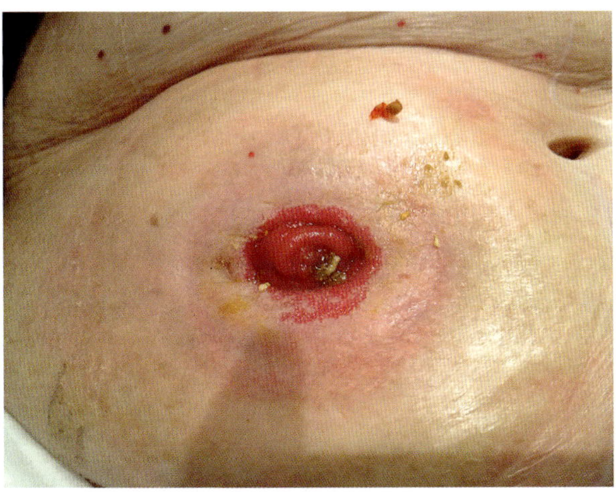

Abb. 2.6 Stoma mit Hautmazeration durch aggressive Dünndarmflüssigkeit. [M703]

- Eventuell flüssiger Hautschutz (z. B. Cavilon®)
- Neuer Beutel
- Eventuell Pflasterlöser
- Einige mit warmem Wasser befeuchtete Kompressen/Wattepads (kein Toilettenpapier verwenden!)
- Einmalhandschuhe
- Undurchsichtige Müllbeutel
- Bei Wechsel im Bett Einmalunterlage als Bettschutz
- Ggf. Reinigungslotion
- Ggf. Stomapuder
- Ggf. Einmalrasierer.

- Lagern Sie den Patienten halbsitzend. Er sollte nicht ganz flach liegen, weil dann die Platte zu straff geklebt wird.

MERKE
Die Stomaversorgung kann auch im Sitzen und Stehen durchgeführt werden.

- Breiten Sie bei Arbeiten im Bett die Einmalunterlage unter der betroffenen Seite des Patienten aus.
- Wärmen Sie die Basisplatte in der bloßen Hand ein wenig vor.
- Beschreiben Sie während der Stomaversorgung Ihre Handlungen.
- Entfernen Sie nun den inneren Klebeflächenschutz und geben Sie bei Bedarf 1 cm weit um die Öffnung einen Streifen Hautschutzpaste.
- Öffnen Sie den Müllbeutel und schlagen Sie den Rand etwas um. Legen Sie jetzt den Müllbeutel auf die Einmalunterlage, sodass Sie das gebrauchte Stomasystem sofort entsorgen können. Wenn der Patient steht, halten Sie den Müllbeutel direkt unter den abzulösenden Stomabeutel oder stecken Sie ihn in den Hosenbund.
- Um die Stomaplatte abzulösen, heben Sie eine Ecke der Platte vorsichtig an und sprühen ggf. einige Tropfen des Pflasterlösungsmittels zwischen Haut und Platte. Nach einigen Sekunden lässt sich die Platte problemlos abziehen. Gehen Sie dabei unbedingt sehr sanft vor und reißen Sie keinesfalls an der Platte. Bedenken Sie, dass jede Hautschädigung an dieser Stelle unter extrem erschwerten Bedingungen wieder heilen muss.
- Reinigen Sie die Haut mit weichen Kompressen/Wattepads. Verwenden Sie dazu entweder lauwarmes Wasser oder eine milde Reinigungslotion. Wischen Sie dabei von außen (der das Stoma umgebenden Haut) nach innen (zum Stoma hin). So vermeiden Sie, dass Keime und Ausscheidungen auf die umgebende Haut übergehen. Beim Urostoma wischen Sie genau andersherum, d. h. von innen nach außen.
- Entfernen Sie ggf. Reste der Reinigungslotion mit weiteren Kompressen.
- Anschließend wird die Haut mit trockenen Kompressen/Wattepads sorgfältig abgetupft, jedoch nicht gerieben oder frottiert. Wichtig ist, dass die Haut wirklich trocknet.

MERKE
Haut keinesfalls föhnen, da die Darmschleimhaut keine Schmerzrezeptoren hat und es zu Verbrennungen kommen kann.

- Rasieren Sie bei Bedarf die Haut, damit sich keine Haarwurzeln entzünden. Haare behindern die Haftung der Basisplatte. Gehen Sie beim Rasieren im Gegensatz zur Reinigung von innen nach außen vor.

MERKE

Vielfach werden für die Rasur der Stomaumgebung Elektrorasierer empfohlen. Diese erzeugen noch seltener kleinste Verletzungen als ein Einmalrasierer, doch sind Einmalrasierer hygienischer und es besteht auch nicht die Gefahr, dass der Elektrorasierer später wieder im Gesicht benutzt wird.

- Ziehen Sie die Schutzfolie von der Basisplatte ab. Bei manchen Modellen bleibt ein Schutzstreifen am Rande stehen.
- Setzen Sie jetzt die Basisplatte auf. Die Öffnung sollte das Stoma fest umschließen, ohne es abzuschnüren.
- Drücken Sie gleichmäßig mit beiden Daumen den inneren Ring der Platte fest. Der Patient sollte währenddessen die Bauchdecke ein wenig anspannen. Beim Uro- und Ileostoma kann es dadurch zu unwillkürlichem Harn- bzw. Stuhlabgang kommen. Bitten Sie deshalb den Betroffenen, das Stoma mit einer Kompresse dichtzuhalten. Ist er dazu nicht in der Lage, decken Sie das Stoma mit einer Kompresse ab.
- Jetzt sollten Sie (je nach System) auch die Schutzfolie an den Seitenstreifen entfernen.
- Es dürfen sich keine Hautfalten unter der Basisplatte gebildet haben. Denken Sie daran, dass es nach dem Aufkleben der Platte keine Korrekturmöglichkeit gibt. Wenn das Aufsetzen misslungen ist, muss die gesamte Prozedur erneut durchgeführt werden.

MERKE

Befinden sich in der Stomaumgebung Falten, die Sie ausgleichen müssen, lässt sich das vor dem Aufbringen der Platte erledigen. Tragen Sie die erforderliche Menge Paste auf, und verteilen Sie sie mit einer feuchten Kompresse. Daran haftet die Paste nicht und Sie können den Bereich glatt streichen.

- Drücken Sie den Beutel so auf den Ring, dass Sie ein Einrasten fühlen und hören können. Das Vorgehen entspricht etwa dem Schließen einer Frischhaltedose. Der Beutel sollte in Richtung der Füße weisen.
- Kontrollieren Sie unbedingt, ob der Beutel fest sitzt. Drücken Sie dazu mit dem Daumen gegen die Platte, und ziehen Sie gleichzeitig am Beutel. Er darf sich jetzt nicht mehr lösen.
- Entsorgen Sie den Müllbeutel.
- Lassen Sie auch dem Patienten sich nach Möglichkeit im Anschluss die Hände waschen.
- Wenn der Patient das Haus verlässt, sollte er stets ein „Notfallset" mit Stomaversorgungsmaterialien mit sich führen, falls einmal unerwartet ein Platten- oder Beutelwechsel vorgenommen werden muss.
- Zu häufige und zu seltene Basisplattenwechsel gefährden die Haut, ebenso eine unsachgemäße Hautreinigung.
- Beziehen Sie die Stomautensilien möglichst von einem Sanitätshaus, das einen Pflegeexperten für Stoma beschäftigt. Dieser wird Ihnen kostenlos mit Rat und Tat zur Seite stehen.

- Ileostomaträger sollten keine faserreichen Nahrungsmittel wie Spargel oder Nüsse zu sich nehmen, da dieses zum Darmverschluss führen kann.
- Afternarbe: Bei Darmstomaanlagen mit Entfernung des Afters heilt die Narbe bei einigen Patienten schlecht. Sitzbäder mit z. B. Kamillenextrakten tragen zur besseren Heilung bei.
- Stomavorfall, Stomaretraktion und Bauchwandbruch: Es gibt Komplikationen, bei denen der Arzt benachrichtigt werden muss. Dazu zählen u. a. der Stomavorfall, dabei stülpt sich der Darm mehrere Zentimeter durch die Bauchdecke hindurch. Bei der Stomaretraktion wird der Darm unter das Hautniveau eingezogen, was zu Stomaabszessen führen kann. Beim Bauchwandbruch wölbt sich der Bauch halbkugelig vor. Bei Auffälligkeiten sollte der Pflegeexperte für Stomatherapie oder der Arzt benachrichtigt werden.
- Gerade beim hohen Dünndarmstoma ist es entscheidend, ob Nahrung und Medikamente genügend lange im Darm verweilen, um vom Körper aufgenommen zu werden. Achten Sie mit auf Passagezeiten und benachrichtigen Sie den Arzt, wenn völlig unverdaute Nahrung oder Tabletten/Kapseln im Stomabeutel auftauchen. Eventuell müssen die Ernährung und die Zugangsroute der Medikamente geändert werden.
- Nicht selten kommt es in der Palliativmedizin auch nach einer Stomaanlage zu Passagestörungen bis hin zum Darmverschluss (Subileus oder Ileus). Dies kann z. B. durch neue Tumoren oder Metastasen oder einen Krebsbefall des Bauchfells (Peritonealkarzinose) verursacht sein. Daher sollte beim Kolostoma in der Regel darauf geachtet werden, dass der Stuhl eher weich ist. Bei drohendem Verschluss wird gelegentlich versucht, die Passage mit retrograden Klistieren vom Stoma aus wiederherzustellen. Diese Prozedur gehört in erfahrene Hände, da es bei unsachgemäßem Vorgehen zu einer Darmperforation kommen kann.

2.6 Medikamentengabe

Die Medikamentengabe ist eine höchst verantwortungsvolle Aufgabe, denn Fehler durch Verwechslungen, Über- oder Unterdosierung, falsche Applikationsform oder einen falschen Zeitpunkt können schwerwiegende Folgen haben.

Die Verantwortung für die Verabreichung von Medikamenten – ob alleinig oder geteilt – muss für jeden Patienten geklärt werden. Manchmal kann der Patient noch selbst dafür sorgen, mitunter wird diese Aufgabe aber auch von Angehörigen, Freunden oder eben vom Palliativteam übernommen. Wer die Medikamentengabe übernimmt hängt auch von der Verabreichungsart (als Injektion, über einen Port, eine Magensonde oder PEG) ab.

MERKE

Wenn der Patient die Medikamente nicht mehr nehmen möchte, müssen Sie dies auch dokumentieren und baldmöglichst Rücksprache mit dem behandelnden Arzt halten. Sie dürfen den Patienten keinesfalls zur Einnahme zwingen oder die Medikamente heimlich unter das Essen mischen.

2.6.1 Durchführung

- Achten Sie auf die Packungsaufschriften. Manche flüssigen Medikamente müssen eventuell vor Gebrauch geschüttelt werden. Insulin muss in Abhängigkeit vom Hersteller im Kühlschrank aufbewahrt werden. Das gleiche gilt für manche Antibiotika und Zäpfchen.
- Dokumentieren Sie jede einzelne Medikamentengabe sehr genau in der Dokumentationsmappe. Die Medikationsliste muss immer auf dem neuesten Stand gehalten werden und für alle Pflegenden und Mediziner einsehbar sein. Aktuelle Änderungen werden je nach System bei der Übergabe mitgeteilt, durch einen Reiter in der Akte kenntlich gemacht bzw. durch ein Symbol in der elektronischen Datenbank angezeigt.
- **Tabletten** oder **Dragees** sollten stets in möglichst aufrechter Position mit etwas Wasser eingenommen werden, damit sie nicht in der Speiseröhre hängen bleiben. Dies könnte nicht nur die Wirkung beeinträchtigen, sondern auch zu Reizungen der Speiseröhre führen. Medikamente werden nie mit Alkohol eingenommen, weil es dadurch häufig zu einer Verstärkung der Nebenwirkungen kommen kann. Viele Antibiotika dürfen nicht mit Milch eingenommen werden, da es z. B. zu schädlichen chemischen Verbindungen mit dem darin enthaltenen Kalzium kommen kann. Tabletten können oder müssen mitunter geteilt werden. Dragees haben einen Zuckermantel, der bewirkt, dass sie erst im Dünndarm zersetzt werden. Aus diesem Grunde dürfen sie nicht geteilt werden.
- **Kapseln** dürfen meist nicht geöffnet werden, um sie etwa Patienten, die nicht mehr schlucken können, über die Magensonde zu geben. Hierzu gibt es allerdings Ausnahmen, die im Einzelfall überprüft werden sollten. Der Sinn der Kapsel-Umhüllung ist, dass das Medikament erst im Dünndarm durch Zersetzung der Kapsel freigesetzt wird. Würde das Medikamentenpulver über die Magensonde in den Magen gegeben, könnte seine Wirksamkeit durch die Magensäure herabgesetzt werden.
- **Zäpfchen** sollten im Kühlschrank aufbewahrt werden und erst vor der Gabe herausgenommen werden, da viele Zäpfchen bei Zimmertemperatur weich werden. Sie werden am besten mit einem Fingerling oder einem Handschuh in Linksseitenlage des Patienten eingeführt. Zäpfchen in „Torpedoform" lassen sich auch mit der stumpfen Seite zuerst einführen. Sie rutschen dann seltener wieder heraus. Ein wenig Vaseline auf das Zäpfchen und/oder auf die behandschuhte Fingerspitze macht das Einführen für den Patienten dann weniger unangenehm. Verwenden Sie jedoch keine parfümierten Cremes.
- **Ohrentropfen** sollten zur Vermeidung von Schmerzen und Schwindelgefühlen etwa Körpertemperatur haben. Der Kopf wird seitlich geneigt. Zum Ausgleich der normalen Krümmung im Gehörgang kann das Ohr nach hinten und oben gezogen werden.
- **Augenmedikamente** werden unter äußerster Hygiene und lichtgeschützt gelagert. Sie sollten körperwarm verabreicht werden. Kontaktlinsen dürfen während und nach der Behandlung nicht anbehalten werden. Das Verfallsdatum von Augenmedikamente liegt meist schon in naher Zukunft (etwa sechs Wochen oder weniger). Vermerken Sie deshalb beim Öffnen das Datum auf dem Behälter. Der Patient sollte zur Applikation eine sitzende Position einnehmen und den Kopf nach hinten legen. Ziehen Sie mit einer Hand das Unterlid herab. Fordern Sie dann den Patienten auf, nach oben zu schauen, und lassen Sie dabei die Tropfen in den Bindehautsack fallen.

2

- Sollte bei der Gabe von **Zytostatika** die i. v.-Pumpe zu Hause entfernt werden, sind dazu spezielle Handschuhe zu tragen und alle Materialien in einer Mülltüte zu sammeln, um sie dann beim Onkologen zu entsorgen. Oral zu verabreichende Zytostatika werden immer mit Handschuhen gerichtet.
- Bei Patienten mit Ernährungssonde können Tabletten mit einem Mörser (oder Löffel) zerkleinert, in Wasser aufgelöst und mit der Spritze über eine Sonde gegeben werden, jedoch keine Retardtabletten, da diese dadurch keinen verzögerten Wirkungseintritt mehr haben.
- Bei der Verwendung von Infusionspumpen und ähnlichen Geräten erfolgt die Einweisung in die Bedienung über das ausliefernde Sanitätshaus oder die Firma.
- Verschiedene Medikamente werden grundsätzlich getrennt verabreicht und keinesfalls gemeinsam zerkleinert. Hierdurch könnten unerwünschte und gefährliche Wechselwirkungen der Medikamente untereinander verursacht werden. Die Sonde sollte anschließend immer mit Wasser nachgespült werden, damit keine Medikamentenreste in der Sonde verbleiben. Geben Sie ein Medikament jedoch nicht in den Beutel, da es sich am Boden absetzen und den Abfluss des Beutels verstopfen könnte. Die Sonde lässt sich gut durch ausreichendes Nachspülen mit Wasser säubern.
- Nehmen Sie nie selbstständig ohne Rücksprache mit dem Arzt Dosisänderungen vor. Auch hat die Dosierungsangabe des Arztes Vorrang vor den Mitteilungen auf dem Beipackzettel.
- Kinder und verwirrte Patienten sollten keinen freien Zugang zu Medikamenten haben, um versehentlichen Einnahmen vorzubeugen. Schaffen Sie die Medikamente außer Reichweite (z. B. auf einem Schrank). Bewahren Sie die Medikamente jedoch nicht in potenziell feuchten Räumen wie Bad oder Küche auf, da sie durch Feuchtigkeit schneller verderben.
- Verabreichen Sie ein Medikament nie, wenn Sie sich nicht ganz sicher sind, worum es sich handelt, weil Ihnen z. B. beim Richten einer Wochenpackung mit verschiedenen Mitteln ein Fehler unterlaufen ist und Sie die Medikamente nicht mehr ganz sicher unterscheiden können. In einem solchen Fall müssen Sie alle Medikamente verwerfen, die Sie nicht eindeutig identifizieren können, und neu und ganz von vorn beginnen.
- Denken Sie bei Diabetikern daran, dass einer **Insulingabe** bzw. der Gabe zuckersenkender Medikamente auch eine entsprechende Mahlzeit folgen muss. Vergewissern Sie sich auch, dass immer genügend Nahrungsmittel vorrätig sind. Im Zweifelsfalle sollten Sie die Nahrungsaufnahme überwachen.
- Kommt es nach einer Medikamenteneinnahme zu neuen, unerwünschten Wirkungen, wie z. B. Übelkeit, Erbrechen, Durchfall, Hautausschläge, Herz- oder Kreislaufstörungen, Atembeschwerden usw., müssen Sie den Arzt benachrichtigen und diese neue Nebenwirkung sorgfältig dokumentieren. Auch nach langer Einnahme eines Medikamentes, kann es noch zu plötzlichen Nebenwirkungen kommen, obwohl „das Medikament doch immer gut vertragen wurde".
- Wenn Sie versehentlich ein falsches Medikament verabreicht haben, sollten Sie sich keinesfalls scheuen, den Fehler einzugestehen. Rufen Sie den Hausarzt (oder auch einen Notarzt) an, um sich zu vergewissern, wie Sie vorgehen sollen. Oft wird eine falsche Medikation folgenlos bleiben, aber u. U. ersparen Sie dem Patienten durch ihr Eingeständnis unnötiges Leid.
- Bei ausgeprägten Schluckstörungen hilft es manchmal, die Tabletten erst weit hinten auf die Zunge zu legen. Bei manchen Präparaten ist es möglich, sie in Eiswürfeln eingefroren lutschen zu lassen eingefroren lutschen zu lassen. Das Zermösern oder

Auflösen ist ebenfalls in manchen Fällen möglich. Magensaftresistente Tabletten verlieren dadurch jedoch ihre Wirkung. Welche Präparate für eine solche alternative Applikationsform infrage kommen und bei welchen die Wirksamkeit durch Einfrieren oder Zermösern beeinträchtigt wird, lässt sich oft in Apotheken erfragen. Im Zweifel kann auch der Hersteller kontaktiert werden.

Unterweisung von Angehörigen in der Opiatabgabe

Die Frage, ob Angehörige vom Arzt beauftragt werden können, die Betäubungsmittel zu verwahren und/oder zu verabreichen ist im BTM-Gesetz nicht geregelt, sodass pragmatische Lösungen möglich sind. Die Entscheidung, ob die Einbindung Angehöriger verantwortbar ist, obliegt dem behandelnden Arzt. Bevor Angehörige im Umgang mit Betäubungsmitteln angeleitet werden, sollten jedoch einige Voraussetzungen erfüllt sein:

- Von ärztlicher Seite muss ein schriftlicher Behandlungsplan mit den folgenden Angaben vorliegen:
  - Eindeutige Benennung des Medikaments
  - Eindeutige Dosierungsvorgaben mit Uhrzeitangabe für die Regelmedikation
  - Angaben für eventuell ergänzende Indikationen
  - Angaben für die Einzeldosis
  - Angaben für den Mindestabstand zwischen zwei Applikationen
  - Angabe der maximalen Tagesdosis bei der Bedarfsmedikation
- Ärztlicherseits muss eine 24-stündige Erreichbarkeit zur Beratung der Angehörigen sichergestellt sein.
- Die Anleitung selbst sollte dann strukturiert folgende Themen beinhalten:
  - Erläuterung der Medikamentengabe, ggf. unter Einsatz von wirkstofffreier Demonstrationsware zum Erlernen der richtigen Techniken
  - Hinweise zur Medikamentenverwahrung
  - Empfehlung zur Dokumentation der Medikamentengaben
  - Empfehlung zur Beurteilung der Wirksamkeit.

MERKE

Medikamente, die unter das BTM-Gesetz fallen, werden in der häuslichen Umgebung in einer verschließbaren Kassette gelagert. Über den Inhalt und die Darreichung wird sorgfältig Buch geführt. Eventuell muss eine schriftliche Vereinbarung über den Umgang mit den Substanzen getroffen werden, in der auch mögliche Konsequenzen bei Zuwiderhandlung festgehalten sind. Nach Möglichkeit sollte auch möglichst wenig Bedarfsmedikation leicht zugänglich direkt beim Patienten verbleiben. Wenn Kinder im Haushalt leben, muss in jedem Fall für eine entsprechend sichere Aufbewahrung gesorgt sein (➤ Abb. 2.7).

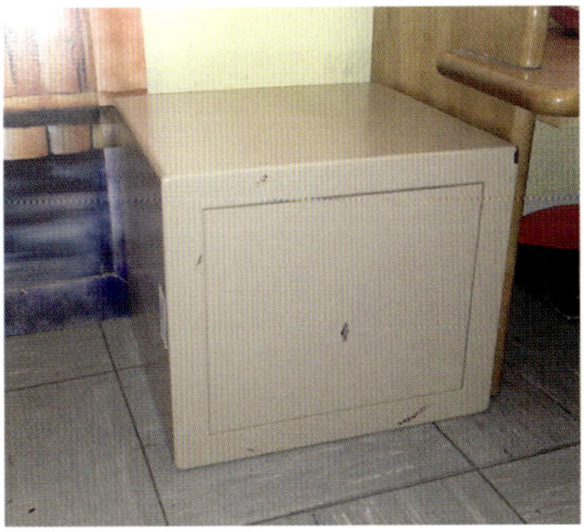

Abb. 2.7 Tresor zur Aufbewahrung der Opiate in einer Heimunterkunft mit Drogenmissbrauch im unmittelbaren Umfeld. [M703]

2.7 Subkutane Injektion

Die subkutane Injektion dient der langsamen Resorption bestimmter Wirkstoffe, wodurch ein konstanter Wirkstoffspiegel über einen längeren Zeitraum aufrechterhalten werden kann.

Einige Medikamente, die für die i. v.-Gabe vorgesehen sind, können auch subkutan verabreicht werden. Für viele Medikamente gibt es inzwischen Empfehlungen zur Subkutangabe, auch wenn diese nicht ausdrücklich im Beipackzettel erwähnt werden (Off-label-Use). Eine wichtige Quelle dafür ist gerade in der Palliativpflege das Buch von Bausewein, Remi, Twycross, Wilcock. Arzneimitteltherapie in der Palliativmedizin. Elsevier Urban & Fischer, München 2005.

Über einen dauerhaft liegenden subkutanen Butterfly (bis zu 7 Tage) lassen sich mehrere Medikamente nacheinander verabreichen. Der Patient und auch Angehörige sind damit zur Medikamentengabe in der Lage. Auch eine kontinuierliche Gabe mithilfe einer Pumpe etwa zur Schmerztherapie ist möglich.

In der Palliativversorgung werden besonders Substanzen wie z. B. Novaminsulfon, Morphin (MSI), Hydromorphon, Haldol, Butylscopolamin, Midazolam und eventuell auch Fortecortin subkutan verabreicht.

Neben der Medikamentengabe kann auch die Flüssigkeitssubstitution über diesen Weg mit bis zu 1 l täglich erfolgen. Die Resorption erfolgt recht langsam, und nur selten kommt es zu Komplikationen. Jedoch gibt es Probleme bei bestehenden peripheren Ödemen oder Anasarka.

MERKE

I. m.-Injektionen sollten vermieden werden, da sie bei den oft kachektischen Patienten schmerzhaft und komplikationsbehaftet sind. Auch in Notfällen bieten sie bei nicht möglichem venösen Zugang keinen Vorteil gegenüber der subkutanen Applikation.

EXKURS

Off-label-Use

Unter „Off-label-Use" (etwa: „nicht ausgewiesene Verwendung") versteht man die Nutzung eines Medikaments außerhalb des in der formalen Zulassung geregelten Anwendungsgebietes. Das kann sich auf die Indikation, auf die Applikationsform, die Dosierung und die Behandlungsdauer beziehen. Der Off-Label-Use ist in der Palliativmedizin sehr häufig und eigentlich kann sie ohne Off-label-Use gar nicht effektiv praktiziert werden. Beispiele für Off-label-Use sind die Gabe von Opiaten bei Luftnot, von Antiepileptika oder Antidepressiva bei neuropathischen Schmerzen, von Haloperidol bei opiatbedingter Übelkeit und die Subkutangabe vieler Medikamente, die für diese Applikationsform eigentlich nicht zugelassen sind. Die Verantwortung für solche Anwendungen liegt beim Arzt.

Off-Label-Use ist aber möglich, wenn es keine andere Behandlungsmöglichkeit gibt und wenn es Studienergebnisse gibt, die den Einsatz außerhalb der normalen Indikation rechtfertigen. Problematisch ist, dass der Off-label-Use entsprechend dokumentiert und die Patienten darüber aufgeklärt werden müssten. Das ist aber bei der Häufigkeit von Off-label-Use kaum realistisch.

2.7.1 Durchführung

- Material:
  - Subkutannadel oder Butterfly (wenn das Metall des Butterflys nicht vertragen wird, kann auch eine dünne Venenverweilkanüle verwendet werden)
  - Medikament (in Fertigspritze oder Ampulle mit Spritze und dünner, kurzer Kanüle)
  - Tupfer
  - Desinfektionsmittel
  - Evtl. Pflaster
  - Handschuhe.
- Geeignete subkutane Punktionsorte sind die Bauchdecke, die Oberschenkel und die Oberarme. Für die Subkutaninfusion werden vorwiegend Bauchdecke und Oberschenkel verwendet. Ein bleibender subkutaner Butterfly zur Medikamentengabe wird auch am Oberarm akzeptiert.

MERKE

Einen Butterfly müssen Sie vor der Anlage entlüften und nach der Medikamentengabe mit Kochsalzlösung 0,9 % durchspülen, da sonst nicht die volle Wirkstoffmenge im Körper ankommt.

- Nachdem Sie den Patienten darüber informiert haben, was Sie tun, sollten Sie gemeinsam nach einer geeigneten Position suchen. Das gilt besonders für den Fall einer Subkutaninfusion, die auch bei Bewegungen möglichst nicht stören sollte.
- Desinfizieren Sie die Haut, auch wenn das Infektionsrisiko recht gering ist (➤ Abb. 2.8).

MERKE

Wird die Hautfalte vor der Injektion eine Weile durch Kneifen massiert, fällt der anschließende Nadelstich weniger schmerzhaft aus, da die Massage Gewebshormone mit schmerzlindernder Wirkung freisetzt.

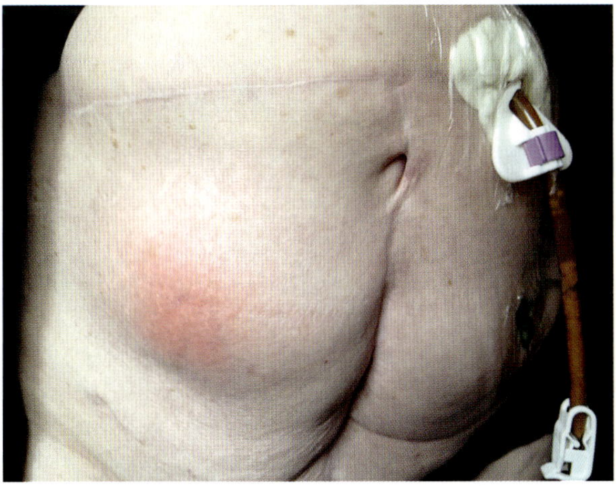

Abb. 2.8 Abszess nach subkutaner Injektion. [M703]

- Mit Daumen und Zeigefinger eine Hautfalte aus Haut und Fettgewebe abheben. Die Kanüle wird in einem Winkel von etwa 30° zur Haut eingestochen und ungefähr 1 cm weit vorgeschoben. Halten Sie dabei den Nadelschliff nach oben, und führen Sie die Nadel zügig und in einer Bewegung ein. Viele Insulin-Pens oder Fertigspritzen haben eine sehr kurze Nadel, die senkrecht zur Haut eingestochen wird.
- Vermeiden Sie eine intrakutane Lage der Nadel.
- Aspirieren Sie kurz. Wenn Sie Blut aufziehen, haben Sie ein Blutgefäß getroffen. Injizieren Sie nicht, sondern brechen Sie ab, und wiederholen Sie die Injektion mit einer neu aufgezogenen Spritze an einer anderen Stelle.

MERKE

Die Aspiration bei der Subkutaninjektion ist durchaus umstritten. Die Aspiration prüft, ob sich die Kanülenspitze in einem Blutgefäß befindet und somit eine intravasale Injektion der teils hochpotenten Medikamente droht. Es können durchaus größere Venen im Subkutangewebe verlaufen, wodurch die intravenöse Injektion zwar selten, aber möglich ist. Die Gegner der Aspiration weisen darauf hin, dass im subkutanen Fettgewebe keine größeren Gefäße verlaufen, es durch die Aspiration an der Injektionsstelle jedoch zur Gewebeschädigung käme.

- Injizieren Sie nicht in eine gelähmte Extremität oder in ein entzündetes Hautareal.
- Ein Zugang oder Butterfly wird am besten mit einem transparenten Pflaster gesichert. Der Zuleitungsschlauch wird ebenfalls mit Pflaster fixiert. Da viele Personen des Teams und eventuell auch Angehörige den Zugang nutzen und man vielleicht schneller den Überblick darüber verliert, wann er nun angelegt worden ist, kann das Anlagedatum auf dem Pflaster vermerkt werden.
- Nach einer Einmalgabe hat ein Pflaster nur kosmetische Bedeutung, sofern kein Blut austritt.
- Vor jeder neuerlichen Nutzung sollte die Einstichstelle auf eine eventuelle Rötung hin inspiziert werden, die einen Wechsel mit neuerlicher Punktion an anderer Stelle erforderlich macht.

MERKE

Setzen Sie nach einer Injektion nie die Kappe wieder auf die Nadel. Man sticht sich schneller als man denkt. Verwenden Sie stattdessen z. B. ein einfaches Glas mit Schraubdeckel zum Abwurf der benutzten Kanülen oder einen verschließbaren Abwurfbehälter.

2.8 Venöser Zugang, Port, Perfusor

Wenn Sie bisher vielleicht in einer Klinik oder in der „normalen" häuslichen Pflege gearbeitet haben, wird für Sie ein peripher-venöser Zugang eine völlige Selbstverständlichkeit und auch Notwendigkeit sein, die viele medizinische Vorteile bietet: die rasche Flüssigkeitsgabe, rasche Medikamentengabe, auch die kontrollierte, fortgesetzte Medikamentengabe über einen längeren Zeitraum mittels Perfusor oder einfacher Schwerkraftinfusion.

EXKURS

Blutentnahme über Zugänge

Die Meinungen zu diesem Thema sind sehr vielfältig. Über einen Port sollte nur Blut entnommen werden, wenn es gar nicht anders geht, aber nie routinemäßig. Denn die Gefahr der Obstruktion durch gerinnendes Blut und der Infektion ist nicht zu vernachlässigen und Blut ist ein idealer Nährboden für Keime. Nach Möglichkeit sollte es also vermieden werden.
Ein peripher-venöser Zugang kann für die Blutentnahme verwendet werden, sofern er rückläufig ist und anschließend gut gespült wird.

In der ambulanten palliativen Situation sind auch hier die Gewichte anders verteilt. Das Team muss sich auch bei einem einfachen Zugang fragen, ob es nicht auch ohne diesen geht und eine weniger belastende Applikationsform möglich ist. Schließlich muss jedes Mal ein Arzt zum Patienten gerufen werden, wenn die Infusion herausgerutscht ist oder paravenös läuft.

Vielleicht liegt ja auch bereits ein Port oder das Medikament lässt sich subkutan verabreichen. Und letztlich stellt sich die Frage, ob die Therapie, für die der Zugang gedacht ist, überhaupt noch indiziert und vom Patienten gewünscht ist, oder ob sie nur dazu dient, „irgendwas" zu tun.

Ein venöser Zugang kann auch in der palliativen Situation dann noch hilfreich und indiziert sein, wenn voraussichtlich nur wenige Male ein Medikament gegeben werden soll. Zumeist genügt dann auch ein kleineres Lumen bis 18 G. Die reine Flüssigkeitsgabe in der Terminalphase ist auch subkutan möglich.

2.8.1 Umgang mit Infusionen

- Bereiten Sie die Infusion wegen möglicher Übertragung von Keimen (Kontamination) und Verfall des Medikamentes erst unmittelbar vor dem Anhängen vor.
- Maßnahmen bei schlecht oder nicht laufender Infusion:
  - Beseitigung aller Knicke im Infusionssystem
  - Arm strecken
  - Öffnen der Klappe zur Belüftung an der Tropfkammer
  - Sanftes Hin- und Herbewegen des Zugangs, eventuell liegt der Teflonschlauch des Zugangs der Venenwand an
  - Vorsichtige Aspiration mit einer Spritze am Zugang
  - Das Durchspülen des Zugangs mit physiologischer Kochsalzlösung wird skeptisch betrachtet, ist in der Praxis jedoch durchaus üblich
  - Überprüfung der richtigen Stellung bei Verwendung von Drei-Wege-Hähnen.
- Vielfach wird mit einer Kanüle durch den Filter gestochen, was zwar oft hilft, aber die Gefahr einer Kontamination mit sich bringt und deshalb unterbleiben muss. Gelegentlich läuft die Flüssigkeit auch später an dieser Stelle heraus.
- Wenn Gewinde durch klebrige oder zuckrige Infusionen nicht zu öffnen sind, lassen sich Kocher-Klemmen als Zangen einsetzen.
- Medikamente, die nicht notfallmäßig eingesetzt werden, laufen im Zweifel besser zu langsam als zu schnell. Jedoch ist das von Fall zu Fall nachzuprüfen.
- Bei jeder Art von Komplikationen wird die Infusion sofort gestoppt. Das System bleibt jedoch in Funktion. Informieren Sie den Arzt und überwachen Sie den Patienten.

- Wenn der Arm während der Infusion anschwillt, läuft die Infusion paravasal. Stellen Sie die Infusion ab und entfernen Sie den Zugang. Behandeln Sie dann die Schwellung mit einem Heparin-Salben-Wickel oder mit einem in hypertoner Kochsalzlösung (stärker als 0,9 %) getränkten Wickel.
- Wenn es nach der Beimengung von Medikamenten zu Trübungen, Ausflockungen oder Verfärbungen der Infusionslösung kommt, kann dies ein Zeichen dafür sein, dass die Substanzen miteinander reagieren. Die Infusion muss dann sofort gestoppt werden.
- Bei verwirrten Patienten müssen der Zugang und der Schlauch doppelt fixiert werden. Alternativ lassen sich hier auch Subkutaninfusionen gut handhaben.

2.8.2 Port (implantierter Venenkatheter)

Bei einem Port handelt es sich um ein subkutan implantiertes Reservoir, das mit einer Silikonmembran verschlossen ist und über einen Katheter meist mit der V. basilica oder der V. subclavia verbunden ist. Der Port kann zumeist lebenslang platziert bleiben. Injektionen in den Port dürfen nur mit Spezialnadeln durchgeführt werden, damit die Membran nicht dauerhaft geschädigt wird. Die Nadeln sind mit einem kurzen Schlauch verbunden, der einen Luer-Lock-Verschluss hat. Diese Nadeln (z. B. Gripper) sollten bei regelmäßigem Gebrauch wöchentlich gewechselt werden. Nach jeder Infusion wird der Port mit 0,9 % NaCl-Lösung durchgespült.

- Die Angehörigen und manchmal auch die Patienten können das Anschließen einer Infusion an den Port und die Applikation der Medikamente erlernen, wenn der Port anpunktiert ist.
- Mögliche Komplikationen ergeben sich bei Infektionen, Dislokationen, Thrombose oder Katheterabriss.
- Injektionen in den Port erfolgen immer unter sterilen Bedingungen (➤ Abb. 2.9).
- Da das Hautareal über dem Port häufig punktiert wird und der Port oft sehr lange Zeit liegt, ist steriles Arbeiten äußerst wichtig (sterile Handschuhe, ausreichende Desinfektion des Punktionsgebietes, Verbandanlage bei Langzeitgebrauch; ➤ Abb. 2.10).
- Bei Nichtbenutzung des Ports ist eine regelmäßige Spülung mit Kochsalzlösung erforderlich, um den Katheter durchgängig zu halten. Am besten wird jedoch die Portnadel entfernt. Die früher bevorzugte Spülung mit einer Heparin-haltigen Lösung wird heute nicht mehr durchgeführt.

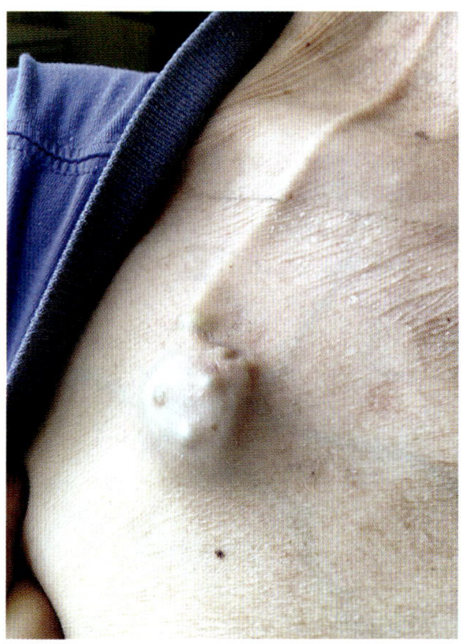

Abb. 2.9 Port mit palpablen (und hier sichtbaren) Orientierungspunkten, zwischen denen die Injektion erfolgt. [M703]

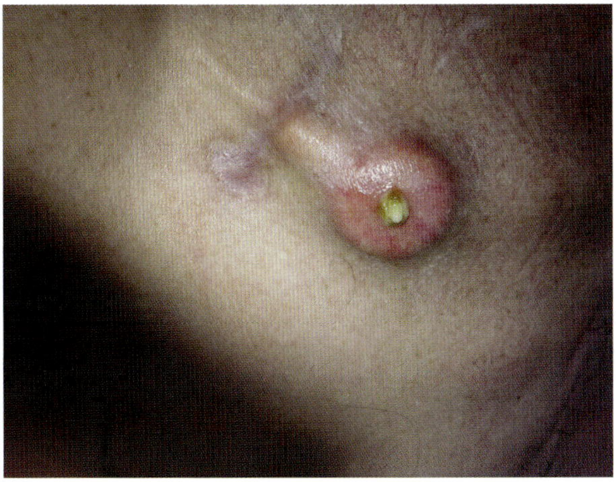

Abb. 2.10 Infizierter Port. [M703]

2.8.3 Perfusoren und PCA-Pumpen

Mit Perfusoren kann man auf bequeme Art und Weise Medikamente dauerhaft verabreichen, sowohl subkutan als auch i. v. Die Konzentration der Medikamente und die Flussrate bestimmen die Anwendungsdauer. Die Geräte werden über einen Netzanschluss oder über Batterien betrieben.

PCA-Pumpen können von den Patienten einfach mitgenommen werden. Sie passen in jede Jackentasche. Wenn sie mit Analgetika befüllt sind, kann das Medikament kontinuierlich verabreicht werden. Hierdurch lässt sich eine dauerhafte Schmerzbekämpfung erreichen. Solche Miniperfusoren werden ebenso in der ambulanten Chemotherapie eingesetzt.

Im ambulanten Bereich kommen zur Schmerztherapie meist PCA-Pumpen zum Einsatz, die auch über eine Bolusfunktion verfügen.

Die normalen Perfusoren aus dem Klinikbetrieb werden ambulant nur selten verwendet, da sie zu groß und in der Handhabung oft zu komplex für die Bedienung durch den Patienten selbst sind.

2.9 Magensonde legen

Wenn ein Patient nicht mehr oder nicht ausreichend schlucken kann, besteht die Möglichkeit der Sondenernährung entweder über eine Magensonde durch die Nase oder über eine PEG (perkutane endoskopische Gastrostomie) durch die Bauchdecke.

Im Folgenden wird das Legen einer transnasalen Magensonde beschrieben. Die Sonden aus Silikon oder Polyurethan können heute bis zu einem Jahr liegen.

Bei der Anlage einer Magensonde sollte der Patient nach Möglichkeit nüchtern sein, aufrecht sitzen und keine Zahnprothesen mehr im Mund haben.

- Legen Sie sich folgende Materialien zurecht:
  - Handschuhe
  - Unterlagen/Zellstoff
  - Nierenschale (wegen möglichem Brechreiz)
  - Magensonde (kurze Kühlung im Eisfach macht sie steifer und besser führbar)
  - Gleitmittel
  - Ein Glas Wasser
  - 50-ml-Spritze
  - Pflasterstreifen zur Fixierung
  - Stethoskop
  - Waschbenzin
  - Lokalanästhetikum zum Aufsprühen auf die Sonde und in den Rachen (z. B. Xylonest®).
- Ziehen Sie Handschuhe an.
- Sprühen Sie das Lokalanästhetikum auf die Sonde und in den Rachen.
- Die meisten Menschen weisen aufgrund einer Septumdeviation eine weitere und eine engere Nasenöffnung auf. Fragen Sie den Patienten, durch welche Nasenöffnung er besser Luft bekommt und wählen Sie dann diese Öffnung.
- Messen Sie am Körper von außen die ungefähr erforderliche Länge der Sonde von der Nase bis zum Magen ab (Erwachsene etwa 50 cm). Die meisten Sonden verfügen dafür über Markierungen im Abstand von 10 cm.
- Lenken Sie den Patienten während der Durchführung durch ein Gespräch ab, oder wirken Sie beruhigend auf ihn ein, um den Würgereiz gut umgehen zu können.
- Führen Sie die Sonde ohne größeren Kraftaufwand in das Nasenloch ein.
- Bitten Sie den Patienten jetzt zu schlucken („Wie eine Spaghetti …“). Reichen Sie ihm dazu einen Becher Wasser. Lassen Sie sich durch eventuelles Würgen des Patienten nicht verunsichern, sondern führen Sie die Sonde weiter zügig, aber nie kraftvoll vor.
- Während des Schluckens hält der Patient den Kopf etwas vornübergebeugt, wodurch der Vorschub der Sonde in die Luftröhre verhindert wird.

MERKE

Wenn der Vorschub doch Hustenreiz oder Atemnot auslöst, sind Sie wahrscheinlich in die Trachea gelangt und müssen die Sonde sofort zurückziehen.

- Kontrollieren Sie die Lage der Sonde, wenn kein spontaner Sekretfluss einsetzt, indem Sie mit einer Spritze 20 ml Luft in die Sonde einblasen und dabei gleichzeitig mit dem Stethoskop den Magen gleich unterhalb des Brustbeins auf ein blubberndes Geräusch abhören.
- Fixieren Sie die Magensonde mit einem vorgeschnittenen Pflasterstreifen auf Nase und den Sondenschlauch in einem Bogen auf der Wange. Die Sonde soll nicht geknickt oder verdreht sein. Auch soll sie nicht in der Nase scheuern oder an einem Nasenflügel ziehen. Wenn Sie die Fixierung korrigieren wollen, lösen Sie das Pflaster von der Magensonde ab und säubern sie mit Waschbenzin von Pflasterrückständen (Mulltupfer mit Benzin tränken). Wählen Sie für jede neuerliche Fixierung der Sonde eine andere Stelle auf der Wange.

MERKE

Bei unruhigen Patienten sollte die Magensonde aus dem Gesichtsfeld des Patienten fortgeleitet und über und hinter einem Ohr fixiert werden.

- Vermerken Sie die Einführungstiefe der Magensonde mit Zentimeterangabe in der Pflegedokumentation, damit alle Beteiligten den korrekten Sitz der Sonde im Blick halten können und bemerken, falls die Sonde herausrutscht oder herauszurutschen droht.
- Um die Sonde zu entfernen, spülen Sie sie einmal durch und klemmen sie dann ab. Ziehen Sie die Sonde zügig am aufrecht sitzenden Patienten heraus, während er tief Luft holt. In der anderen Hand halten Sie etwas Zellstoff bereit, um Schleim von der Sondenspitze zu wischen.
- Die Mundpflege (> Kap. 2.2) ist bei Patienten mit Magensonde wichtig, weil es durch die mangelnde Kautätigkeit leichter zur Bildung von Soor und Parotitis kommen kann.
- **Nasenpflege:** Durch den Druck, den die liegende Sonde auf die Schleimhäute ausübt, kann es im ungünstigsten Fall zu Läsionen kommen. Um dies zu verhindern, ist die regelmäßige Repositionierung der Sonde erforderlich. Um die Schleimhäute vor Mazeration durch vermehrte Sekretion als Reaktion auf den Fremdkörper Sonde zu schützen, können Hautschutzlösungen wie z. B. Cavilon® benutzt werden.

2.10 Sondenernährung

Die Sondenernährung – sei es über eine Magensonde oder eine PEG – kommt grundsätzlich bei sehr schlechtem Allgemeinzustand, geringer Nahrungsaufnahme aufgrund von Schluckstörungen oder Appetitmangel oder bei bewusstlosen Patienten infrage.

Die Sondenkost kann über eine Spritze, eine Pumpe oder über einen hängenden Beutel unter Ausnutzung der Schwerkraft gegeben werden. Meistens bedient man sich heute der Pumpe. Mit ihr lässt sich eine definierte Menge Sondennahrung pro Zeiteinheit verabreichen. Bei zu rascher Applikation kann es zu Übelkeit kommen.

EXKURS

Sondenkostlagerung

Bei hohen Raumtemperaturen bzw. im Sommer kann die Sondenkost verderben, da zu große Hitze Eiweiß zerfallen lässt und es zu Übelkeit und Durchfällen kommen kann. Eine Aufbewahrung der Sondenkost im Kühlschrank ist jedoch nicht erforderlich. Ein geöffneter Beutel Sondenkost darf auch im Kühlschrank meist nur 24 Stunden aufbewahrt werden. Wenn die Sondenkost kühl gelagert wurde (z. B. im Keller), sollte sie sich vor der Gabe wieder auf Zimmertemperatur erwärmt haben.

Es spricht in der Regel nichts dagegen, dass Patienten mit Sondenkost zusätzlich trinken oder essen, wenn der Schluckakt nicht beeinträchtigt ist. Da sie zudem meist fast vollständig vom Körper aufgenommen wird, verringert sich die Stuhlmenge möglicherweise deutlich. Auch kann es bei Unverträglichkeit zur Diarrhö kommen.

MERKE

Auch wenn der Patient eine Magensonde liegen hat, darf sie nicht benutzt werden, wenn der Patient es nicht wünscht. Sie benötigen bei jeder Nutzung seine Einwilligung.

- Legen Sie sich folgende Materialien zurecht:
  - Sondenernährungsbeutel/-flasche für Pumpe
  - Pumpe
  - Eventuell Mörser zur Zerkleinerung von Tabletten, die verabreicht werden sollen
  - Stethoskop
  - Klemme
  - 20-ml-Spritze
  - 50-ml-Spritze.
- Die korrekte Lage der Magensonde sollte täglich kontrolliert werden. Dazu spritzt man mit der 20-ml-Spritze Luft durch die Sonde. Bei richtiger Lage lässt sich mit dem Stethoskop gleichzeitig über dem Magen ein blubberndes Geräusch auskultieren.
- Der Patient sollte sich in einer leicht sitzenden Position befinden, damit die Sondenkost nicht zurücklaufen und in die Luftröhre Lunge gelangen kann.
- Ein bei Einsatz der Spritze gängiges Maß für die Zufuhrgeschwindigkeit von etwa 100 ml Sondennahrung beträgt 5–10 min, bei Ausnutzung der Schwerkraft 10–15 min. Wenn Sie die Spritze verwenden, sollten Sie nach jeder Portion die Sonde mit einer Klemme verschließen, damit weniger Luft in den Magen gelangt. Ist nämlich der Schlauch nach jeder Portion leer, muss bei der nächsten Portion die gesamte Luft im Schlauch in den Magen gedrückt werden, bevor die Nahrung ankommt.
- Bei Einsatz einer Pumpe füllen Sie die Sondenkost in den Beutel und spannen ihn dann in die Pumpe ein. Ein mögliches Dosierungsmuster ist etwa 500–1.000 ml Sondenkost (entsprechend 40–80 ml/Stunde) und 500–750 ml Tee (etwa alle 3 Stunden 100–200 ml) über 12 Stunden. Letztlich ist dies jedoch nur ein Anhaltspunkt und ganz entscheidend von den festgelegten und aktuellen Wünschen des Patienten zur Ernährung in seiner Situation abhängig. Hinzu kommt als wesentlicher Faktor die Verträglichkeit (Übelkeit, Erbrechen, Durchfall). Ursachen für Durchfall können (bezogen auf die Sondenernährung) falsche Sondenkost (ballaststoffreiche Kost verursacht weniger Durchfälle), zu große Mengen, zu rasche Zufuhr und zu tiefe Sondenlage sein. Im Zweifel wird die Nahrung also langsamer zugeführt und die Pumpe entsprechend programmiert.
- Verbinden Sie Beutel und Sonde, öffnen Sie ggf. die Klemme der Sonde und lassen Sie die Sondenkost einlaufen.
- Nach Beendigung der Sondenernährung wird die Sonde zur Reinigung über den Hauptkanal mit Tee durchgespült (20–40 ml, körperwarm). Eine tägliche Spülung der Sonde mit Wasser ist auch erforderlich, wenn aus unterschiedlichen Gründen tageweise keine Nahrung hindurchläuft.

MERKE

Spülen Sie nicht mit säurehaltigen Tees wie Hagebutten- und Apfeltee oder Obstsäften, weil die Säure mit dem Eiweiß der Sondenkost reagiert, ausflockt und zu Durchfällen oder Erbrechen führen kann. Zudem schädigen sie die Kunststoffschläuche direkt. Auch gesüßte Tees sind ungeeignet, da sie zu einer Verklebung der Sonde führen können.

- Verschließen Sie die Magensonde und notieren Sie die zugeführte Menge.
- Der Patient sollte nach Möglichkeit nach der Zufuhr noch etwa eine Stunde in leicht sitzender Position verbringen, um ein Zurücklaufen der flüssigen Nahrung zu verhindern.
- Leichtere Verstopfungen der Sonde können eventuell mit etwas Sprudelwasser oder Cola gelöst werden.

EXKURS

Medikamentengabe über die Magensonde

Um Tabletten über die Magensonde zu geben, werden diese mit einem Mörser (oder einem Löffel) zerkleinert und in Wasser aufgelöst mit der Spritze in die Magensonde gegeben. Danach ist ein gründliches Nachspülen (60 ml) wichtig, da sonst nennenswerte Mengen des Medikamentes im Schlauch hängen bleiben können. Bei der Gabe mehrerer Medikamente wird jedes Mittel einzeln gegeben und anschließend die Sonde mit 20 ml gespült. Die Medikamente sollten nicht mit Sondennahrung vermischt werden. Tropfen und zerkleinerte Tabletten können ohne Weiteres durch die Sonde gegeben werden. Dragees dürfen nicht zerkleinert werden, weil ihr Zuckermantel bewirkt, dass sie erst im Dünndarm zersetzt werden. Kapseln dürfen im Normalfall nicht geöffnet werden und passen ohnehin meist nicht durch eine Magensonde. Manche Kapseln dürfen jedoch geöffnet werden, damit ihr Inhalt dann über die Sonde gegeben werden kann. Dies muss im Einzelfall nachgeprüft werden.

2.11 Perkutane endoskopische Gastrostomie (PEG)

Die perkutane endoskopische Gastrostomie, kurz PEG, dient ebenso wie die Magensonde zur Aufrechterhaltung einer enteralen Ernährung oder zur Sekretableitung im oberen Magendarmtrakt. Die Ernährung des Patienten in der palliativen Situation sollte mit dem Patientenwillen übereinstimmen bzw. mit dem Patienten genau besprochen werden. Eine zwingende Indikation zur Ernährung etwa bei einer Tumorkachexie besteht jedoch nicht. Nach Möglichkeit sollte natürlich auch zu diesem Thema ein schriftlich dokumentierter Patientenwille vorliegen.

Die PEG kann wie die Magensonde auch als Entlastungssonde eingesetzt werden, vor allem bei einem Ileus.

Sehr viele sterbende Patienten leiden an hartnäckiger Übelkeit und Erbrechen, sei es aufgrund von Tumorwachstum, Medikamentennebenwirkungen, Radiochemotherapie oder auch einfach aus psychischen Gründen. Die Qualität der verbleibenden Lebenszeit kann dadurch erheblich beeinträchtigt sein. Wenn die übliche medikamentöse Therapie hier versagt, führt die PEG-Sonde oft zu einer deutlichen Erleichterung, da sie den Druck nimmt und Flüssigkeit über die Sonde in einen Beutel ablaufen kann. In Akutsituationen kann Mageninhalt auch aktiv mit einer Spritze abgesogen werden.

Wie erwähnt, bedeutet eine vorhandene PEG keine automatische Verpflichtung zur Ernährung. Sie kann auch einfach zur späteren Flüssigkeits- oder Medikamentengabe in der Terminalphase in häuslicher Umgebung oder sogar als Ablaufsonde bei Obstruktion genutzt werden.

Zur Anlage der PEG wird unter endoskopischer (oder sonografischer) Kontrolle eine Spezialkanüle durch die Bauchdecke in den Magen geführt. Durch diese wird ein Zugfaden in den Magen gebracht, der über das Endoskop mit Fasszange über den Mund ausgeführt wird. Mithilfe dieses Fadens wird dann ein Schlauch mit Andruckplatte hindurchgezogen. Über den durch die Bauchdecke ausgeführten Schlauch wird ebenfalls eine Andruckplatte angebracht, sodass der Zugang zum Magen von innen und außen stabil gehalten werden kann.

In manchen Fällen führt die Sonde auch direkt ins Jejunum (PEJ).

2.11.1 Beschwerden und Komplikationen

Eine PEG-Sonde sollte nicht leichtfertig gelegt werden, und die Pflegenden können hier bei der Entscheidungsfindung mit ihren Beobachtungen im gesamten Team einen wesentlichen Beitrag leisten. Die Sonde bedeutet einen erheblichen Eingriff in die normalen Körperfunktionen, doch gehen meisten Ärzte automatisch von vielen Vorteilen einer PEG-Sonde aus (z. B. Reduktion von Aspirationspneumonien, Steigerung der Lebenserwartung, verbesserter funktioneller Status). Für diese Kriterien konnte bisher jedoch keine Verbesserung nachgewiesen werden. Allerdings ist die Studienlage zu diesem Thema auch nicht befriedigend.

Direkte Komplikationen drohen bei einer Fehlpunktion in Form von Peritonitis oder Fistelbildung, die beide einer operativen Versorgung bedürfen, was in der palliativen Situation fatal wäre. Eine Dislokation der PEG kann durch Stilllegung, eine Infektion eventuell noch durch Antibiose symptomatisch aufgefangen werden.

2.11.2 Wie kann geholfen werden?

- Bei einer PEG sind häufige Verbandwechsel mit lokal desinfizierenden Substanzen wichtig. Octenidin oder jodhaltige Produkte sollten jedoch nicht verwendet werden, weil sie das Schlauchmaterial erheblich beschädigen können. Zweimal wöchentlich an gleichen Tagen unter aseptischen Bedingungen ist ausreichend, sofern die Eintrittsstelle nicht gereizt und/oder gerötet ist. Von manchen Seiten wird bei einer länger liegenden Sonde gar kein Verband mehr empfohlen, was anderen wiederum im Hinblick auf die Möglichkeit einer Dislokation gefährlich erscheint. Betaisodona sollte nicht verwendet werden, weil es das Material angreift und durch seine intensive Färbung eine Beurteilung der Einstichstelle sehr schwer bis unmöglich macht.
- Eine verlegte Sonde kann mit Cola, Vitamin-C-Brauselösung oder Preiselbeersaft gespült werden, um eine Lösung der Verstopfung zu erzielen. Bei einer Neuanlage ist oft keine neuerliche Endoskopie notwendig, da der Stichkanal dann schon epithelisiert ist und nicht verrutscht.

MERKE

Versuchen Sie eine verstopfte PEG keinesfalls mechanisch zu durchstechen, da die Perforationsgefahr viel zu groß ist!

- Im Falle einer PEJ-Sonde müssen Sie berücksichtigen, dass eine Medikamentengabe mit magensaftlöslichen Substanzen nur wenig oder gar nichts bewirkt, da der Magen ja umgangen wurde. Hier sind die Herstellerangaben entscheidend. Aber auch eine Gabe über die PEG ist nicht unbedingt ratsam.

- Brausetabletten können einfach in Wasser aufgelöst über die Sonde gegeben werden. Dragees sollten Sie mörsern, mit etwas lauwarmem Wasser vermischen und wegen der Lichtempfindlichkeit vieler Wirkstoffe rasch eingeben. Kapseln aus harter Gelatine werden geöffnet und in einer kleinen Menge Wasser aufgelöst. Bei weicher Gelatine lösen Sie die gesamte Kapsel in warmem Wasser auf.
- Vorsicht: Bei Retardtabletten wird die verzögerte Freisetzung durch eine Zerkleinerung aufgehoben. Daher bitte auf geeignete retardierte Präparate achten (z. B. Kapseln mit sog. Pellets). Schauen Sie auf den Beipackzettel und fragen Sie im Zweifel bei einem Apotheker oder auch beim Hersteller nach.

2.12 Umgang mit Verstorbenen

2.12.1 Anatomische und physiologische Grundlagen

Die Grenze zwischen Leben und Tod ist oft unscharf. Sterben ist ein Prozess.

Die meisten Menschen sind in der letzten Stunde ihres Lebens bewusstseinsgetrübt, aber einige bleiben bis zuletzt bei vollem Bewusstsein.

Manche Veränderungen setzen bereits am noch lebenden Organismus ein. Der Sterbeprozess kann sich über mehrere Stunden und manchmal Tage hinziehen. Einzelne Körperzellen leben noch Stunden über den Tod hinaus weiter. Auch Muskelzuckungen, Schnappatmung und das Absetzen von Stuhl durch Erschlaffung der Sphinktermuskulatur sind noch bis zu 30 min nach dem Ausfall des ZNS möglich. Diese physiologischen Vorgänge müssen den Angehörigen erklärt werden, um Unsicherheit, falsche Vorstellungen und Ängste zu lindern. Viele Menschen kennen den Tod heutzutage nur aus den Medien und sind oft verunsichert, wenn das Sterben eines Angehörigen droht.

MERKE

Viele Menschen meinen, bei Toten noch Atembewegungen des Brustkorbes zu erkennen. Dabei handelt es sich um eine Sinnestäuschung, da der Mensch es einfach nicht gewohnt ist, einen leblosen und nicht atmenden Körper zu sehen.

Man unterscheidet unsichere von sicheren Todeszeichen. Zu den unsicheren gehören Atemstillstand, Pulslosigkeit und geweitete lichtstarre Pupillen. Die Unsicherheit bei dem Atemstillstand besteht darin, dass es sich auch um Atempausen bei einem veränderten Atemmuster im Rahmen des Sterbeprozesses oder auch um eine extrem flache Atmung handeln kann. Ursachen für eine (vermeintliche) Pulslosigkeit können Vergiftungen, starke Unterkühlung oder ein sehr niedriger Blutdruck sein. Lichtstarre und mehr oder weniger weite Pupillen findet man auch bei Blindheit, nach Kataraktoperation oder Trägern von Glasaugen.

Sichere Todeszeichen sind Totenflecken, Totenstarre und die sog. Autolyse.

Totenflecken Sie setzen etwa 30 min bis 1 Stunde nach dem Tod ein. Totenflecken sind wegdrückbar, d. h. sie verschwinden auf Fingerdruck (im Gegensatz zu Hämatomen). Sie befinden sich zudem in den abhängigen Körperpartien, was beim Toten in Rückenlage die Körperrückseite bedeutet.

Totenstarre Die Totenstarre beginnt nach 1–4 Stunden und ist 6–12 Stunden nach dem Tod voll ausgeprägt. Nach 1–2 Tagen löst sie sich jedoch wieder.

Autolyse Die Autolyse, also die Selbstauflösung des Körpers durch körpereigne Enzyme und bakterielle Fäulnisprozesse, ist das dritte sichere Todeszeichen.

2.12.2 Wie kann geholfen werden?

Betreuung der Angehörigen nach dem Tod

Wenn der Tod eingetreten ist, kann erst einmal Ruhe einkehren. (Der sichere Tod lässt sich ärztlicherseits erst nach etwa 2–3 Stunden mit dem Auftreten sicherer Todeszeichen feststellen.) Es sollte nun Raum für Trauer sein. Auch wenn es für niemanden mehr eine Überraschung ist, kann doch der tatsächlich eingetretene Tod noch einmal eine Schockwirkung entfalten. Dies kann zu den unterschiedlichsten Reaktionen bei den Angehörigen führen.

MERKE

Trauer – Sie kann bunt, laut, hektisch, ruhig, wortlos, tränenreich, gefasst, familiär und einsam sein.

- Nicht immer verhalten sich Angehörige so, wie wir es erwarten oder vielleicht für „richtig“ halten.
- Werten Sie nicht, sondern respektieren Sie den individuellen Ausdruck der Trauer.
- Insbesondere bei Menschen mit anderem kulturellen Hintergrund können Trauerreaktion für uns unverständlich erscheinen. Offenheit und Nachfragen helfen in diesen Situationen dabei, sich angemessen zu verhalten (➤ Kap. 1.6).
- Zusammenfassend könnte man sagen, dass sich die Pflegekraft in dieser Situation aus der aktiven Rolle zurückziehen, aber empathisch und offen den Angehörigen zur Seite stehen sollte, wenn der Schmerz zu groß ist und Hilfe sowie eine gewisse „Führung“ angebracht sind.
- Manchmal ist es wichtiger, durch kleine Gesten der Trauer Raum zu geben. Sie können vielleicht einfach für eine Tasse Kaffee sorgen und sich dadurch fürsorglich zeigen.
- Manche Angehörigen werden sich auch gleich in die Formalitäten stürzen wollen – sei es, um sich abzulenken, oder wegen aktuell oder auch dauerhaft nur gering empfundener Trauer. Das lässt sich schlecht beurteilen und vor allem auch nicht bewerten. Seien Sie dennoch darauf vorbereitet, indem Sie Antworten auf die vordringlichsten Fragen haben (Totenschein, Sterbeurkunde, Bestattungsunternehmen, Vorbereitung der Trauerfeierlichkeiten; eventuell auch Fragen zu Organspenden und Obduktion).
- Vielleicht können Sie im Team eine „To-do-Liste“ mit den Punkten erstellen, die der Angehörige beim Kontakt mit dem Bestatter und den Vorbereitungen einer Beerdigung bedenken muss.
- Wenn nicht anwesend, muss der behandelnde Arzt benachrichtigt werden, um zu gegebener Zeit den Tod zu dokumentieren.

- Bieten Sie an, später am Tag oder am nächsten Tag noch einmal wiederzukommen, um die formalen Dinge zu erklären.
- Bei einem Tod in der Klinik besteht die Möglichkeit, den Toten (kostenpflichtig) noch einmal in der häuslichen Umgebung aufbahren zu lassen.
- Nicht selten kommt es später zu Nachfragen von Angehörigen, die zu sehr unter Schock standen, um sich zu erinnern, oder die verspätet eintrafen. Machen Sie sich deshalb Notizen zum Sterbeverlauf, zum Todeszeitpunkt und zu den anwesenden Personen.
- Wenn Sie später noch einmal mit Angehörigen sprechen, die vielleicht von der Wucht der Trauer überrascht sind, sollten Sie ihnen klar machen, dass es sich um keine Krankheit, sondern um einen normalen Prozess handelt, bei dem es zu den unterschiedlichsten Gefühlen und Reaktionen kommen kann. Mit viel Weinen, Niedergeschlagenheit, Schlaf- und Appetitlosigkeit werden wohl die meisten trauernden Menschen rechnen. Überrascht sind sie hingegen vielleicht von Schuldgefühlen, Wut auf den Verstorbenen und dem Gefühl, den Verstorbenen zu sehen oder zu hören.

Versorgung des Toten (häuslicher Bereich)

- Sorgen Sie für eine ruhige und friedliche Atmosphäre. Blumen und Kerzen helfen dabei.
- Wenn gewünscht, räumen Sie alles fort, was an die Krankheit erinnert (Pflegeutensilien, Medikamente, Mundpflegemittel, Unterlagen, Inkontinenzmaterial usw.).
- Bei einem erwarteten Todesfall ist es üblich, die Zugänge recht bald zu entfernen und den Verstorbenen eventuell zu waschen und umzuziehen. Bei einem unerwarteten Todesfall, bei Auffälligkeiten und bei eigenem Auffinden der Leiche sollte man besser erst die Leichenschau des Arztes abwarten, der jedoch in der Regel bei plötzlichen Todesfällen sich schneller einfindet.
- Bieten Sie den Angehörigen an, dass sie bei der Versorgung des Verstorbenen dabei bleiben und auch mitmachen und helfen können, aber es auch nicht müssen.
- Zum Richten des Leichnams gehören folgende Punkte, die aber auch mit den Angehörigen abgesprochen werden können, da es keine festen Regeln oder Konventionen gibt:
  - Dem Toten die Augen schließen
  - Ggf. das Gebiss einsetzen
  - Kämmen
  - Das Kinn so unterstützen, dass der Mund verschlossen bleibt (es gibt auch spezielle Stützen für das Kinn)
  - Entfernung aller Schläuche und Zugänge (da hier jedoch weiter Sekret abgesondert werden kann, sollten die Öffnungen abgeklebt werden; nicht sichtbare Beutel und Verbände können belassen werden)
  - Vorlagen und Inkontinenzhilfsmittel bleiben noch, da es zum Abgang von Urin und Stuhl kommen kann, wenn die Muskelfunktion endgültig erlischt
  - Frischer Bettbezug
  - Ggf. den Toten waschen; eventuell mit den Angehörigen gemeinsam oder auch nur durch die Angehörigen
  - Die vom Angehörigen oder ggf. vom Verstorbenen gewünschte Kleidung oder ein Totenhemd anziehen.

MERKE

Der Arzt muss die Leichenschau am unbekleideten Leichnam durchführen. Gleichzeitig ist es aber sehr schwer, den Patienten bei eingetretener Totenstarre an- und auszukleiden. Dies muss dann dem Bestatter überlassen werden, da sich die Totenstarre nach 1–2 Tagen wieder löst.

Versorgung des Toten (stationärer Bereich)

Im stationären Bereich kommt eine Reihe weiterer Aufgaben hinzu.

- Nehmen Sie die entsprechenden Eintragungen in Patientenakte, Belegungsplan und Medikamentenliste vor und informieren Sie das Team sowie einen Arzt wegen der Ausstellung des Totenscheins.
- Benachrichtigen Sie die Angehörigen. In den Patientenunterlagen sollten Sie Angaben darüber finden, wer, wann, wo zu benachrichtigen ist.
- Legen Sie die persönlichen Dinge für die Angehörigen und Personalausweis und Versichertenkarte für das Bestattungsinstitut zurecht.
- Machen Sie den Toten zurecht und gestalten Sie Licht, Luft, Blumen und Kerzen im Zimmer, um eine friedliche Atmosphäre zu schaffen.
- Vielleicht haben Sie auch selbst das Bedürfnis, sich von dem Verstorbenen in Ruhe zu verabschieden. In einem Krankenhaus lässt sich das sicherlich gut einrichten, wenn Sie als Pflegeperson das Zimmer und/oder den Verstorbenen allein herrichten. Sicherlich gibt es auch die Möglichkeit, eine Gedenkkerze aufzustellen.
- Betreuen Sie die Angehörigen. Nehmen Sie ihnen nach Möglichkeit die Angst und gehen Sie gemeinsam mit ihnen in das Zimmer des Verstorbenen. Ziehen Sie sich dann auch wieder zurück, wenn keine Fragen kommen. Halten Sie sich jedoch für spätere Fragen bereit oder kündigen Sie an, nach einer Weile noch einmal wiederzukehren.
- Wenn in einer Klinik noch Angehörige erwartet werden, kann der Leichnam noch eine Weile in einem Zimmer oder in speziellen Abschiedsräumen aufgebahrt bleiben, bevor er dann in ein Kühlfach gebracht wird. In unseren klimatischen Breiten ist, abgesehen von extremen Hitzeperioden im Sommer, eine Geruchsbildung vor Ablauf von 12 Stunden sehr unwahrscheinlich.

KAPITEL

3 Probleme in der Palliativpflege

3.1 Schmerzen

Die meisten Menschen geben bei der Frage nach Tod und Sterben an, weniger Angst vor dem Tod an sich als vielmehr vor dem „Leiden" zu haben. Daher ist die Schmerzbekämpfung einer der zentralen Punkte der Arbeit in der Palliativmedizin und -pflege.

Beim Gesunden dienen Schmerzen dazu, eine drohende Schädigung des Körpers zu vermeiden. Bei fortgeschrittenen Erkrankungen, insbesondere Krebserkrankungen, lassen sich die Schmerz auslösenden Veränderungen oft nicht mehr beseitigen. Noch dazu sind die dabei auftretenden Schmerzen oft wesentlich stärker, als die, die wir sonst kennen. Dann ist es vordringlich, die Schmerzen mithilfe eines Therapiekonzeptes aus medikamentösen und nicht medikamentösen Maßnahmen zu lindern. Viele Patienten haben große Angst davor, dass es für sie keine ausreichende Schmerztherapie gibt. Doch diese Angst ist heute in aller Regel unbegründet. Denn im Grunde ist Schmerz ein gut therapierbares Symptom, sofern das Therapiekonzept stimmt und durch gute Organisation eine konsequente Umsetzung gewährleistet ist.

3.1.1 Anatomie und Physiologie

Akute Schmerzen sind ein Warnsignal und schützen uns vor einer heißen Herdplatte oder weisen uns auf eine Fehlfunktion oder eine Verletzung des Körpers hin. Sie führen zur Vermeidung des Schmerz auslösenden Verhaltens oder bewirken eine Schonung, die dem Körper die Gelegenheit zur Regeneration gibt (z. B. Knochenbruch). Bei chronischen Schmerzen kann der Schmerz allerdings fortbestehen, ohne dass er durch ein günstiges Verhalten gelindert werden kann. Der Schmerz hat seine Warnfunktion verloren und ist in gewisser Weise sinnlos geworden. So etwa bei degenerativen Veränderungen oder bei chronischen Kopf- oder Rückenschmerzen. Chronische Schmerzen können über lange Zeit bestehen (über Monate, Jahre oder lebenslang) und sind sehr schwer zu behandeln.

3.1.2 Beschwerden und Komplikationen

In der palliativen Situation haben wir es oft mit Tumorschmerzen zu tun. Der größte Teil der Schmerzen geht auf das Tumorwachstum selbst zurück, z. B. durch Zerstörung von Gewebe, Reizung oder Kompression von Nerven, Frakturen, Verlegung von Hohlorganen mit stärksten Kolikschmerzen, Verschluss von Gefäßen mit ihren Folgen, Infiltration schmerzsensibler Strukturen (z. B. Periost) oder Nekrosen mit Beteiligung schmerzempfindlicher Strukturen.

Es können auch indirekte Tumorfolgen zu Schmerzen führen, etwa Spannungsgefühl und Schmerzen bei Lymphödemen oder Aszites. Ein geringerer Anteil der Schmerzen ist auf begleitende Erkrankungen wie etwa eine Gürtelrose oder auf die Folgen einer Strahlen- oder Chemotherapie zurückzuführen.

Oft wird der Schmerz an der Stelle empfunden, an der sich die auslösende Schädigung abspielt. Dies gilt aber nicht für alle Schmerzen. So können bei Schädigungen des Gehirns, etwa durch Tumoren oder nach einer Blutung, stärkste Schmerzen im ganzen Körper gespürt werden. Ein weiteres Beispiel ist der Phantomschmerz, bei dem ein amputiertes Glied so schmerzen kann, als wäre es noch da.

Bei Schädigungen der inneren Organe sind die Schmerzen oft nicht genau lokalisierbar. Oft finden sich hier auch typische Schmerzmuster, z. B. der gürtelförmige Schmerz bei Tumoren der Bauchspeicheldrüse oder Schmerzen in Schulter und Armen beim Herzinfarkt.

Natürlich treten auch bei anderen Erkrankungen in fortgeschrittenen Stadien mitunter extrem starke Schmerzen auf. Bei neurologischen oder Muskelerkrankungen (z. B. multiple Sklerose, ALS, Muskeldystrophien) können sehr schmerzhafte Muskelkrämpfe oder auch Kontrakturen entstehen. Ständige Bettlägerigkeit geht, gerade auch bei vermindertem Muskeltonus, oft mit Schmerzen einher. Nicht zuletzt treten bei diesen Krankheiten immer wieder Dekubitalulzera auf, die ihrerseits starke Schmerzen verursachen können.

Bei großer Belastung und körperlichem Stress können kleinere und in Extremfällen auch schwerere Verletzungen völlig unbemerkt bleiben. Chronische Rückenschmerzen können frisch verliebt an einem Frühlingstag praktisch verschwunden sein, während sie an einem dunklen und regnerischen Tag nach großem Ärger auf der Arbeit zur zusätzlichen Qual werden.

Diese Umstände allerdings einfach als „Einbildung“ zu betrachten, wird der Komplexität von Schmerz nicht gerecht. Man konnte experimentell nachweisen, dass Menschen, die in einer für sie nicht nachvollziehbaren Weise unerwartet aus einer Gemeinschaft ausgeschlossen wurden, nicht nur psychisch, sondern tatsächlich neurobiologisch mit einer Aktivierung des emotionalen Schmerzzentrums im Gehirn reagierten, das auch einen Teil des „normalen“ Schmerzsystems ausmacht. Ebenso erleben Menschen, die sich allein fühlen, körperlichen Schmerz stärker als andere, denen mitmenschliche Unterstützung zuteilwird.

Auch in psychosozialen oder spirituellen Ausnahmezuständen können Schmerzen entstehen oder bestehende Schmerzen deutlich verstärkt werden. In der Palliativmedizin wird dieses Phänomen mit dem Begriff des „Total pain“ beschrieben: Schmerzen haben neben der körperlichen Komponente auch psychische, emotionale, soziale und spirituelle Anteile, die sich gegenseitig sowohl verstärken als auch mildern können.

Schmerzgedächtnis

Schmerzen verändern das Nervensystem und hinterlassen, wie auch alle anderen Einflüsse, ihre Spuren im Gehirn, denn das Gehirn mit seinen zahllosen Nervenzellen und Verknüpfungen verändert sich fortwährend unter dem Einfluss der von außen ankommenden Reize. So führen auch lang anhaltende oder in kurzen Abständen wiederholte Schmerzreize zu Langzeitveränderungen im Nervensystem mit der Folge einer erhöhten Empfindlichkeit. Diese „Spur“ des Schmerzes wird auch als Schmerzgedächtnis bezeichnet. Schmerz kann somit fälschlicherweise vom Gehirn „erlernt“, abgespeichert und schnell abgerufen werden. Dieses Wissen hat große Konsequenzen für die Schmerztherapie und -prophylaxe.

Schmerz „auszuhalten“ ist schädlich. Die Behandlung akuter Schmerzen bekommt somit einen präventiven Charakter, damit chronische Schmerzen gar nicht erst entstehen.

Schmerzformen

Schmerzen können nach verschiedenen Kriterien klassifiziert werden, so z. B. nach dem Verlauf (akute oder chronische Schmerzen) oder der Lokalisation. Für die Auswahl der Schmerztherapie ist die Einteilung nach der Pathophysiologie, also nach dem Entstehungsmechanismus der Schmerzen, entscheidend.

In schmerzempfindlichen Geweben befinden sich Schmerzrezeptoren (Nozizeptoren). Genau genommen handelt es sich dabei nicht um Sinnesorgane, vielmehr sind es freie Nervenendigungen, die den Schmerzreiz aufnehmen und in ein elektrisches Signal umwandeln. Dieses Signal wird über die Nervenbahnen ins ZNS geleitet. Es gibt für die unterschiedlichen Schmerzqualitäten passende Schmerzrezeptoren, z. B. für mechanische Verletzungen, Temperaturreize oder chemische Reize. Man spricht daher auch von **Nozizeptorenschmerzen.** Nach ihrer Lokalisation werden Nozizeptoren unterschieden in:

- Somatische Nozizeptoren der Haut, des Skeletts, der Skelettmuskulatur, der Sehnenfaszien und Gelenke: Die Reizung dieser Rezeptoren löst einen gut lokalisierbaren, eher als „hell" empfundenen Schmerz aus (somatischer Nozizeptorschmerz), der häufig gut auf nichtsteroidale Antiphlogistika (z. B. Ibuprofen, Diclofenac, Coxibe) und eher schlechter auf Opiate reagiert.

- Viszerale Nozizeptoren der inneren Organe des Brust-, Bauch- und Beckenraums: Die Reizung dieser Rezeptoren löst viszerale Nozizeptorschmerzen aus. Diese sind schlecht lokalisierbar und werden als eher dumpf, drückend oder „dunkel" empfunden. Sie reagieren besonders gut auf Novaminsulfon. Eine besondere Form der viszeralen Schmerzen ist der Kolikschmerz, der v. a. bei Verschluss von Hohlorganen oder Abflussbehinderungen auftritt (Nieren-, Gallenkolik, Ileus). Er nimmt typischerweise einen wellenförmigen Verlauf. Das wird deutlich, wenn man eines im Gallengang feststeckenden Steins vorstellt, über den in regelmäßigen Abständen peristaltische Wellen durch die Gallenwege hinweg ziehen, um den Stein voranzutreiben. Diese Wellen sind mit denen in der Darmwand vergleichbar. Die Schmerzen können maximal sein (Vernichtungsschmerz) und von großer Unruhe und Angst vor der nächsten „Welle" begleitet sein. Bei der Gallenkolik ist der Schmerz meist im rechten Oberbauch lokalisiert und strahlt in den Rücken aus, bei der Nierenkolik meist in der entsprechenden Flanke mit Ausstrahlung in die Geschlechtsteile. Medikamentös sprechen Kolikschmerzen besonders gut auf krampflösende Medikamente an.

Ein völlig anderer Schmerztyp sind die **Nerven- oder neuropathischen Schmerzen.** Sie entstehen, wenn Nervengewebe direkt geschädigt wird. Es können sowohl periphere Nerven oder auch das ZNS (Gehirn und Rückenmark) betroffen sein. Neuropathische Schmerzen lassen sich anhand des Schmerzcharakters erkennen: oft sind sie einschießend, manchmal blitzartig, oder brennend. Gelegentlich werden sie von Missempfindungen wie Ameisenlaufen, Gefühlsstörungen oder extremer Schmerzhaftigkeit bei leichten Berührungen begleitet. Die Erkennung neuropathischer Schmerzen ist deshalb so wichtig, weil sie teilweise mit völlig anderen Medikamenten behandelt werden, als andere Schmerzen. Hier kommen z. B. Antiepileptika und Antidepressiva zum Einsatz.

Für das pflegerische Schmerzmanagement dienen zwei Expertenstandards als Orientierung: der Expertenstandard für das Management akuter Schmerzen (DNQP, 2011) und der Expertenstandard für das Management chronischer Schmerzen, der voraussichtlich Mitte 2014 erscheinen wird.

Schmerzeinschätzung mit dem Patienten

Aufgrund der herausragenden Bedeutung der Schmerzbekämpfung in der Palliativpflege gehört die Schmerzeinschätzung zu den wichtigsten pflegerischen Aufgaben.

Eine umfassende Schmerzanamnese umfasst Aspekte zu Erfahrungen des Patienten mit Schmerzen und seine Strategien, diese zu behandeln (Verträglichkeit und Effektivität von Schmerzmedikamenten, Effektivität nichtmedikamentöser Maßnahmen, Einstellung zu Schmerz und -therapie usw.) ebenso wie allgemeinere Kriterien, z. B. zum kognitiven Status des Patienten.

Im Verlauf der Betreuung rücken dann Fragen zum aktuellen Zustand in den Mittelpunkt:

- Wie stark sind die Schmerzen?
- Sind die Schmerzen stärker oder schwächer geworden?

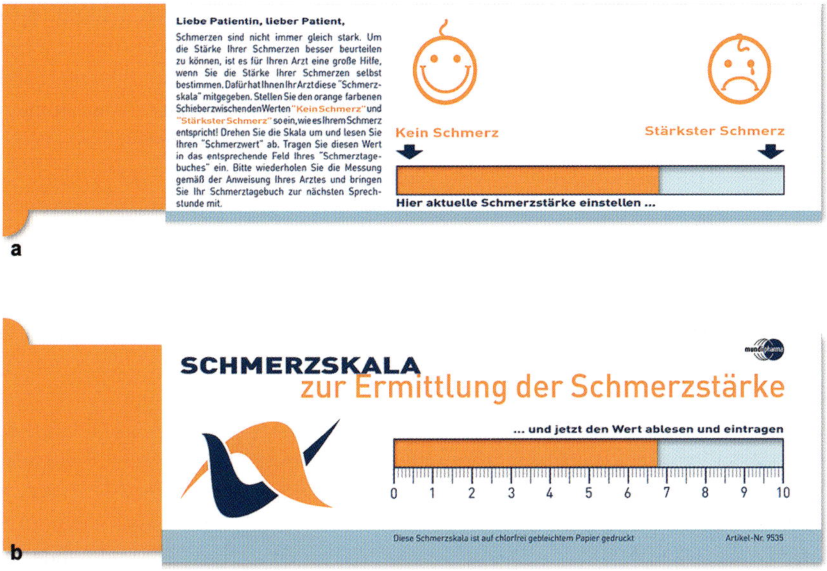
Liebe Patientin, lieber Patient,
Schmerzen sind nicht immer gleich stark. Um die Stärke Ihrer Schmerzen besser beurteilen zu können, ist es für Ihren Arzt eine große Hilfe, wenn Sie die Stärke Ihrer Schmerzen selbst bestimmen. Dafür hat Ihnen Ihr Arzt diese "Schmerzskala" mitgegeben. Stellen Sie den orange farbenen Schieber zwischen den Werten "Kein Schmerz" und "Stärkster Schmerz" so ein, wie es Ihrem Schmerz entspricht! Drehen Sie die Skala um und lesen Sie Ihren "Schmerzwert" ab. Tragen Sie diesen Wert in das entsprechende Feld Ihres "Schmerztagebuches" ein. Bitte wiederholen Sie die Messung gemäß der Anweisung Ihres Arztes und bringen Sie Ihr Schmerztagebuch zur nächsten Sprechstunde mit.
Kein Schmerz
Stärkster Schmerz
Hier aktuelle Schmerzstärke einstellen ...
a
SCHMERZSKALA
zur Ermittlung der Schmerzstärke
... und jetzt den Wert ablesen und eintragen
0 1 2 3 4 5 6 7 8 9 10
Diese Schmerzskala ist auf chlorfrei gebleichtem Papier gedruckt
Artikel-Nr. 9535
b

Abb. 3.1 Schmerzskalen zur Schmerzselbsteinstufung. [U233]
a) Visuelle Analogskala (VAS)
b) Numerische Analogskale (NAS).

- Hat sich die Art oder Lokalisation der Schmerzen verändert?
- Hat die Medikation ausgereicht?
- Wie geht es dem Patienten heute allgemein?

Von den Antworten auf diese Fragen hängt zu einem großen Teil die Fortführung oder Anpassung des Pflege- und Therapieplans ab und wirkt sich etwa auf die Durchführbarkeit weiterer Anwendungen aus, die Sie vielleicht für den Patienten geplant hatten. Aber auch die Situation für die Angehörigen wird von den Schmerzen und ihrer erfolgreichen Bekämpfung maßgeblich beeinflusst. Es ist sehr belastend, sich dem unter Schmerzen leidenden Angehörigen zu widmen.

Doch Schmerz ist nicht objektiv messbar, sondern muss erfragt und eingeschätzt werden.

Häufig eingesetzte Instrumente bei der Schmerzeinschätzung mit kommunikationsfähigen Patienten sind die **VAS (visuelle Analogskala; ➤ Abb. 3.1a)** und die **NAS (numerische Analogskala; ➤ Abb. 3.1b)**, auf denen man an einem simplen Schieber oder mit einem einfachen Zahlenwert zwischen 0 (keine Schmerzen) und 10 (stärkster vorstellbarer Schmerz) die aktuelle Schmerzstärke einordnet. Man muss aber einräumen, dass nicht alle Patienten mit diesen Skalen zurechtkommen. In diesem Fall kann man erfragen, ob die Schmerzen nicht vorhanden (0), leicht (1), mittel (2) oder stark (3) sind (verbale Ratingskala). Nimmt man die Befragung täglich vor, gewinnt der Patient nach kurzer Zeit Übung darin.

MERKE

Manche Patienten sind aber auch durch ständige Schmerz- und Symptomabfragen genervt (insbesondere, wenn sich wenig ändert) oder sogar psychisch belastet (z. B. weil die Abfrage sie immer wieder an ihre „Defizite" oder die Krankheit erinnert). Dann sollte man die Häufigkeit der Abfragen mit Augenmaß betreiben oder durch Fremdeinschätzungen ersetzen oder ergänzen.

Die erhobenen Schmerzwerte müssen auf jeden Fall dokumentiert werden. Aus der Dokumentation muss hervorgehen, wie viele Stufen die jeweilige Skala enthält (z. B. 3/10 oder 1/3). Auch empfiehlt es sich, die eingesetzte Bedarfsmedikation (und deren Wirksamkeit) auf einem eigenen Blatt zu dokumentieren. Sind die Schmerzen vorherrschendes Symptom oder besonders schwer zu behandeln kann die **Anlage eines Schmerztagebuches** sinnvoll sein. Unter www.schmerzmessen.de finden Sie eines, das sich ausdrucken lässt.

Die moderne Version des Schmerztagebuches gibt es als Applikation für Android-Smartphones und Tablet-PCs und heißt „Catch my pain". Die I-Phone-Version nennt sich „Pain Tracer".

Neben der Erhebung der Schmerzstärke sollte dokumentiert werden, ob die Schmerzsituation stabil oder instabil ist, weil sich daran das weitere pflegerische Schmerzmanagement ausrichtet. Eine **stabile Situation** ist durch eine bestehende und vom Patienten akzeptierte und umgesetzte Schmerzmanagementstrategie (einschließlich medikamentöser/nichtmedikamentöser Maßnahmen) gekennzeichnet, die den Schmerz aus Sicht des Betroffenen ausreichend reduziert und ihm die Teilhabe am Alltagsleben ermöglicht. Eine **instabile Situation** hingegen ist dadurch gekennzeichnet, dass Schmerzen nicht kontinuierlich ausreichend gelindert sind und/oder die Teilhabe am Alltagsleben nicht möglich ist.

Schmerzeinschätzung bei kommunikationsgestörten Patienten

Kommunikationsgestörte und bewusstseinsgetrübte Patienten erhalten weniger Schmerztherapie als andere. So erhalten Patienten mit einer Demenz z. B. nach einer Schenkelhalsfraktur im Vergleich zu nicht dementen Patienten nur ⅓der üblichen Morphindosis. Eventuell liegt es daran, dass demente Patienten mitunter nicht mehr angemessen Klagen und ihrem Leid Ausdruck verleihen können bzw. ihre Leidäußerungen missdeutet werden.

Eine andere Untersuchung hat gezeigt, dass 80-jährige Patienten etwa ⅓ weniger Opiate erhalten als jüngere. Vielleicht ist es eine unbewusste Furcht davor, dem alten Organismus „zu viel zuzumuten" oder die Ansicht, dass Schmerzen zum Alter einfach dazugehören.

Ist der Patient z. B. aufgrund einer Demenz oder einer getrübten Bewusstseinslage zu einer Selbsteinschätzung seiner Schmerzen nicht mehr in der Lage, sollte man auf Symptome und Verhaltensweisen achten, die auf Schmerz hindeuten können:

- Veränderte Atmung
- Lautäußerungen, Stöhnen
- Unruhe, Hin- und Herwälzen
- Hindeuten/Anfassen
- Schonhaltung
- Weite Pupillen
- Zornesfalte/Gesichtsausdruck
- Hoher Blutdruck ohne andere Ursache
- Schneller Puls ohne andere Ursache
- Besserung der Symptome durch Schmerzmedikation.

In unklaren Fällen empfiehlt es sich, validierte Instrumente (Fragebögen) zu benutzen, um zu einer guten Fremdeinschätzung zu gelangen. Bewährt haben sich Schemata zur Schmerzbeurteilung bei Demenzkranken (➤ Tab. 3.1), die mit wenig Anleitung und in kurzer Zeit eine valide Einschätzung ermöglichen.

Tab. 3.1 Schema zur Schmerzbeurteilung bei Demenzkranken. [T648/M203]

Punkte	Atmung (ohne Lautäußerungen)	Negative Lautäußerungen	Mimik	Körpersprache	Trost
0	Normal	Keine	Lächelnd, nichtssagend	Entspannt	Kein Trost erforderlich
1	Manchmal angestrengtes Atmen, kurze Hyperventilationsphasen	Manchmal Stöhnen oder Ächzen, leise Missfallensbekundigungen	Traurig, ängstlich, sorgenvoller Blick	Angespannt, nervöses Hin- und Hergehen, Nesteln	Ablenkung oder Beruhigung durch Stimme oder Berührung
2	Lautes angestrengtes Atmen, lange Hyperventilationsphasen, Cheyne-Stokes-Atmung	Wiederholtes beunruhigtes Rufen, lautes Stöhnen oder Ächzen, Weinen	Grimassieren	Starr, Fäuste geballt, Knie angezogen, sich entziehen, wegstoßen, schlagen	Trösten oder Ablenkung nicht möglich
Summe:					

Beurteilt werden darin die Punkte Atmung, negative Lautäußerungen, Mimik, Körpersprache und Trost. Zwar erlaubt ein solcher Test keine klare Aussage darüber, ab welcher Punktzahl eine analgetische Therapie notwendig wird, doch ist eine Verlaufsbeurteilung gut möglich, d. h. die Schmerztherapie sollte zu einer Veränderung des Punktwertes führen.

Eine wichtige Voraussetzung für diese Form der Einschätzung ist eine Kontinuität in der Betreuung mit einem engen und regelmäßigen Kontakt zum Patienten. Auch die Angehörigen sind gefragt und sollten zur Beurteilung herangezogen werden, da sie das Verhalten des Patienten meist besser kennen und mehr daraus ablesen können.

Doch Vorsicht: Hier fließen natürlich sämtliche subjektiven Empfindungen mit den unterschiedlichsten Motivationen bei in der Regel fehlender Erfahrung und mangelnden Vergleichsmöglichkeiten mit ein.

3.1.3 Wie kann geholfen werden?

Zu den psychischen Schmerzverstärkern wie Angst, Verzweiflung, Trauer und Einsamkeit gibt es komplementär die schmerzlindernden Faktoren, die einen wesentlichen Teil der pflegerischen Schmerzbekämpfung ausmachen: das Schaffen von Vertrauen und einem Gefühl der Sicherheit sowie die Teilhabe am Leben.

- Tragen Sie dazu bei, dass sich der Patient bei Ihrem Team gut aufgehoben fühlt, dass seine Leiden und Ängste ernst genommen werden und das Team alles dafür tut, die Qualität des verbleibenden Lebens zu erhöhen. Ein auf diese Weise betreuter Patient wird viel weniger Schmerzen verspüren.
- Die meisten Schwerkranken und Sterbenden wünschen sich während der verbleibenden Zeit, auch am normalen Leben teilnehmen zu können. „Niemand stirbt 24 Stunden am Tag“.

MERKE

Ein in der Palliativpflege oft zitierter Satz von Cicely Saunders lautet: „Nicht dem Leben mehr Tage hinzufügen, sondern den Tagen mehr Leben." Ein so empfindender Patient wird über weniger Schmerzen zu klagen haben.

- Die Vermittlung von Sicherheit umfasst auch das Gefühl, zu jeder Zeit einen Ansprechpartner im Team zu finden, der auf eine plötzliche Schmerzverstärkung reagieren kann.
- Nehmen Sie die Einhaltung des Zeit- und Dosierungsplanes für die Schmerzmedikation unbedingt ernst. Die Steuerung der Medikamente und Dosierungen zur bestmöglichen Schmerzreduktion ist zwar eine komplexe Aufgabe, doch mit hinreichenden und regelmäßigen Angaben in der Patientenakte gut lösbar.
- Ein wichtiges, aber leider oft nicht beachtetes Prinzip der Schmerztherapie in der palliativen Situation besteht darin, Schmerzen rechtzeitig, d. h. im Schmerzanstieg zu bekämpfen. Es wird deutlich weniger Schmerzmedikation benötigt, wenn man nicht abwartet, bis der Schmerz maximal stark ist.
- Die Wirkdauer der verwendeten Medikamente sollte bekannt sein. So wirkt z. B. Novaminsulfon oft nur maximal sechs Stunden, sodass es 4-mal täglich gegeben werden muss. Fentanyl-Schmerzpflaster wirken in der Regel drei Tage, bei einem Teil der Patienten aber nur zwei Tage. Das Team sollte dann darauf hinwirken, dass ein vorgezogener Pflasterwechsel angeordnet wird (bevor die Schmerzen zurückkehren).
- Achten Sie mit darauf, dass bei Schmerzpatienten immer eine Bedarfsmedikation angeordnet ist, zu deren Umsetzung auch Sie autorisiert sind. Der Bedarf muss dabei zur Basistherapie passen (Faustregel: $\frac{1}{6}$ bis $\frac{1}{10}$ der Tagesdosis pro Bedarfsgabe). Dabei darf es sich nicht um Retardpräparate handeln, da deren schmerzlindernde Wirkung zu spät einsetzt. Es müssen in jedem Fall die Höchstmengen und Mindestabstände festgelegt sein.
- Behalten Sie die Prophylaxe und/oder konsequente Therapie von Nebenwirkungen der Schmerztherapie wie Obstipation, Übelkeit und Erbrechen oder Müdigkeit im Blick (➤ Kap. 3.5, ➤ Kap. 3.9, ➤ Kap. 3.10). Die Übelkeit ist der häufigste Grund für einen Therapieabbruch in der Anfangsphase einer Opiatmedikation (➤ Tab. 3.2). Die Beschwerden nehmen im Lauf der Behandlung mit zunehmender Gewöhnung jedoch deutlich ab.

MERKE

Achten Sie mit darauf: Opiate machen grundsätzlich Obstipation. Es sollte daher nie ein Opiat ohne ein Abführmittel, zumindest als Bedarfsmedikation, verordnet werden.

Tab. 3.2 Übelkeit und Obstipation bei mittelstarken Opioiden.

Medikament	Übelkeit	Obstipation
Tramadol (Tramal)	+++	+
Tilidin (Valoron N)	++	–
Codein	+	+++
Dihydrocodein (DHC)	+	+++

- Für die richtige Zuordnung von Schmerzen und damit für die passende Therapie ist eine Reihe von Informationen wichtig:
  - Wo ist der Schmerz lokalisiert? Wohin strahlt er aus?
  - Seit wann besteht er?
  - Wodurch wurde er ausgelöst/verstärkt? (z. B. Bewegungen, Miktion usw.)
  - Welchen Charakter hat der Schmerz? Stechend, brennend, drückend, bohrend usw.
  - Wie stark ist der Schmerz?
- Zweifeln Sie nie an den Schmerzangaben des Patienten, sondern akzeptieren Sie den subjektiven Charakter von Schmerzen.

Pflegerische Maßnahmen zur Schmerzlinderung

Nichtmedikamentöse Maßnahmen können eine notwendige medikamentöse Schmerztherapie gut unterstützen, aber nicht ersetzen! Auf der anderen Seite sind die Nebenwirkungen meist gering oder gar nicht vorhanden, sodass gerade bei Medikamentenskeptikern die Akzeptanz sehr hoch ist. Vorteilhaft ist es immer, wenn eine Verbesserung des Wohlbefindens und eine Intensivierung des Kontaktes zum Patienten mit der Maßnahme verbunden sind. Dies kann auch so manchen fehlenden Wirksamkeitsnachweis vergessen machen.

Bei der Auswahl von nichtmedikamentösen Maßnahmen sollten die Erfahrungen des Patienten mit „Hausmitteln", z. B. Wärmflaschen oder kalten Auflagen, berücksichtigt werden.

Nichtmedikamentöse Interventionen lassen sich in peripher wirkende, zentral wirkende und bewegungsorientierte Maßnahmen einteilen.

Peripher wirkende Maßnahmen sind in erster Linie *physikalische Maßnahmen.* Die Wärme- oder Kälteanwendung erfolgt je nach Vorliebe des Patienten:

- Kälteanwendungen sind besonders bei Traumata und Schwellungen, aber auch entzündlichen Erkrankungen im Bereich der Gelenke oder der Schleimhäute indiziert.
- Wärmebehandlungen entspannen die Muskulatur. Indikationen sind z. B. chronische Gelenkerkrankungen, Koliken, muskuläre Verspannungen sowie Ischialgien. Bei akuten entzündlichen Veränderungen ist Wärmebehandlung kontraindiziert.
- Eine einfache Massage unterstützt die allgemeine Entspannung und wird erfolgreich z. B. im Bereich von Schultern, Rücken, Händen und Füßen eingesetzt. Berührung oder Streicheln durch Angehörige kann ebenfalls Schmerzen lindern, ohne dass eine systematische Technik angewendet wird. Warme Öle oder Lotionen können die Wirkung steigern. Pilotstudien deuten darauf hin, dass sich die atemstimulierende Einreibung (ASE) positiv auf die Schmerzwahrnehmung auswirkt.
- Eine weitere Möglichkeit zur Schmerzbehandlung ist die Transkutane elektrische Nervenstimulation TENS, die nach ärztlicher Verordnung und entsprechender Einweisung auch vom Patienten selbst angewendet werden kann. TENS vermindert allerdings nur z. T. die Schmerzstärke, senkt jedoch den Analgetikabedarf.
- Akupunktur darf nur von darin ausgebildeten Personen zur Schmerzlinderung angewandt werden.

Zentral wirkende Maßnahmen setzen an emotionalen und kognitiven Faktoren an, die das Schmerzerleben negativ beeinflussen können. Hierzu gehören Entspannungstechniken (z. B. autogenes Training, progressive Muskelentspannung nach Jacobson oder Meditation) und Ablenkungsstrategien (z. B. Fantasiereisen, Musik, Lektüre, Filme).

Auch **Bewegung,** z. B. durch Positionswechsel kann Schmerzen erleichtern.

Information, Schulung und Beratung

Information, Schulung und Beratung gehören zu den wichtigen Aufgabenbereichen der Pflegenden. Dadurch können einerseits die kognitive Schmerzverarbeitung und andererseits die affektive Bewertung beeinflusst werden („Auch schwere Schmerzen können behandelt werden – ich muss keine Angst haben"). Wichtig ist es vor allem, mit dem Patienten über zu erwartende Schmerzen und deren Vermeidung und Behandlung zu sprechen. Schriftliche Informationen, z. B. Medikamentenpläne und Merkblätter zur Prophylaxe von Nebenwirkungen (z. B. Obstipationsprophylaxe) sind für die allermeisten Patienten und Angehörigen ausgesprochen hilfreich.

Patientenschulungen sollten auf die individuelle Situation (Alter, Bildungsstand, kognitive Leistungsfähigkeit) des Patienten abgestimmt sein. Die Schulung kann zu mehr Lebensqualität führen, wenn der Patient die Überzeugung entwickelt, dass er seine Situation selbst bestimmen kann und ihm sein Handlungsspielraum bewusst wird.

3.1.4 Medikamentöse Schmerztherapie

Auch wenn die Pflegekraft nicht unmittelbar für die medikamentöse Schmerztherapie verantwortlich ist, gehört deren Überwachung und Protokollierung mit zu ihren Aufgaben.

In der Palliativmedizin ist das WHO-Stufenschema für die Schmerztherapie eine anerkannte Therapierichtlinie:

- Stufe 1: nichtopioidhaltige Schmerzmittel
- Stufe 2: nichtopioidhaltige Schmerzmittel + mittelstarke Opioide
- Stufe 3: nichtopioidhaltige Schmerzmittel + starke Opioide

Auf jeder der drei Stufen kommen ggf. noch Koanalgetika (z. B. Antiepileptika, Antidepressiva oder Kortisonpräparate) sowie die oben genannten nicht medikamentösen Therapieverfahren hinzu.

Analgetika der Stufe 1 Zu den Analgetika der Stufe 1 gehören so bekannte Vertreter wie Ibuprofen oder Diclofenac. Diese „nicht steroidalen Antiphlogistika" (NSAID) sind besonders bei Knochen- oder Gelenkschmerzen gut wirksam. Allerdings verursachen sie als Nebenwirkung Magen- und Darmprobleme bis hin zum Geschwür. Auch bei Niereninsuffizienz dürfen sie nicht oder nur unter besonderen Vorsichtsmaßnahmen eingesetzt werden.

Novaminsulfon (oder Metamizol) ist ein in der Palliativmedizin häufig eingesetztes Schmerzmittel. Es wirkt besonders gut bei Schmerzen der inneren Organe. Es ist auch krampflösend wirksam.

Paracetamol hat eine relativ schwache schmerzlindernde Wirkung und darf bei Leberschädigung i. d. R. nicht eingesetzt werden.

Analgetika der Stufe 2 Zu den mittelstarken Opiaten der Stufe 2 gehören Tramadol, Tilidin und Codein. Codein ist neben seiner hustenstillenden Wirkung auch ein gut wirksames Analgetikum, das man v. a. in Kombinationspräparaten findet (z. B. mit Ibuprofen oder Paracetamol).

Analgetika der Stufe 3 Als „Goldstandard" der stark wirksamen Opiate der Stufe 3 gilt nach wie vor Morphin. Morphin ist weit verbreitet, bestens erprobt, sehr gut schmerzlindernd wirksam, billig und in den verschiedensten Applikationsformen erhältlich (z. B. retardierte und schnellwirksame Tablette, Trinklösung, Zäpfchen, Injektionslösung). Allerdings ist Morphin bei Leber- und Niereninsuffizienz problematisch, da es sich dann im Körper anreichern und vermehrt Nebenwirkungen hervorrufen kann.

Zu den in der Palliativmedizin häufig verwendeten Stufe-3 Opiaten zählen u. a. Fentanyl, Oxycodon, Hydromorphon und Buprenorphin. Eine Ausnahmestellung nimmt das L-Polamidon (bekannt im Drogenentzug als Methadon) ein. Es wirkt sehr gut bei neuropathischen Schmerzen, ist bei Niereninsuffizienz unproblematisch, kann aber aufgrund der langen Halbwertszeit im Körper akkumulieren und dadurch Überdosierungen hervorrufen.

Fentanyl ist sehr verbreitet in Form des Schmerzpflasters. In der letzten Zeit werden besonders schnell wirksame Fentanyl-Zubereitungen propagiert, die über die Mund- oder Nasenschleimhaut aufgenommen werden. Viele Palliativmediziner beobachten bei diesen Präparaten aber gelegentlich Toleranzentwicklung (Gewöhnung) mit der Tendenz zu Dosissteigerung und Suchtverhalten.

Eine Zwischenstellung zwischen Stufe 2 und Stufe 3 nimmt das relativ neue Präparat Tapentadol ein. Es wirkt ebenfalls gut bei neuropathischen Schmerzen.

MERKE

Im Alter steigen die Wechselwirkungen der Medikamente exponentiell an (oft viele Medikamente), worunter auch die Schmerztherapie leidet. Hinzu kommen eine oftmals verringerte Leber- und Nierenfunktion sowie Einnahmefehler durch kognitive Störungen.

Prinzipien der medikamentösen Schmerztherapie

Folgende Prinzipien sollten bei der medikamentösen Schmerztherapie eingehalten werden:

- Schmerzen wenn möglich nicht entstehen lassen (spart Schmerzmittel)
- Festes Zeitschema für die Darreichung
- Vorzugsweise orale Gabe
- Abgestufter Plan für „Incident pain" (= Schmerzen bei Belastung wie Pflege, Mobilisierung, Stuhlgang, Transport)
- Abgestufter Plan für Durchbruchschmerzen (= Schmerzen während oder trotz Dauerschmerzmedikation)
- Immer Bedarfsmedikation festlegen lassen (was)
- Immer Höchstmengen angeben lassen (wie viel)
- Immer Wiederholungsintervall angeben lassen (wann erneute Gabe)
- Eventuell sollte zusätzlich ein Notfallplan mit einer Medikation für Schmerznotfälle (stärkste Schmerzen: NAS 9 oder 10) formuliert werden (Dosierung oft doppelt so hoch wie die Bedarfsmedikation).

3

MERKE

Gegen Opiate gibt es leider kulturell bedingte starke Vorbehalte in unserer Gesellschaft, die nicht dem aktuellen Stand der Wissenschaft entsprechen, sondern überwiegend auf Vorurteilen und Unwissenheit gegenüber diesen Substanzen als Drogen beruhen. Dies gilt nicht nur für die Patienten und ihre Angehörigen. Auch unter Ärzten und Pflegenden sind immer noch die Bilder von Rausch, Abhängigkeit und Verwahrlosung vorherrschend, sobald die Reizworte „Opiat" oder „Morphium" fallen. Die segensreiche Wirkung für viele Patienten kann dann mitunter nicht gesehen werden.

Gehen sie grundsätzlich davon aus, dass auf Seiten des Patienten oder der Angehörigen Vorbehalte gegen Opiate bestehen. Diese sollten einfühlsam besprochen und ausgeräumt werden. Fragen, mit denen Sie im Zusammenhang mit der Schmerzmedikation rechnen müssen, sind:

- „Machen Opiate nicht süchtig?" – Solange Opiate im Rahmen der Schmerztherapie in einer dem Schmerz angemessenen Dosierung gegeben werden, tritt keine Sucht auf.
- „Machen Opiate nicht eine gefährliche Atemdepression?" – Auch hier spielt die angemessene Dosierung eine wichtige Rolle. Die therapeutische Breite von Opiaten ist im Vergleich zu anderen Medikamenten sehr groß. Eine Vielzahl von Studien bei Palliativpatienten zeigt, dass bei ihnen eine Atemdepression nur sehr selten auftritt.
- „Sollte man sich nicht die Opiate sparen, damit andere Medikamente wirksam bleiben?" – Im Gegenteil: Es werden mehr Schmerzmittel benötigt, wenn der Schmerz erst sehr stark geworden ist. Die Dosis von Opiaten kann, wenn der Schmerz es erfordert, nahezu unbegrenzt gesteigert werden.
- „Dann geht es ja bald zu Ende." – Opiate sind die stärksten und wirksamsten Schmerzmittel, die wir kennen. Sie können auch über längere Zeit eingesetzt werden und sind auch fester Bestandteil in der Therapie chronischer Schmerzzustände bei Patienten, die nicht unmittelbar vom Tod bedroht sind.
- „Gib es nicht schreckliche Nebenwirkungen?" – Es gibt in der Tat eine Reihe von Nebenwirkungen, die jedoch sehr gut behandelt werden können, wie Obstipation, Übelkeit, Atemdepression und Schläfrigkeit. Durch einen behutsamen und kontrollierten Einstieg in die Behandlung sowie die konsequente Therapie der Nebenwirkungen werden diese jedoch weitestgehend im Griff gehalten (➤ Tab. 3.3, ➤ Abb. 3.2).

Weitere Maßnahmen in der Schmerztherapie neben der primären Schmerzmedikation sind Physiotherapie, psychologische Therapie, intensive Zuwendung und ggf. die Gabe von sog. Koanalgetika. **Koanalgetika** sind, wie es der Name schon nahelegt, Substanzen, welche die Schmerztherapie unterstützen und den Schmerz auf anderen Wegen zusätzlich bekämpfen:

- Antidepressiva (z. B. Amitriptylin) unterstützen die Schmerztherapie vor allem bei neuropathischen Brennschmerzen und zentralen Schmerzen und können bei der Schmerzbewältigung helfen
- Antiepileptika (Carbamazepin, Gabapentin, Pregabalin) können besonders einschießende neuropathische Schmerzen lindern
- Steroide/Kortison (Dexamethason) verringern Schmerzen durch Schwellungszustände wie etwa beim Hirndruck oder bei Leberkapselspannungsschmerzen.

Tab. 3.3 Nebenwirkungen mittelstarker Opioide.

Medikament	Übelkeit	Obstipation
Tramadol (z. B. Tramal®)	+++	+
Tilidin (z. B. Valoron N®)	++	–
Codein	+	+++
Dihydrocodein (z. B. DHC)	+	+++

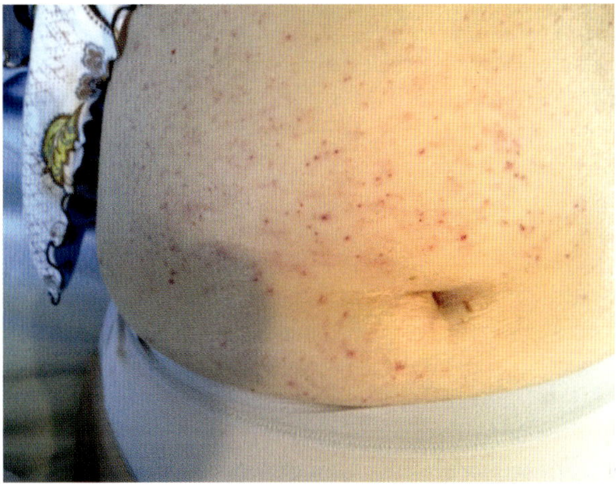

Abb. 3.2 Exanthem unter Tramadolmedikation. [M703]

Opiatpflastergabe

Die Opiatgabe über Pflaster bietet einige wichtige Vorteile: Die Akzeptanz ist zumeist sehr hoch und die Nebenwirkungen fallen geringer aus. Auch ist die kontinuierliche Gabe und die Aufrechterhaltung eines Wirkstoffspiegels leichter möglich als bei der oralen Gabe.

Nachteilig sind jedoch der verzögerte Wirkungseintritt und die Schwankungen aufgrund von Temperatur, Beschaffenheit und Durchblutung der Haut bei nicht selten kachektischen und/oder dehydrierten Patienten. Zudem werden Pflaster bzw. der Zugang über die Haut unbewusst nicht mit stark wirksamen Medikamenten in Verbindung gebracht, sodass auch die Gefahr der Bagatellisierung besteht. Schließlich sind natürlich auch Hautreaktionen auf Pflaster und/oder Wirkstoff möglich.

MERKE

Umrechnungsbeispiel: Ein Fentanylpflaster mit einer Opiatabgabe von 25 µg/h entspricht etwa einer oralen Morphintagesdosis von 60 mg. Allerdings haben alle Umrechnungsfaktoren einen gewissen Unsicherheitsfaktor.

Aus diesen Gründen sollten Opiatpflaster nicht bei der Einleitung einer Opiattherapie, bei stark wechselnder Schmerzintensität sowie bei Fieberschüben verwendet werden.

In der Sterbephase ist die Wirkung von Opiatpflastern aufgrund der Zentralisierung des Kreislaufs mit verminderter Hautdurchblutung und somit auch schlechterer Resorptionsrate ungewiss. Dennoch sollten beim Sterbenden die Pflaster belassen werden, wenn diese Therapie bisher funktioniert hat.

Verschiedene Einflussfaktoren können die Resorption des Wirkstoffes aus einem Opiatpflaster beschleunigen oder verlangsamen:

- Fieber, Schwitzen, Vasodilatation
- Unsachgemäßes Aufkleben (Creme)
- Pflasterwechsel vergessen
- Altes Pflaster neben dem neuen belassen
- Falscher Applikationsort
- Ablösung des Pflasters
- Wärmequellen, wie etwa ein Heizkissen.

Opiatüberdosierung

Zu einer Überdosierung von Opiaten kann es kommen, wenn besonders zu Beginn der Therapie die Dosis unangemessen hoch gewählt wird, doch dürfte dies in erfahrenen Händen eher selten der Fall sein. Eine häufigere Ursache ist da schon der plötzliche Wegfall der Schmerzursache etwa infolge der Bestrahlung von Metastasen, deren Volumen zurückgeht und die dadurch z. B. eine zuvor komprimierte Nervenwurzel wieder freigeben. Eine vermeidbare aber nicht seltene Ursache ist es, das alte Schmerzpflaster beim Wechsel nicht zu entfernen und so einen erhöhten Wirkstoffspiegel mit Überdosierungssymptomatik zu erzeugen.

Symptome einer Opiatüberdosierung sind:

- Bewusstseinsstörung, Halluzinationen
- Pupillenverengung
- Unregelmäßige Atmung
- Myoklonien (einschießende Muskelzuckungen)
- Schlaffer Muskeltonus.

Sollten Sie in eine Situation mit einer Opiatüberdosierung geraten, müssen Sie die Opiatzufuhr stoppen, d. h. auch Pflaster entfernen, bei einer Atemdepression den Patienten wecken und zum Atmen animieren und sofort den Arzt rufen. In aller Regel genügt es, den überdosierten Patienten (permanent) zu überwachen und bei stockender Atmung verbal aufzufordern, weiterzuatmen (Kommandoatmung). In sehr seltenen Fällen sind intensivmedizinische Überwachung und/oder die Gabe des Gegenmittels Naloxon erforderlich. Durch den Wegfall der analgetischen Wirkung kann es dann aber zu unbeherrschbaren Schmerzzuständen kommen.

FALLGESCHICHTE

Klara Peine, 66, Mammakarzinom

Sie war erst 53 Jahre alt gewesen. Ihre einzige Tochter Veronika hatte gerade das Haus verlassen und sich in einer anderen Stadt in einer kleinen, billigen Einzimmerwohnung zum Studium eingemietet, als die Diagnose Brustkrebs sie umwarf. Sie hatte noch viele Pläne gehabt. Mit ihrem Mann zusammen wollte sie noch viele Länder bereisen. Veronika konnte sich ruhig noch etwas Zeit lassen mit dem Kinder kriegen. Sie war noch so jung und Klara Peine hatte noch keine Lust auf ein Oma-Dasein. Doch diese Gedanken schienen jetzt alle sinnlos, denn ihre Zukunft stand auf des Messers Schneide.

Aber die Operation verlief gut. Es waren sehr schwere Monate, und die Chemotherapie war eine einzige Qual. Die Bestrahlung hatte sie kaum gespürt, aber sie war ihr immer irgendwie unheimlich gewesen.
In der ersten Zeit war einiges anders. Sie hatte sich verändert, war nicht mehr so unternehmungslustig und ging stattdessen viel spazieren. Das tat ihrem Körper gut, aber auch ihrer Seele. Ihr Mann unterstützte sie, wo er konnte, aber als Ehefrau konnte sie sich nicht mehr fühlen. Ob und wie ihr Mann damit zurecht kam, wusste sie nicht und wollte es eigentlich auch nicht wissen.
Doch die Monate vergingen und bald auch das erste Jahr. Als die regelmäßigen Untersuchungen nach drei Jahren immer noch keinen Hinweis auf einen erneuten Ausbruch der Krankheit ergaben, schöpfte sie allmählich wieder Mut. Was war, wenn sie den Krebs tatsächlich hinter sich gelassen hatte!? Vielleicht konnte Sie ja doch wieder aus ihrer Passivität herauskommen und neue Lebenslust entwickeln.
Nach sechs Jahren beschloss sie, an eine abgeschlossene Heilung zu glauben. Die Ärzte hatten schon zwei Jahre zuvor gesagt, da käme nichts mehr.
Sie ging dann auf die 60 zu, als sie ihr Leben wieder in die Hand nahm. Ihre Tochter hatte inzwischen das Studium beendet, und eine gute Stelle gefunden und lebte seit drei Jahren mit ihrem Partner zusammen. Und jetzt mit der neu gewonnenen Zeit gefiel Klara der Gedanke, Großmutter zu werden doch recht gut.
Ihr Enkel war jetzt kurz davor, auf ein Gymnasium zu wechseln, als sie wie aus heiterem Himmel sehr starke Schmerzen in der Brustwand spürte, dort wo früher ihre Brust gewesen war. Ihr wurde heiß und kalt vor Schmerz und vor Schreck, und ein Röntgenbild bestätigte den schlimmen Verdacht ihres Arztes: Dort, wo sie 15 Jahre zuvor bestrahlt worden war, hatte sich ein Tumor gebildet. Die Mediziner stritten darüber, ob es sich nach so langer Zeit um ein Rezidiv, um eine Bestrahlungsfolge oder um einen neuerlichen Krebs versprengter Brustzellen handelte, aber Klara Peine war das egal. Der Tumor hatte auf die Rippen übergegriffen, die angrenzende Lunge und sogar die Nebennieren befallen und das war nur das, was man hatte feststellen können. Der Tumor wuchs sehr schnell und von Woche zu Woche ging es ihr schlechter.
Die Ärzte konnten ihr keine Behandlung mit Heilungsaussichten empfehlen. Aber sie redeten auf sie ein, doch diese oder jene Chemotherapie zu versuchen, sich hier den halben Körper wegnehmen zu lassen, um ihn irgendwie wieder neu zusammenzubauen, damit sie vielleicht noch ein paar Monate länger leben würde. Doch sie hatte ihren Frieden bereits gefunden. Das letzte Jahrzehnt mit dem Aufwachsen des Enkels war wie ein zweites Leben für Sie gewesen. Natürlich hätte sie ihm am liebsten bis in alle Ewigkeit beim Spielen zugesehen, aber es war in Ordnung. Wenn nur nicht diese unerträglichen Schmerzen gewesen wären.
Sie ließ sich wegen ihrer massiven Schmerzen auf eine Palliativstation einweisen. Als ihre Tochter zum ersten Mal nach dem Einräumen der Schränke die Türe hinter sich geschlossen hatte und sie allein war, liefen ihre Tränen ohne Ende, denn sie war sich sicher, hier nie mehr rauszukommen.
Zu Beginn wurde sie an eine Schmerzpumpe mit Morphin angeschlossen. Die Schmerzen gingen zwar deutlich zurück, aber sie war auch immer müde und konnte kaum etwas tun. Aber das war allemal besser als die Schmerzen. Sie fragte sich nur immer wieder, was die Drogensüchtigen nur daran fanden, immer so müde zu sein, statt ihre Lebenszeit zu nutzen.
Wegen der Müdigkeit führten die Mediziner eine Rotation auf Oxycodon durch. Zusätzlich wurde lokal ein Lidocain-Pflaster (Versatis) aufgebracht. Diese Kombination funktionierte recht gut.
In eine neuerliche Strahlentherapie hatte sie erst nach langen Diskussionen und Aufklärung durch einen Onkologen eingewilligt, nachdem man ihr versichert hatte, dass diese Maßnahme nicht der Lebensverlängerung, sondern der Linderung ihrer Schmerzen diene.
Tatsächlich konnte sie nach einem Monat die Palliativstation wieder verlassen und nach Hause zurückkehren, und als sie dort zum ersten Mal wieder allein in ihren vier Wänden saß, liefen wieder ihre Tränen, aber diesmal mischte sich in die Trauer auch eine große Portion Erleichterung und beinahe Glück darüber, wieder zu Hause zu sein. Etwas später nahm sie ihrem Mann das Versprechen ab, sie nicht mehr fortzubringen, ganz gleich, was die Ärzte sagen würden.
Es gab jetzt eine Menge zu erledigen, damit sie all ihre Wünsche über das, was zu tun und zu lassen war, wenn sich ihr Zustand dem Ende zuneigen sollte, festhalten konnte. Sie wurde dabei von einem Palliativteam unterstützt, das sich zu ihrem Glück mit all diesen Dingen und Fragen gut

auskannte. Aber auch wenn sie praktisch schmerzfrei war, konnte sie diesen Diskussionen kaum folgen und hoffte nur, dass ihr Nicken und Kopfschütteln Antwort genug waren und ihr Mann alles richtig deutete.
Irgendwann wusste sie nicht mehr genau, ob es Tag oder Nacht war und wie lange sie jetzt wieder geschlafen hatte. Allmählich wurde ihr auch das Aufwachen lästig.
Das Palliativteam überlegte, ob es an der Krankheit lag, an den Medikamenten, ob sie genug Flüssigkeit bekam oder sich vielleicht eine schwere Infektion zugezogen hatte, zumal die Laboruntersuchung sehr hohe Entzündungswerte offenbarten.
Sie hatte außerdem gelegentlich Muskelzuckungen, wie auch die Pflegenden beobachtet hatten. Die Halluzinationen konnten auch der andauernden Nähe ihres Bewusstseins zum Schlaf entsprungen sein. Die engen Pupillen wiesen natürlich in Richtung der Opiate. Allerdings war es ja kein Geheimnis, dass sie welche bekam, und somit waren auch die engen Pupillen eigentlich keine Überraschung.
Trotzdem wurde die Opiatzufuhr reduziert, was aber keine Besserung ihres Zustandes brachte. Eine inzwischen initiierte antidepressive Behandlung wurde deutlich zurückgefahren, ebenso die Novaminsulfongabe. Erst als die Opiatgabe schrittweise immer weiter zurückgefahren wurde, klarte sie wieder auf und nach einer Woche konnte sie wieder die meiste Zeit des Tages wach sein.
Die Schmerzen blieben jetzt auch mit einer vergleichsweise geringen Opiatdosis gut erträglich und wenn die Familie ihrer Tochter da war und ihr Mann ihre Hand hielt, spürte sie manchmal gar keine Schmerzen mehr.
Als sie schließlich den Arzt fragte, wieso sie auf einmal soviel weniger Schmerzmittel benötige, war er ein wenig verlegen und gestand, dass sie übersehen hatten, dass die Bestrahlung ihres Tumors ihn soweit verkleinert hatte, dass er aktuell kaum noch Schmerzen bereitete und deshalb ihre nicht angepasste Dosis an Opiaten viel zu hoch gewesen war. Er erklärte ihr, dass der Schmerz die Opiate gewissermaßen verbrauche und sie deshalb auch nicht süchtig werde wie ein Junkie. Doch wenn der Schmerz viel geringer sei, würden die Opiate nicht mehr verbraucht und entfalteten mehr ihrer unerwünschten Wirkungen, was in diesem Fall zu ihrer großen Apathie und Schläfrigkeit geführt hatte.

3.2 Dermatologische Störungen

3.2.1 Anatomie und Physiologie

Die Hautoberfläche misst 1,5–2 m^2 und ist bei einer Dicke von 2–3 mm damit schwerer als die Leber und in ihrer Masse nur noch mit dem Skelett und der Muskulatur zu vergleichen. Sie besitzt eine hohe Widerstandskraft gegenüber schädigenden chemischen und mechanischen Einflüssen. Doch kann ein plötzlicher Verlust von etwa 10 % der Haut, wie etwa bei Verbrennung über den Flüssigkeits- und Elektrolytverlust lebensbedrohliche Konsequenzen haben. Bei anderen Organen wird eine solche Einbuße der Gesamtmenge meist viel besser verkraftet. Sie ist zudem ein wichtiges Sinnesorgan, dem besonders in der palliativen Situation als solches eine größere Bedeutung bekommt, vermittelt es doch bei Berührung Nähe, Zärtlichkeit, Liebe und Trost.

Die besondere Rolle der Haut kommt in vielen sprachlichen Redewendungen und Floskeln zum Ausdruck: „Es ist zum aus der Haut fahren", „dünnhäutig" oder „dickfellig" sein, man „möchte nicht in der Haut von jemandem stecken", oder „etwas geht einem unter die Haut". Manchmal wird die Haut auch als „Spiegel der Seele" bezeichnet, was sich auf Reaktionen wie Erröten, Erblassen, Schwitzen bezieht, aber in einem psychosomatischen Sinne auch bei bestimmten dermatologischen Erkrankungen seine Berechtigung hat.

3.2.2 Krankheitsentstehung

In der palliativen Situation gibt es häufig Umstände, die Hauptprobleme begünstigen. Bei fortgeschrittenen Erkrankungen ist oft der Immunstatus herabgesetzt. Viele Palliativpatienten sind mangelernährt oder sogar kachektisch. Oft wird eine Vielzahl von Medikamenten zur Symptomlinderung eingesetzt, die als Nebenwirkung Hautreaktionen vom einfachen Ausschlag bis hin zu schwersten Erkrankungen wie dem – sehr seltenen – Lyell-Syndrom auslösen können.

Bestimmte Chemotherapien, die auch in der palliativen Situation zur Symptomkontrolle fortgeführt werden, haben Hautreaktionen als typische Nebenwirkungen, so etwa akneartige Störungen an Händen und Füßen bei einer Antikörpertherapie.

Patienten, die lange Kortison genommen haben (z. B. bei fortgeschrittener COPD oder Autoimmunkrankheiten), entwickeln eine papierdünne und extrem verletzungsanfällige Haut. Bei Leber- oder Nierenversagen tritt quälender Juckreiz auf. Palliativpatienten liegen oft viel oder sind sogar vollständig bettlägerig, was einen Dekubitus (➤ Kap. 2.3.4) begünstigt.

Nicht zuletzt kann Hautbefall durch Tumoren oder Metastasen schwer behandelbare Wunden verursachen oder kosmetisch stören und ggf. sogar entstellen.

Aufgrund dieser Vielfalt möglicher Hautbeteiligungen, aber auch aufgrund der Schwere mancher Hauterscheinungen in der palliativen Situation, ist die pflegerische Behandlung der Haut mitunter aufwendig und anspruchsvoll. Hinzu kommen noch die allgemeinen pflegerischen Maßnahmen der Hautpflege, wie sie auch im nicht palliativen Bereich vorkommen: Pflege von trockener Haut, Behandlung von Intertrigo (oberflächlicher Pilzbefall in feuchtwarmen Hautzonen) usw.

Wichtig für Ihre Arbeit ist es, dass Sie bei der Pflege einer Hauterkrankung Handschuhe tragen. In vielen Pflegebereichen wird seltener mit Handschuhen gearbeitet als etwa in der Klinik, was vielleicht nicht den Regeln der Kunst entspricht, aber auch immer wieder auf das Problem der Kostenübernahme verweist. Handschuhe müssen von den Patienten selbst angeschafft werden, aber manche Patienten sehen die Notwendigkeit nicht ein und sträuben sich gegen diese Ausgaben (Packung zu 100 St. ca. 5 Euro).

Hauterkrankungen in der Palliativpflege gehen nicht selten auf die Pflegebedingungen selbst zurück. Eine Inkontinenz, die das dauerhafte Anziehen von Inkontinenzvorlagen erfordert, bietet etwa einem Genitalpilz optimale Bedingungen, vor allem bei reduzierter Abwehrlage.

Auch Pflaster oder Klebestreifen von Inkontinenzvorlagen können Hautallergien hervorrufen.

Hautprobleme in der Palliativpflege sind:

- Wunden:
  - Dekubitus
  - Infolge exulzerierender Tumoren
  - Fisteln
  - Ulcus cruris
  - OP-Wunden
  - Stomata
- Andere therapiebedingte Hautschädigungen:
  - Strahlenschäden
  - Akne bei Antikörpertherapie
  - Dermatitis bei Strahlentherapie

  - Allergische Reaktionen (z. B. Medikamentennebenwirkungen, Kontaktallergien bei Pflegemitteln oder Verbandsmaterialien)
- Tumoren der Haut
  - Hautmetastasen
  - Exulzerierende Tumoren
  - Primäre Hauttumoren (selten)
- Hautinfektionen
  - Mykosen (Pilzbefall)
  - Wundinfektionen
  - Herpes Zoster.

Die von diesen Erkrankungen ausgehenden typischen Probleme und Symptome im Zusammenhang mit der Haut sind:

- Schmerzen
- Geruch
- Sekretbildung
- Juckreiz
- Blutung
- Sichtbarkeit, Entstellung.

3.2.3 Wie kann geholfen werden?

- Die entscheidenden prophylaktischen Maßnahmen sind die weitestmögliche Einhaltung hygienischer Regeln und eine sorgfältige Krankenbeobachtung. Beinahe jede pflegerische Maßnahme am Patienten bietet die Möglichkeit, Hautpartien zu inspizieren. Wenn dieser Blick zur Gewohnheit wird, können drohende oder einsetzende Hauterkrankungen schon frühzeitig erkannt und dokumentiert werden.
- Bei Hauterkrankungen ist es absolut erforderlich, Handschuhe zu tragen, um sich selbst vor einer Infektion zu schützen, aber auch, um nicht weitere Körperregionen des Patienten zu gefährden.
- Ein anderer wichtiger Punkt bei infektiösen Hauterkrankungen ist der häufige Wechsel der Wäsche, die mit den betroffenen Körperregionen in Kontakt gerät (Waschlappen, Handtücher, Unterwäsche, Bettwäsche, Schlafanzug usw.). Allerdings stoßen Pflegende hier immer wieder an die Grenzen der Belastbarkeit der Angehörigen, die vielleicht gar nicht über die ausreichende Wäschemenge verfügen und auch entsprechende Mengen von Schmutzwäsche nicht bewältigen können. Die Kunst besteht also darin, das maximal Mögliche in die Tat umzusetzen. Vielleicht müssen Sie es schon als Erfolg verbuchen, wenn Sie für jeden Tag einen frischen Waschlappen und saubere Unterwäsche zur Verfügung haben.

MERKE

Das Ausmaß der Wundversorgung richtet sich nach dem Stadium der Erkrankung und der Prognose: je weiter die Krankheit fortgeschritten ist, desto weniger ist zu tun. Im Zweifel gilt „weniger ist mehr".

- Zur Pflege und Stärkung der Haut sollten Sie zusammen mit dem Patienten auf die Verwendung hautfreundlicher Seifen und Cremes achten. Vielfach werden Sie jedoch mit jahrelangen Gewohnheiten konfrontiert, die einen Wechsel der Seifenmarke unmöglich machen.

- Um die Haut wirklich zu „pflegen" ohne sie durch unnötige Waschungen, Reibungen und Desinfektionen zusätzlich zu schwächen und zu schädigen, sollten alle Reinigungsmittel grundsätzlich sparsam eingesetzt werden. Oft braucht es nicht viel mehr als sauberes Wasser. Bei der Körperpflege im Bett sollten Sie möglichst zwei Waschschüsseln verwenden – eine mit klarem Wasser gefüllt, eine andere mit Wasser zum Nachwaschen.
- In der palliativen Situation sollten die Körperpflegezeiten weniger reglementiert sein als in der normalen Pflege. Das wichtigste ist, dass sich der Patient „in seiner Haut wohlfühlt", sodass die Pflege weitestmöglich nach Wunsch und Bedarf erfolgt. Wenn der Patient sie nicht möchte, kann die Körperpflege natürlich von ihm auch abgelehnt werden.

MERKE

Einst bekamen die Mitarbeiter eines Palliativpflegedienstes von einer Firma einen großen Karton mit Hautpflegeprodukten zur eigenen Verwendung geschenkt. Viele Mitarbeiter gaben nach der Verteilung an, dass sie bestimmte (auch gängige) Produkte selbst gar nicht mehr benutzen würden, weil sie den Geruch fortan mit bestimmten schwierigen Behandlungen verbinden und ihn somit eher als abstoßend empfinden würden.

- Moderne reizfreie Hautschutzpräparate (z. B. Cavilon) beruhen auf einer schnell trocknenden, reizfreien Flüssigkeit, die auf der Haut einen bis zu 72 Stunden wirkenden, transparenten und atmungsaktiven Hautschutzfilm bilden. Sie sind auch zur schmerzfreien Anwendung auf geschädigter Haut geeignet. Sie wurden zum Hautschutz vor aggressiven Körperflüssigkeiten wie Stuhl und Urin, Klebstoffen und Reibung entwickelt. Damit sind sie ideal zum Einsatz bei mazerierter Haut in der Nähe von Stomata oder an den Rändern sezernierender Wunden, bei Fisteln, Drainagen, Windeldermatitis oder beim Leckekzem.

3.2.4 Juckreiz

Krankheitsentstehung

Juckreiz kann viele verschiedene Ursachen haben, die nicht immer eindeutig auszumachen sind. Oft muss man eine geeignete Therapie im Ausschlussverfahren finden.

Juckreiz führt auch nicht immer zu sichtbaren Hauterscheinungen, und dann ist eine Diagnose oft noch schwieriger und eine gute Anamnese von entscheidender Bedeutung.

Wichtige Ursachen sind:

- Hauterkrankungen
- Internistische Erkrankungen etwa der Leber, Gallengangsverschluss (Cholestase), Diabetes mellitus, Urämie, Schilddrüsenfunktionsstörungen, Lymphome
- Neurologische Erkrankungen
- Paraneoplasien
- Infektionen
- Psychiatrische Störungen
- Medikamentennebenwirkungen, (z. B. durch Opiate, Carbamazepin, Captopril oder Mistelpräparate und viele mehr)

- Allergische Reaktionen gerade auf Hautpflegemittel, Verbandsmaterialien und reine Wolle in Kleidung, Wickeln oder Matratzenauflagen.

FALLGESCHICHTE

Ruth Prius, 62, Juckreiz

Die 62-jährige Ruth Prius entwickelte recht bald nach Beginn der Opiattherapie mit einem Retardpräparat wegen eines metastasierten Mammakarzinoms einen schweren Juckreiz. Da Juckreiz eine nicht ganz seltene Nebenwirkung von Morphinen ist, wurde das Präparat abgesetzt. Zufällig zeigte sich aber, dass die Gabe des identischen Morphins in einem schnell wirksamen Präparat nicht mit Juckreiz einherging. Beim genauen Vergleich aller Inhaltsstoffe der beiden Präparate durch den Apotheker zeigte sich: Der einzige Unterschied bestand in der pharmakologischen Trägersubstanz Stearinsäure. Sie war für den Juckreiz verantwortlich, nicht das Morphin. Nach Umstellung auf ein Retardpräparat ohne Stearinsäure trat kein Juckreiz mehr auf.

Bei älteren Menschen stellt der Juckreiz oft ein großes Problem dar. Die häufigste Ursache ist hier die altersbedingte übermäßige Hauttrockenheit. Die Regulation der Hautfeuchtigkeit hängt von der Fähigkeit der Epidermis zur Wasserbindung sowie von der Aktivität der Schweiß- und Talgdrüsen ab. Diese drei Faktoren lassen aber mit dem Alter physiologischerweise nach, was die Neigung zur Hauttrockenheit begünstigt. An Körperstellen wie etwa den Unterschenkeln, wo grundsätzlich eher wenige Talgdrüsen zu finden sind und eine Tendenz zur Minderdurchblutung besteht, ist die Gefahr von zu trockener Haut noch einmal größer.

Werden zudem im Alter die Schutzbarrieren der Haut durch übermäßiges Waschen und falsche Hygiene sowie unsachgemäße Hautpflege zerstört, benötigen die Reparaturmechanismen auch hier viel mehr Zeit zur Wiederherstellung der normalen Bedingungen als noch in jungen Jahren.

Beschwerden und Komplikationen

Die Lebensqualität kann erheblich beeinträchtigt sein. Der Schlaf kann sehr gestört sein, und das Zerkratzen der Haut birgt die Gefahr von bakteriellen oder viralen Infektionen. Bei Gerinnungsstörungen können Kratzverletzungen zu deutlichen Blutungen führen.

Die durch den Juckreiz entstandene Unruhe kann bei Menschen, die sich nicht mehr richtig verständlich machen können, falsch gedeutet oder das Symptom kann ganz übersehen werden.

Wie kann geholfen werden?

MERKE

Ist eine internistische Ursache nachzuweisen, gibt es verschiedene Behandlungsmöglichkeiten zur Linderung des Juckreizes. Auch eine medikamentöse Umstellung kann erforderlich und möglich sein. Dennoch ist die richtige Pflege der Haut auch in diesen Fällen eine wichtige zusätzliche Maßnahme.

- Juckreiz ist auch für die Angehörigen eine große Belastung, besonders wenn nicht schnell genug für eine ausreichende Linderung gesorgt werden kann. Einerseits benötigen Angehörige dann Entlastung, andererseits können sie gut in die praktische Therapie des Juckreizes einbezogen werden.
- Zu den wichtigsten pflegerischen Maßnahmen gehört es, alle die Haut belastenden Maßnahmen weitgehend auszuschalten (zu häufiges Waschen, Kältereize, Sonnenexposition, fortgesetztes Kratzen und Reiben, aber auch zu seltenes Waschen).
- Richtig ist es, 2- bis 3-mal wöchentlich kurz und unter Verwendung rückfettender Seifen zu duschen. Anstelle der Seife kann man Kaffeesahne/Sahne mit ätherischen Ölen vermischt verwenden, was die anschließende Hautpflege ersetzt.
- Eine ausreichende Flüssigkeitszufuhr und eine gute Luftfeuchtigkeit in nicht überheizten Räumen beugen einer Austrocknung der Haut vor.
- Der Juckreiz gehört zu den körperlichen Symptomen, die stark auf psychische Belastungen ansprechen, sei es etwa durch Angst und großen Stress oder auch durch Langeweile! Ein nicht zu starker Juckreiz ist ablenkbar.
- Auch das Kratzen selbst unterhält den Juckreiz, da durch das Kratzen mehr Histamin in der Haut ausgeschüttet wird, was den Juckreiz verstärkt. Um diesen Teufelskreis zu durchbrechen, kommen verschiedene Verhaltensänderungen infrage:
  - Der Patient sollte zunächst versuchen, dem Kratzbedürfnis eine Weile zu widerstehen, denn mitunter verschwindet der Juckreiz dann von selbst.
  - Statt zu kratzen, sollte er lieber die juckende Stelle drücken oder ein wenig reiben.
  - Neben gekürzten Fingernägeln können vor allem nachts leichte Baumwollhandschuhe ein unbewusstes Kratzen im Schlaf abmildern.
- Als wohltuend gegen Juckreiz werden gewöhnlich die folgenden Beispielrezepturen empfunden (wobei es viele weitere Rezepturen und Empfehlungen gibt). Die Wirkungsweise ist nicht immer deutlich. Mal kann es die Kühlung sein, welche die Linderung verschafft, mal ist es wohl nur die Unterbrechung des Teufelskreises und die Zufuhr anderer Reize für die Haut:
  - Lavendelwaschung: 4 Tropfen Lavendelöl + 1 EL Kaffeesahne auf 2 l Wasser
  - Obstessigwaschung: 4 EL Obstessig auf 2 l Wasser
  - Waschung mit Stiefmütterchenkraut-Aufguss: 1 EL Stiefmütterchenkraut mit 250 ml kochendem Wasser übergießen, 10 Minuten ziehen lassen, dem Waschwasser zugeben
  - Hautpflege mit fettem Basisöl und ätherischen Ölen (mehrfach täglich anzuwenden).

EXKURS

Medikamentöse Behandlung von Juckreiz

Zu den Behandlungsmöglichkeiten der Medizin gegen Juckreiz gehören verschiedene, teilweise auch unübliche Medikamente wie z. B. Thalidomid (früher Contergan), Rifampicin (hauptsächlich Tuberkulostatikum). Bei Juckreiz aufgrund einer Urämie ist eine UV-B-Bestrahlung wirksam, bei chologenem Juckreiz kann ein Stent zur Galleableitung die Konzentration von Galleinhaltsstoffen im Blut verringern und somit den Juckreiz lindern.

FALLGESCHICHTE

Herbert Foie, 61, Juckreiz

Immer engagiert, immer für andere unterwegs und dabei immer erfolgreich – Herbert Foie war ein Kämpfer gegen Armut und soziales Elend in der Stadt, der Inbegriff des Sozialarbeiters. Sein Engagement

für die Obdachlosen, Drogenabhängigen und die Hilflosen war beinahe legendär und hatte ihm sogar das Bundesverdienstkreuz eingebracht.
Doch seine Umtriebigkeit und fortwährende Präsenz an den Stellen, wo Hilfe nötig war, hatte einen hohen Preis. Seine Frau hatte ihn verlassen, die beiden Söhne lebten ohnehin längst woanders. Sicher, sie hatte sich oft beklagt, dass er immer nur unterwegs sei. Und wenn er mal zu Hause war, hatten ihn die ganzen Vorwürfe so genervt, dass er öfter mal mehr getrunken hatte, als gut für ihn gewesen wäre.
Das war jetzt beinahe vier Jahre her. Er war jetzt viel regelmäßiger und früher zu Hause. Aber da war jetzt niemand mehr und alles war anders. Der Griff zum Wodka kam immer früher. Wenn jemand zu Besuch kam, versteckte er alle Flaschen, fand aber stets einen Grund, doch wieder eine hervorzuholen.
Als er sich wegen Magenschmerzen nach langer Zeit mal wieder bei seinem Hausarzt sehen ließ, war dieser sichtlich überrascht über den Zustand, in dem Herbert sich präsentierte. Der Arzt führte konzentriert den Ultraschallkopf immer wieder über die gleiche Stelle auf seiner rechten Bauchseite. Er hatte eine Leberzirrhose entwickelt, aus der schon sehr früh ein primäres Leberzellkarzinom mit Metastasen in Lunge und Gehirn hervorgegangen war.
Der Umbauprozess in der Leber war fortgeschritten, und nachdem sich zunächst das Weiße in seinen Augen gelb verfärbt hatte, nahm jetzt auch seine Haut einen gelblichen Farbton an. Hinzu kam ein Juckreiz, der immer stärker wurde. Und obwohl er nicht mehr lange zu leben hatte und ihm eigentlich nichts weh tat, wurde dieser Juckreiz zu seinem einzigen und größten Problem, das alles andere in den Schatten stellte. Er hätte nie geglaubt, dass ihn ein Jucken einmal so sehr quälen könnte, dass ihm der Tod wie eine lockende Versuchung erschien. Der Hausarzt wusste nicht mehr weiter, doch das Palliative-Care-Team, das ihm in seinen letzten Wochen helfen sollte, hatte noch Behandlungsalternativen.
Warum genau die beim Ikterus in den Blutkreislauf übergetretenen Gallensäuren einen solchen unerträglichen Juckreiz auslösen können, ist noch nicht völlig erforscht. Offenbar werden in der Leber vermehrt endogene Opiate gebildet, die sich an zentrale Opiatrezeptoren binden. Somit ist es logisch, dass Opiatantagonisten gegen Juckreiz wirksam sein können. Die Behandlung schlug sehr schnell an und schon bald hatte Herbert Foie wieder mehr Hoffnung für die verbleibende Zeit. Doch hatte ihn der Palliativarzt auf ein möglicherweise aufkommendes Problem hingewiesen: Wenn er starke Schmerzen bekäme, würde er eventuell Opiate benötigen, die jedoch nicht wirken könnten, wenn er gleichzeitig einen Opiatantagonisten einnähme. Er stellte jedoch in Aussicht, dass es dann auch noch andere Möglichkeiten der Behandlung des Juckreizes gäbe.

3.2.5 Lymphödem

Krankheitsentstehung

Beim Lymphödem in der Palliativpflege handelt es sich in aller Regel um das sekundäre Lymphödem, das die Folge einer bestimmten Erkrankung oder von Behandlungsformen oder Traumen ist. Die häufigsten Ursachen in Ihrem Arbeitsfeld sind die direkte Verlegung oder Einengung der Lymphbahnen oder Lymphknoten durch Tumoren bzw. durch Metastasierungen in Lymphknoten.

Beschwerden und Komplikationen

Da fortgesetzt Lymphe erzeugt wird, bedeutet eine unbehandelte Behinderung des Lymphabflusses eine Zunahme des Ödems mit allen sich daraus ableitenden Folgen (➤ Abb. 3.3,

➤ Abb. 3.4): Rückstau, Druckerhöhung im Gewebe mit Kompression von Blutgefäßen, trophische Störungen der Haut, bindegewebiger Umbau und später auch Schmerzen durch Nervenkompression.

Zudem sind die betroffenen Hautgebiete aufgrund der Minderperfusion und der resultierenden trophischen Störungen anfällig für Hautinfektionen. Bereits kleinere Verletzungen können zu hartnäckigen und bedrohlichen Infektionen führen, da die eindringenden Keime ideale Wachstumsverhältnisse vorfinden. Es droht ein Erysipel, das sich bei zumeist erheblich geschwächter Abwehrlage zur Sepsis entwickeln kann.

Weitere Komplikationen sind der Lymphabfluss aus der Haut, die Ulkusentstehung bei gleichzeitiger venöser Stauung und die Ausbildung von Lymphfisteln und Zysten.

Als direkte Folge der Grunderkrankung ist auch das Lymphödem nicht heilbar. Das Behandlungsziel besteht darin, dass das Lymphödem dem Patienten möglichst geringe Probleme bereitet.

Die wirkungsvollste Behandlungsform ist die kombinierte physikalische Entstauungstherapie, die sich aus folgenden fünf Bausteinen zusammensetzt: manuelle Lymphdrainage, Kompressionsverbände, Hautpflege, Atemtherapie und Bewegungsübungen. In der palliativen Situation lässt sich oft nur ein Teil davon umsetzen. So wird z. B. im Hinblick auf die Lebensqualität mitunter auf die belastenden Kompressionsverbände oder -strümpfe verzichtet. Doch ist auch die Anwendung von Teilbereichen oft erfolgreich.

Bei Ödemen des Gesichts (Zunge oder Augenlider) kommt eine Beeinträchtigung

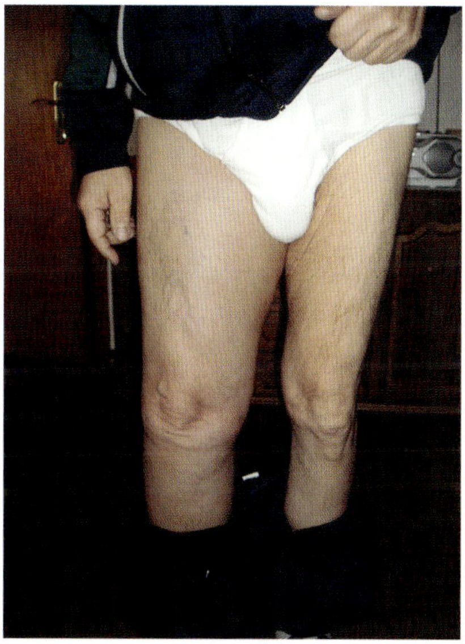

Abb. 3.3 Lymphödem des rechten Beins. [M703]

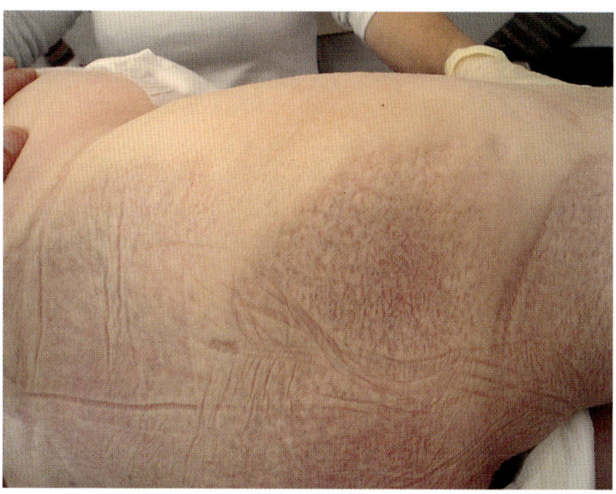

Abb. 3.4 Lymphödem des rechten Beins und des Gesäßes mit Abdruck eines Deckenmusters in der Haut. [M703]

der Kommunikation (sprechen/sehen) erschwerend für den Patienten hinzu. Hier ist es dann wichtig, mit der Physiotherapie Absprachen zu treffen, wann eine Entstauungstherapie durchgeführt werden soll, z. B. vor einem wichtigen Besuch von Angehörigen. Der Erfolg einer Entstauungstherapie ist bei dieser Form des Ödems oft zeitlich sehr begrenzt, wenn die Lymphabflussbahnen am Hals, z. B. durch einen Tumor oder durch Therapie (OP, Bestrahlung) verlegt sind. Hier sollten die Therapieerfolge gut definiert und kommuniziert werden.

Wie kann geholfen werden?

MERKE
Die medikamentösen Möglichkeiten zur Behandlung des Lymphödems mit Diuretika oder Kortikoiden sind sehr begrenzt.

Die direkt gegen das Lymphödem gerichteten Kompressionen und Bandagen gehören in geschulte Hände. Der Pflege fällt auch eine große Bedeutung bei prophylaktischen Maßnahmen und bei der Hautpflege zu.

- Der Patient und die Angehörigen sollten gut über dieses zunächst vergleichsweise harmlos wirkende Symptom im Hinblick auf die Gefahren aufgeklärt werden.
- Jede Form der Verletzung oder Belastung der Haut an der betroffenen Extremität soll verhindert werden. Das umfasst z. B. Kratzer bei Juckreiz, Verbrennungen durch heißes Wasser, Wärmflaschen oder Sonnenbrand, Insektenstiche, Verletzungen bei der Nagelpflege, Injektionen, Blutentnahmen, Blutdruckmessungen, abschnürende Kleidung.
- Ist es doch zu Verletzungen gekommen, sollten diese auch im Falle von kleineren Kratzern oder Insektenstichen gut gesäubert und mit einem Antiseptikum behandelt werden.
- Maniküre und Pediküre müssen äußerst vorsichtig durchgeführt werden. Denken Sie daran, darüber auch die Angehörigen in Kenntnis zu setzen.
- Nach dem Waschen muss die Haut behutsam aber gründlich getrocknet werden, ohne zu rubbeln, aber mit besonderer Sorgfalt an den Finger- oder Zehenzwischenräumen.
- Die Haut sollte täglich gut eingecremt oder eingeölt werden (ohne potenziell reizende Substanzen wie etwa Konservierungsstoffe).
- Wenn möglich sind normale und nicht schwer belastete Bewegungen der betroffenen Extremität günstig oder eine Hochlagerung über das Herzniveau. Ungünstige Faktoren sind schweres Tragen bzw. das Stehen oder Sitzen.

MERKE
Ausgeprägte Lymphödeme erfordern mitunter eine bis zu tägliche Behandlung, die auch pro Sitzung schon einmal 90 min in Anspruch nehmen kann.

3.3 Thromboseprophylaxe

3.3.1 Anatomie und Physiologie

Wird der Körper durch eine Verletzung geschädigt, begrenzt das Gerinnungssystem die Blutverluste. Die betroffenen Gefäße ziehen sich durch Kontraktion der Gefäßwandmuskulatur zusammen und verengen sich. Dann lagern sich Thrombozyten an die verletzte Gefäßwand an und bilden einen Blutpfropf (Blutstillung). An der anschließenden Blutgerinnung sind insgesamt 13(–15) Gerinnungsfaktoren beteiligt (F I – XIII), die in zahlreichen Einzelreaktionen innerhalb von 2–4 Minuten aus dem Plasmaprotein Fibrinogen ein Fasernetzwerk aus unlöslichen Fibrinmolekülen schaffen.

Da normalerweise dieser Prozess schnell und effizient abläuft, ist es wichtig, dass der Organismus auch über eine „Bremse“ verfügt, um die Gerinnung auch wieder zu stoppen, damit nicht das gesamte Körperblut gerinnt. Auch hier wirken verschiedene Einzelfaktoren zusammen. Schließlich bindet Antithrombin III mit den Faktoren IX–XII einen Komplex, der die Gerinnungskaskade unterbricht. Außerdem werden die Fibringerinnsel durch Fibrinolyse wieder abgebaut, damit die Gefäße dann für das Blut wieder völlig frei passierbar sind. So liegt insgesamt ein ausgeglichenes System vor.

3.3.2 Krankheitsentstehung

Dieses komplexe System aus Gerinnungsfaktoren, Spurenelementen und Zellen kann aber auf jeder einzelnen Stufe gestört sein.

In der anderen Richtung kann es nicht zuletzt durch äußere Einflüsse zu einer unerwünschten Gerinnung innerhalb der Blutgefäße kommen. Ein ganz wesentlicher Faktor dafür ist die Strömungsverlangsamung bzw. Strömungsveränderung z. B. durch Bettlägerigkeit, Immobilisation, langes Sitzen, Lähmungen, Ruhigstellung während einer OP, aber auch durch unnatürliche Wirbelbildung im Blutstrom z. B. in Varizen.

Die Muskulatur ist von großer Bedeutung für die Blutzirkulation. Wenn sich ein Muskel anspannt, werden besonders die dünnwandigen Venen zusammengedrückt. Das Blut wird dadurch in Richtung Herzen transportiert (Muskelpumpe). Bei einem bettlägerigen Patienten funktioniert die Muskelpumpe nicht, und das Blut fließt viel langsamer. Es kann zur Gerinnung kommen.

Ein weiterer Faktor im Hinblick auf eine unerwünschte Gerinnung ist eine Gefäßwandschädigung nach einer Verletzung oder Operation, bei Entzündungen oder Tumoren. Schließlich können eine Veränderung der Blutzusammensetzung mit einem Ungleichgewicht zwischen Gerinnung und Fibrinolyse durch Krankheiten (z. B. als Begleiterscheinung bei Tumoren), das Rauchen und die „Pille“ eine Thromboseausbildung begünstigen.

In der Palliativmedizin kommen noch einige spezielle Risikofaktoren für die Entstehung einer Thrombose hinzu. So können etwa einige Chemotherapien zu Endothelschäden führen oder auch Einfluss auf Gerinnungsfaktoren haben. Aber auch andere Medikamente, wie etwa Thalidomid oder Östrogene, erhöhen die Gefahr einer Thrombosebildung.

3.3.3 Beschwerden und Komplikationen

Kommt es zur Thrombose verschließt sich das Gefäß, was zu einem dumpfen Spannungsgefühl und ziehenden Schmerzen führt. Eventuell kann es auch zu einer Umfangszunahme und zur Überwärmung des betroffenen Beins kommen. Die Haut ist glänzend und gespannt. Das Blut sucht sich dann normalerweise andere Wege, um abzufließen, sodass sonst kleine und feine oberflächennahe Venen an Volumen zunehmen, um die anfallende Blutmenge zu bewältigen. Die Klappen der Vv. perforantes, die eine gewöhnlich einseitige Verbindung zwischen den oberflächlichen und den tiefen Beinvenen darstellen, werden gesprengt und das Blut fließt über diese „Umleitung" ab.

Gefährlich wird eine Thrombose dadurch, dass sich ein solches in der Vene entstandenes Blutgerinnsel (Thrombus) lösen und als Embolus z. B. in die Lunge gespült wird (Lungenembolie; ➤ Kap. 3.7).

Die klinischen Zeichen einer Thrombose können auch völlig fehlen. Sogar 80 % der tödlichen Lungenembolien verlaufen ohne klinische Thrombosezeichen. Die Einschätzung des individuellen Risikos ist schwierig, da in der palliativen Situation oft verschiedene begünstigende Faktoren zusammentreffen. Sehr hoch ist das Risiko, wenn bereits eine tiefe Beinvenenthrombose oder Lungenembolie stattgefunden hatte. Bei malignen Erkrankungen ist das Risiko variabel, aber oft signifikant erhöht. Auch höheres Lebensalter und Immobilität aus verschiedenen Gründen (Lähmung, schwere COPD mit Beatmung, Intensivpflichtigkeit), Übergewicht (BMI > 30), chronische Herzinsuffizienz oder nach einem Herzinfarkt tragen zu einem erhöhten Thromboserisiko bei.

3.3.4 Wie kann geholfen werden?

In der palliativen Situation muss im Team erörtert werden, ob eine medikamentöse Thromboseprophylaxe überhaupt dem Wunsch des Patienten entspricht, oder ob z. B. eine Heparin-Prophylaxe mehr automatisch eingeleitet worden ist und einfach immer weiterläuft.

Neben dem Wunsch des Patienten muss hier auch die Frage nach dem therapeutischen Nutzen und nach dem wirklichen Benefit für den Patienten beantwortet werden. Die häufigen Laborkontrollen und eventuell schmerzhafte Injektionen können auch eine unverhältnismäßige Belastung darstellen, wenn die Lebenserwartung nur noch gering ist und die damit verbundenen Risiken hoch sind.

EXKURS

Medikamentöse Thromboseprophylaxe

Die Datenlage über die medizinisch „beste" Thromboseprophylaxe in der palliativen Situation ist relativ schlecht. Neben dem erhöhten Thromboserisiko haben viele Krebspatienten auch ein erhöhtes Blutungsrisiko, was die Dosierung einer medikamentösen Prophylaxe zu einem schwierigen Balanceakt macht. Die Bedeutung der reinen Bettlägerigkeit für das Thromboserisiko wird eher überschätzt, denn solange keine echte Parese vorliegt, können die noch stattfindenden Bewegungen das tatsächliche Risiko einer Thrombose relativ gering halten.

- Fordern Sie den Patienten zur Betätigung der Wadenmuskulatur durch Fußkreisen, Fußwippen, Anziehen des Fußes und Treten gegen das Fußbrett auf.

- Können die Bewegungsübungen zur Mobilisation nicht selbstständig durchgeführt werden, sollten Sie dies nach Möglichkeit für den Patienten als passive Bewegungen umsetzen.
- Kompressionsstrümpfe werden nach ärztlicher Verordnung von einem Sanitätshaus maßgeschneidert angepasst. Bei arterieller Durchblutungsstörung sind solche Strümpfe kontraindiziert. Sie übernehmen in gewisser Weise die Funktion der Muskelpumpe und üben einen beständigen Druck auf die Venen aus, ohne diese abzudrücken. Dadurch verbessert sich der Blutfluss. In der Nacht werden sie ausgezogen. Bei stark schwankenden Beinumfängen, wie etwa bei einem Lymphödem, funktionieren angepasste Kompressionsstrümpfe nicht. In diesen Fällen sind Kompressionsverbände die mögliche Alternative.

Eingetretene Thrombose

Typische Anzeichen für eine Thrombose sind ein glänzendes Bein, Schmerzen in der Wadenmuskulatur bei der Unterschenkelthrombose sowie Schwellung und Übererwärmung des Beines. Ein weiteres Merkmal sind die „Warnvenen", d. h. die verstärkte Gefäßzeichnung an der Hautoberfläche. Das Team muss darüber umgehend informiert werden. Eine Beinschwellung kann jedoch auch auf ein Lymphödem, eine Herzinsuffizienz, eine untere Einflussstauung oder auf eine Hypalbuminämie zurückgehen.

Ist es tatsächlich zu einer Thrombose gekommen, besteht die größte Gefahr in der Entwicklung einer Embolie. Damit dies nicht geschieht, muss der Patient bei einer Oberschenkel- und Beckenvenenthrombose etwa zwei Wochen absolute Bettruhe halten, und es gelten die folgenden Hinweise zur Pflege. Bei Unterschenkelthrombosen genügt die Bettruhe.

- Die Pflege bei einer akuten Thrombose ist aufwendig, denn der Patient darf sich so gut wie nicht bewegen, damit der Thrombus sich nicht durch eine Flussbeschleunigung bei Bewegung ablöst. Oftmals werden die Patienten vom Hausarzt in ein Krankenhaus eingewiesen, da die erforderliche Pflege zu Hause oft nicht gewährleistet ist. Wenn eine „Rund-um-die-Uhr"-Betreuung gesichert ist, gelten in der Regel folgende Vorgaben:
  - Bei eingetretener Thrombose erhält der Patient subkutan (unter die Haut, z. B. in eine Bauchfalte) Heparin-Spritzen.

MERKE
Eine Medikation, die das Thromboserisiko senkt, weil sie auf die Blutgerinnung hemmend wirkt, bedeutet auch immer ein erhöhtes Blutungsrisiko.

  - Um eine Embolie zu vermeiden, darf der Patient sich für 7–10 Tage kaum – und wenn, nur sehr langsam und nicht ruckartig – bewegen. Nach dieser Zeit hat der Organismus den Thrombus „organisiert", was jedoch phlebografisch bestätigt werden sollte.
  - Der Patient sollte bei der Körperpflege und der Nahrungsaufnahme unterstützt werden.
  - Beim Stuhlgang darf nicht gepresst werden. Deswegen ist die Aufrechterhaltung einer guten Verdauung sehr wichtig (➤ Kap. 3.10).
  - Es werden Kompressionsstrümpfe verordnet, die Beine jedoch nicht gewickelt. Der Druck wäre zu unterschiedlich, zum einen von Seiten des Personals zum anderen durch die Wicklungen.
  - Das betroffene Bein wird etwa 30° auf einer Schiene oder Decke hochgelagert.

3.4 Schlafstörungen

3.4.1 Physiologie

Die Körpertemperatur und der Kortisolspiegel sind wohl die bekanntesten Parameter des menschlichen Körpers, die einem Tagesrhythmus unterworfen sind, doch sind auch eine Reihe weiterer Funktionen betroffen. Auch wenn sich nach Langstreckenflügen mit mehrstündiger Zeitverschiebung der Schlaf-wach-Rhythmus oft bereits nach 1–2 Tagen normalisiert hat, leiden manche Personen noch eine ganze Woche unter Müdigkeit, Konzentrationsstörungen, Leistungsschwäche, Verdauungsproblemen usw. Die hormonellen Umstellungen nehmen einfach etwas mehr Zeit in Anspruch.

MERKE

Das Thema Schlafstörungen und fehlende Erholung im Bereich der Pflege betrifft auch die Pflegenden selbst. Der Wechsel zwischen Tages- und Nachtschicht oder Früh- und Spätschicht „verstellt" auch hier die innere Uhr. So konnte etwa gezeigt werden, dass die Fehlerquote beim Stellen der Medikamente in der 2.–6. Nacht eines Nachtdienstblocks besonders hoch ist. Ab der 7. Nacht gingen die Fehler wieder zurück, da sich offenbar der Körper, und damit auch Leistungsfähigkeit und Konzentrationsvermögen, angepasst hatte.
Die Belastung der Pflege entsteht also nicht nur durch lange Nachtdienstphasen, sondern auch durch häufige Dienstwechsel.
Für die Nachtwachen hat sich herausgestellt, dass es besser ist, etwa jede Nacht um 3 Uhr den Dienst abzugeben, als nächteweise zu wechseln.

3.4.2 Krankheitsentstehung

Schlafstörungen gehören zu den häufigsten Befindlichkeitsstörungen überhaupt und dementsprechend groß sind auch Angebot und Nachfrage an schlaffördernden Techniken und Substanzen. Vor allem alte Menschen leiden häufig unter subjektiv empfundenen oder objektiven Schlafstörungen.

Zu einem Teil liegt das aber auch an einer festen Erwartungshaltung im Hinblick auf den Schlaf. Vielen Menschen ist nicht bewusst, dass das natürliche Schlafbedürfnis mit zunehmendem Alter kontinuierlich abnimmt. Während Jugendliche durchschnittlich acht Stunden Schlaf benötigen, kommen Ältere bereits mit durchschnittlich (!) sechs Stunden aus. Die Verteilung der REM-Phasen, in denen Träume erlebt werden, bleibt dabei überwiegend gleich.

Einschlafstörungen quälen Menschen, die sich zwar hundemüde zu Bett legen, sich dort aber stundenlang von einer Seite auf die andere wälzen. Oft sind es konkrete Sorgen oder Ängste, welche die Patienten grübeln lassen: Ängste über die Zukunft, Sorge um die Angehörigen, die Frage, ob man wohl wird leiden müssen. Häufig handelt es sich aber auch um eine allgemeine Unruhe oder Angst ohne konkreten Bezug.

Durchschlafstörungen sind sehr viel seltener. Ihnen liegt ein gestörter Wechsel zwischen Tiefschlaf- und REM-Phasen zugrunde. Die Folgen sind im Allgemeinen Leistungsschwäche und Konzentrationsstörungen sowie emotionale Labilität und Reizbarkeit.

In der palliativen Situation erwachen die Patienten häufig aufgrund von Symptomen, z. B. Schmerzen oder Harndrang.

MERKE

Es sollte nicht vergessen werden, dass manche Patienten „Schlafstörungen" haben, ohne einen Leidensdruck zu empfinden. Eine Behandlung oder Pathologisierung ist hier nicht hilfreich.

Bei einer Vielzahl chronischer Erkrankungen klagen die Patienten regelmäßig über Schlaflosigkeit in der Nacht und Schläfrigkeit am Tag. In Kombination mit Schmerzen, Depressionen, Lagerungsproblemen und vielem mehr vergrößert sich die Belastung für den Patienten, anstatt dass es durch einen erholsamen Nachtschlaf zu einer körperlichen und psychischen Kräftigung kommt.

Ein gestörter Nachtschlaf hat zudem tief greifende Auswirkungen auf den gesamten Organismus, wozu etwa eine Insulinresistenz und vermehrte kardiovaskuläre Erkrankungen zählen. Obwohl jeder Mensch die Auswirkungen einer Nacht mit zu wenig Schlaf im Hinblick auf die Leistungsfähigkeit und Stimmung kennt, ist doch nur wenig über die Behandlung von Schlafstörungen bei chronisch Kranken bekannt.

MERKE

Die schädlichen Folgen unzureichenden Schlafes sind hinreichend belegt. Auf Intensivstationen kann es vorkommen, dass Patienten aufgrund von Positions- und Lagewechseln, Infusionswechsel und dem Piepen der Geräte an einem Tag kaum eine Viertelstunde ununterbrochen schlafen können.

3.4.3 Beschwerden und Komplikationen

Das häufigste Symptom, das den Schlaf raubt, ist der Schmerz. Deshalb kommt einer wirkungsvollen Schmerzstillung in der Nacht eine überragende Bedeutung zu. Entscheidend bei der Medikamentenauswahl ist die Wirkdauer des Medikaments, denn das – nach Möglichkeit störungsfreie – Intervall vom Abend bis zum Morgen ist das längste des Tages. Für ein so wirkungsvolles Medikament wie Metamizol (Novalgin; ➤ Abb. 3.5) wird es mit einer Wirkdauer von 4–6 Stunden schon schwer, an die Länge einer schmerzfreien Nachtruhe heranzureichen.

Gerade bei Medikamenten mit kurzer Wirkdauer sollte die letzte Medikamenteneinnahme also direkt vor dem Schlafen erfolgen. Auch eine höhere Dosierung kann sinnvoll

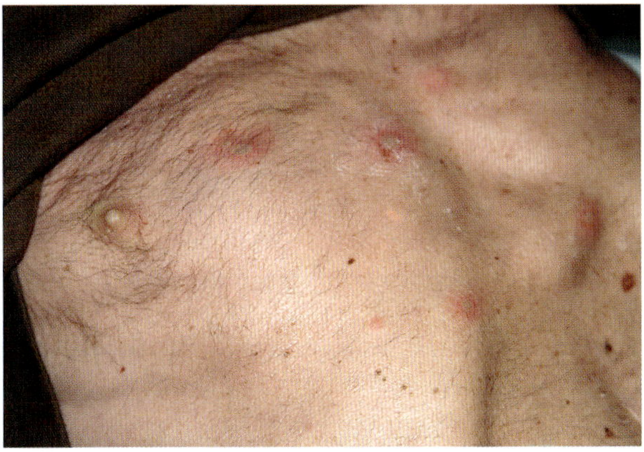

Abb. 3.5 Exanthem unter Novalginmedikation. [M703]

sein. Die bei Opiaten tagsüber unerwünschte Müdigkeit kann in der Nacht natürlich vorteilhaft sein. Die wenigsten Medikamente müssen zu oder nach den Mahlzeiten eingenommen werden (eventuell NSAID), auch wenn diese Vorstellung weit verbreitet ist. Alternativ kann eine weitere Medikamenteneinnahme während der Nacht erfolgen (z. B. beim Toilettengang), oder die Medikamente werden während der Nacht kontinuierlich per Infusion oder Perfusor verabreicht.

Palliative Care bezieht die Angehörigen mit ein. Vor allem bei Patienten, die zu Hause betreut werden, ist die Situation oft dadurch angespannt, dass die pflegenden Angehörigen kaum Schlaf finden. Im Interesse aller Beteiligten sollte versucht werden, eine Verbesserung zu erreichen. Teilen sich mehrere Angehörige die nächtliche Betreuung ist es oft besser, während der Nacht zu wechseln, statt ganze Nächte zu wachen. Oder es wird zumindest für einige Nächte eine professionelle Nachtwache organisiert.

Weitere Ursachen für Schlafstörungen:

- Auch ein Delir, das potenziell behandelbar ist, ein Harnverhalt oder eine volle Blase kann die Ursache für Unruhe mit Schlafstörungen sein.
- Wesentliche Störfaktoren sind neben Schmerzen auch pflegerische Maßnahmen in der Nacht und kreisende Gedanken, Ängste, Trauer, Sorgen. Diese Dinge sind schon bei ansonsten gesunden Menschen ein großes Problem und vielfach für Schlafstörungen verantwortlich.
- Atemnot bzw. die Angst vor dieser kann dem Patienten den Schlaf rauben und ihn aufwecken.
- Schlaflosigkeit und Depression verstärken einander nicht selten.
- Häufiger Harndrang als Ursache einer Schlafstörung ist nicht selten und kann gerade bei älteren Patienten auch unabhängig von der eigentlichen Erkrankung ein Problem sein.
- Auch andere körperliche Symptome wie Juckreiz oder Husten können im Extremfall zu schwersten Schlafstörungen führen (➤ Kap. 3.2.4 und ➤ Kap. 3.7).

MERKE

Schlafmangel verstärkt alle Symptome und umgekehrt – das gilt für Schmerzen und auch für alle psychischen und neurologischen Symptome.

3.4.4 Wie kann geholfen werden?

Es wurde vielfach gezeigt, dass pflegerische Maßnahmen den Schlaf des Patienten positiv beeinflussen. Nachfolgend finden Sie eine lange Aufzählung möglicher positiver Einflussfaktoren. Doch was für den einen richtig ist, kann für den anderen ganz falsch sein. In der palliativen Situation steht auch hier die vom Patienten empfundene Lebensqualität im Vordergrund. Deshalb können die folgenden Punkte auch nur Anregungen dazu sein, die für den jeweiligen Patienten richtige Hilfe zu finden. Medikamente stehen in doppelter Hinsicht ganz am Ende.

- Wenn es behandelbare Ursachen der Schlafstörung gibt, sollte hier zunächst eine medikamentöse Therapie versucht werden, bevor zu Schlafmitteln gegriffen wird.
- Nach Möglichkeit sollte ein Schlaf-wach-Rhythmus erhalten bleiben, vor allem was den Zeitpunkt des morgendlichen Erwachens betrifft.

- Es sollte am Tag nicht unnötig viel Zeit im Bett verbracht werden. Bettlägerige Personen sollten tagsüber so viel geistige und körperliche Stimulation erfahren, wie es ihr Zustand erlaubt (Unterhaltungen, Lesen, Übungen).
- Gerade bei bettlägerigen Patienten ist es wichtig, dass das Bett vor der Nachtruhe frisch gemacht wird.
- Es sollte für eine ausreichende Schmerzmedikation über die Nacht gesorgt sein.
- Versuchen Sie zusammen mit dem Patienten und den Angehörigen einen möglichst natürlichen Hell-Dunkel-Zyklus beizubehalten. Am Tage sollte möglichst viel Licht von draußen in das Zimmer gelangen. Wenn möglich, sollte der Patient auch nach draußen kommen, z. B. auch im Bett auf die Terrasse oder auf den Balkon. In der Nacht sollte es entsprechend dunkel sein.
- Störungen der Nachtruhe zur Medikamentengabe oder durch Außengeräusche sollten auf das Allernotwendigste beschränkt bleiben.
- Frischluft und nach Möglichkeit leicht geöffnete Fenster mit einer Absenkung der Zimmertemperatur auf etwa 15 °C sind oft Schlaf förderlich, doch sollte hier im Zweifel das persönlich favorisierte Schlafklima den Vorrang haben.
- Stark riechende Blumen sowie geräuschvolle Pumpen, Sauerstoffgeräte u. Ä. können vielleicht in einen Nebenraum gebracht werden.
- Gute Erfahrung gibt es mit der Aromatherapie, doch sollte diese in die Hände ausgebildeter Personen gelegt werden.
- Die mögliche positive Wirkung fester Einschlafrituale sollte nicht unterschätzt werden.
- Wenn etwa der Ehepartner in der Nacht schnarcht und dadurch die Nachtruhe des Patienten stört, sollte gemeinsam darüber nachgedacht werden, ob das Schlafen in verschiedenen Räumen eine Option sein kann.
- Stimulierende Medikamente und Substanzen (z. B. Kaffee, Tee, Nikotin, Alkohol) werden in den Stunden vor dem Zubettgehen besser nicht eingenommen (wobei Kaffee bei älteren Patienten eine paradoxe Wirkung haben kann und dann das Einschlafen fördert). Wenig bekannt in diesem Zusammenhang ist besonders, dass Alkohol nicht müde macht, sondern eher anregend wirkt.

MERKE

Die Ansprechbarkeit für die verschiedenen Schlafmedikamente kann individuell sehr unterschiedlich sein.

- Eher wach machende Medikamente wie Kortison sollten gemieden oder morgens oder mittags gegeben werden, allerdings können die Reaktionen unterschiedlich sein. Gleiches gilt auch für das Koffein, das mitunter bei älteren Menschen nach einer kurzzeitigen Anregung eine Schlaf fördernde Wirkung haben kann.
- Der Patient sollte dazu angehalten werden, sofern möglich nicht für längere Zeit angespannt und frustriert auf den Schlaf zu warten, sondern stattdessen etwas zu lesen, sich eine Kleinigkeit zu essen machen oder anderen entspannenden Aktivitäten nachgehen (auch außerhalb des Bettes, wenn möglich), bis sich ein Gefühl der Schläfrigkeit einstellt.
- Negativ besetzte Gegenstände, wie etwa eine Uhr, sollten außer Blick- und Hörweite geschafft werden.
- Entspannende Musik hören lassen.

- Der Patient sollte versuchen, Dinge und Probleme des Tages vor dem Schlafen auszublenden. Das Nachdenken über schöne Ereignisse etwa in der Familie oder in der Welt kann hilfreich sein. Hier kann auch die Organisation professioneller Hilfe nützlich sein, um Entspannungstechniken wie etwa das autogene Training oder die progressive Muskelrelaxation zu erlernen.
- Wenn der Patient auch nachmittags noch gerne ein warmes Getränk zu sich nimmt, kommen hierfür z. B. koffeinfreier Kaffee, Früchte- und Kräutertee infrage. Vor dem Einschlafen hilft manchmal ein warmes Glas Milch.
- Vor dem Schlafen sollten größere Getränkemengen eher gemieden werden, um die Nachtruhe nicht durch entstehenden Harndrang zu stören.
- Bei häufigem Harndrang sollten die Patienten an die Nutzung eines Toilettenstuhls gewöhnt werden. Bei Männern können eventuell Urinalkondome verwendet werden. Aufgrund des Infektionsrisikos ist der Katheter hier nur das letzte Mittel, nachdem alle anderen Wege nicht zum Ziel geführt haben.
- Nach gründlicher Untersuchung der Schlafprobleme und Ausschaltung aller vermeidbaren Hindernisse, kann ein Schlafmittel erwogen werden.
- Im Falle einer ausgeprägten Unruhe und Schlaflosigkeit wird mitunter eine sog. palliative Sedierung vorgenommen, die nach 24 Stunden wieder unterbrochen wird, um zu sehen, ob sich die Symptomatik und/oder der Allgemeinzustand danach gebessert haben, was häufig der Fall ist.

EXKURS

Medikamentöse Behandlung von Schlafstörungen

Zur Behandlung in der Palliativsituation werden oft Benzodiazepine eingesetzt. Die sonst verordneten, modernen Schlafmittel ohne Suchtpotenzial (z. B. Zopiclon, Stilnox®) reichen in der Palliativmedizin oftmals nicht aus. Das Suchtpotenzial spielt hier keine Rolle mehr, doch steht dafür eine breite Auswahl von Medikamenten mit vielen Variationsmöglichkeiten, unterschiedlichen Wirkdauern bei im Allgemeinen guter Verträglichkeit und geringen Nebenwirkungen zur Auswahl.

Aufgrund der verschiedenen Darreichungsformen ist die Steuerbarkeit mit Tropfen, Tabletten, Subkutangabe, Bukkaltabletten usw. sehr gut, d. h. auch etwa Patienten mit Schluckstörungen können so behandelt werden. In manchen Fällen ist auch die antikonvulsive Potenz der Benzodiazepine erwünscht.

- Bei älteren Patienten kann es zu paradoxen Reaktionen kommen, sodass sie erst recht nicht schlafen.
- Besonders beim Diazepam als langwirksamem Benzodiazepin besteht die Gefahr einer Verstärkung der atemdepressiven Opiatwirkung.
- Die Gefahr der lang wirkenden „Durchschlafmedikamente" besteht in der Verringerung des REM-Schlafes. Für einen erholsamen Nachtschlaf scheinen jedoch mindestens zwei REM-Phasen erforderlich zu sein. Hier erscheinen die kürzer wirkenden „Einschlafmedikamente" sinnvoller, doch hemmen alle gängigen Schlafmittel in unterschiedlichem Ausmaß das Atemzentrum. Somit sind Patienten mit Lungenerkrankungen durch Schlafmittel besonders gefährdet.
- Bei einer eingeschränkten Leberfunktion muss die Dosierung mit Vorsicht gewählt und angepasst werden, da es zu kumulativen Effekten in der Leber kommen kann.
- Auch verschiedene Antidepressiva können zum Zwecke der Schlafförderung in niedriger Dosierung vor dem Zubettgehen gegeben werden.

3.5 Müdigkeit und Schwäche

3.5.1 Anatomie und Physiologie

Müdigkeit und Schwäche gehören bei Palliativpatienten zu den häufigsten Symptomen. Darüber hinaus fühlen sich die Patienten durch diese Symptome besonders beeinträchtigt. Dennoch erfahren diese Beschwerden nicht die gleiche Aufmerksamkeit wie z. B. die Schmerzbehandlung (obwohl Müdigkeit und Schwäche deutlich häufiger als Schmerzen auftreten).

Der Grund hierfür liegt wohl darin, dass Schwäche und Müdigkeit als unvermeidliche und nicht therapierbare Begleiterscheinungen von Krankheiten in der palliativen Situation angesehen werden, und zwar sowohl von den Patienten, als auch von Therapeuten.

Zudem ist der Einfluss, der von pflegerischer oder medizinischer Seite aus auf das Symptom genommen werden kann, eher nicht medikamentöser Natur. Daher ist die wissenschaftliche Erforschung dieser Beschwerden auch schwieriger.

Müdigkeit und Schwäche werden häufig zusammen genannt, sind aber prinzipiell unterschiedliche Phänomene. Wie bei anderen Symptomen auch (z. B. Appetitlosigkeit, Übelkeit) haben wir es meistens nicht mit einer einzelnen Ursache zu tun, sondern es handelt sich um ein multifaktorielles Geschehen. Das wiederum macht die Diagnostik aufwendig und zeitintensiv.

Aber es gibt auch gut behandelbare Ursachen für Müdigkeit und Schwäche, die leider viel zu häufig übersehen werden.

Auf der anderen Seite kann die Müdigkeit, z. B. in der Sterbephase, auch zu einem Schutzfaktor für den Patienten werden. Stimulierende oder aktivierende Maßnahmen werden dann nicht mehr ergriffen.

3.5.2 Krankheitsentstehung

Besonders häufig wird Müdigkeit durch Medikamente hervorgerufen oder verstärkt. Von **Opiaten** ist diese Wirkung sehr gut bekannt. Allerdings müssen Opiate nicht zwingend Müdigkeit bewirken. Werden Opiate als Schmerzmittel verwendet, „passt“ das Opiat gut zu dem jeweiligen Schmerz und ist es darüber hinaus richtig dosiert, fühlen sich die Patienten oft gar nicht müde. Umgekehrt kann Müdigkeit, die durch Opiate hervorgerufen wird, ein Zeichen dafür sein, dass das Opiat nicht gut zu dem behandelten Schmerz oder Symptom passt oder dass es überdosiert ist. Hier können eine Dosisreduktion oder eine Schmerzmittelumstellung/Opiatrotation sinnvoll sein.

Gerade bei Schmerzen, die nicht oder schlecht auf Opiate ansprechen (z. B. Knochenschmerzen bei Metastasen oder neuropathische Schmerzen), tritt häufig Müdigkeit auf. Auch bei anderen Indikationen für Opiate (z. B. Atemnot oder Husten) kommt es zu relativ mehr Nebenwirkungen und Müdigkeit als bei Schmerzen.

Auch sehr viele andere **Medikamente** machen müde, z. B.:

- Benzodiazepine, die in der Palliativmedizin häufig gegen Angst, Unruhe oder Atemnot eingesetzt werden
- Neuroleptika (z. B. Haloperidol gegen Unruhe oder im Delir, Promethazin, v. a. auch Levomepromazin, z. B. Neurocil)

- Die meisten Antidepressiva
- Pregabalin (z. B. Lyrica) (zur Behandlung neuropathischer Schmerzen)
- Dimenhydrinat (Vomex) zur Behandlung von Übelkeit und Erbrechen
- Manche Antiallergika.

Wenn Müdigkeit ein Problem ist, sollte versucht werden, ursächlich infrage kommende Medikamente zu ersetzen oder ihre Dosis zu reduzieren.

Weitere Ursachen für Müdigkeit sind **Chemotherapien** und v. a. auch die **Strahlentherapie,** auch wenn diese schon Tage oder gar Wochen zurückliegen.

Eine häufig übersehene Ursache sind **Infektionen** und Sepsis. Viele Palliativpatienten reagieren auf Infektionen nicht wie gewohnt mit Fieber, Frösteln oder Schüttelfrost, da das Immunsystem schon gestört ist. Müdigkeit und Schwäche sind bisweilen das einzige körperliche Symptom sogar bei schwerwiegenden Infektionen. Bei Verdacht können Laboruntersuchungen (Blutbild, Entzündungswerte, Urin-Stix) und/oder bakteriologische Untersuchungen auf die Spur führen. Wichtig ist, dass auch die pflegerische Seite mit an diese mögliche Ursache denkt, denn wird bei begründetem Verdacht von ärztlicher Seite eine Antibiose angesetzt, kann sich durch die Beendigung des Infektes die Müdigkeit plötzlich wieder bessern.

Eine **Anämie** aufgrund von Blutungen, Knochenmarksbefall oder Chemotherapie, führt zu Müdigkeit und körperlicher Schwäche. Auch andere Stoffwechselstörungen (Elektrolytstörungen wie Hyponatriämie, Hyperkalzämie, Hypokaliämie; Hypo- oder Hyperglykämie, Leber- und Nierenversagen) können Ursache für Müdigkeit und körperliche Schwäche sein. Therapeutische Einwirkmöglichkeiten wären hier: Kaliumgaben, Austausch von Diuretika, Bisphosphonate zur Behandlung der Hyperkalzämie usw.

MERKE

Die frühzeitige Behandlung einer **Anämie** kann sich lohnen. Sie können also bei plötzlicher Müdigkeit die Schleimhäute kontrollieren, ob hier vielleicht eine mögliche Ursache für die Müdigkeit liegt und die Ärzte drauf hinweisen. Eine Bluttransfusion bei einer Anämie als Ursache für Müdigkeit und Schwäche hat die größte Wirkung, wenn der Hb-Wert beinahe noch normal ist. Ein sehr schwacher Patient mit sehr schlechten Blutwerten profitiert von einer Transfusion kaum noch und die Prozedur, die nicht selten den Transport in eine Klinik bedeutet, wird zu einer unnötigen Belastung.

Noch nicht ganz verstanden wird der Einfluss verschiedener Stoffe, die zum Teil von einem Tumor ins Blut ausgeschüttet werden und verschiedenen Einflüsse z. B. auf die Energiegewinnung in der Zelle, den Serotoninhaushalt und die Blutbildung haben (**paraneoplastische Syndrome**). Alle diese Veränderungen tragen zur Müdigkeit bei. Beim Bronchialkarzinom kann eine paraneoplastische Myasthenie vorkommen und zu einer primär körperlichen, muskulären Schwäche führen (Lambert-Eaton-Syndrom).

Angst ist eine häufige Ursache für gestörten Nachtschlaf, und damit auch für Müdigkeit. Nachts ist die Angst bei vielen Patienten besonders ausgeprägt. Es ist still, sie hören verstärkt in sich hinein, womit sich auch die Aufmerksamkeit für die Symptome erhöht. Es fehlt die Ablenkung. Die Gedanken kreisen oft um Angst einflößende Inhalte: Werde ich leiden müssen? Was wird aus meiner Familie? usw. Außerdem besteht in vielen Fällen nachts keine Möglichkeit, angemessene Hilfe zu rufen oder die Patienten haben Hemmungen, dies in der Nacht zu tun.

Der Nachtschlaf kann durch häufige Toilettengänge gestört werden. Mögliche Ursachen hierfür sind Harnwegsinfekte, neurologische Störungen, vermindertes Blasenvolumen (z. B. aufgrund von Tumoren), Passagestörungen des Darms usw. Ist die Ursache der Störung nicht zu beseitigen, kann die Verwendung von Inkontinenzmaterialien oder in seltenen Fällen auch eines Dauerkatheters sinnvoll sein.

MERKE

Hohe **Kortisongaben** bewirken typischerweise eine Schwächung der Oberschenkelstrecker, was das Aufstehen plötzlich unmöglich machen kann. Patienten mit Hirnmetastasen und Hirndruck erhalten oft hoch dosiertes Kortison, um das Hirnödem zu bekämpfen. Wenn jetzt das Aufstehen nicht mehr funktioniert, muss daran gedacht werden, dass dies am Kortison liegen könnten und nicht am Hirndruck. Die Gefahr besteht also darin, das Symptom durch eine weitere Dosiserhöhung des Kortisons aufgrund eines vermeintlich weiter gestiegenen Hirndrucks zu verstärken.

Knochenmetastasen führen zu einer Auflösung der Knochensubstanz. Der Kalziumspiegel im Blut steigt durch den Knochenabbau an (Hyperkalzämie). Dadurch kann es wiederum zu einer Muskelschwäche kommen. Durch Bisphosphonatgabe wird das Kalzium gebunden und über eine forcierte Diurese mit Flüssigkeitszufuhr ausgeschwemmt.

3.5.3 Beschwerden und Komplikationen

Müdigkeit aufgrund eines echten Schlafmangels führt zu Gereiztheit und es können sich sogar psychosenahe Symptome entwickeln

Körperliche Schwäche schafft große Abhängigkeiten. Die Autonomie geht verloren. Spaziergänge und Einkäufe sind vielleicht selbst in Begleitung nicht mehr möglich. Es gibt also keinen Tapetenwechsel mehr. In der häuslichen Umgebung geht die Schwäche oft zunächst auf Kosten der Körperpflege, die nicht mehr allein bewältigt wird. Dann fehlt die Kraft für einfache Hobbys, die Konzentration auf Texte oder sogar auf das Fernsehen gelingt nicht. Selbst Besuche können jetzt zu einer Belastung werden.

MERKE

Wie bei allen Symptomen muss auch bei der Müdigkeit herausgefunden werden, ob und in welchem Maße der Patient überhaupt darunter leidet. Es kommt durchaus vor, dass der Patient nahezu den ganzen Tag verschläft, das aber als angenehm empfindet, weil es ihm vielleicht die Last bestimmter Symptome nimmt oder er dann nicht die ganze Zeit grübeln muss.

3.5.4 Wie kann geholfen werden?

In vielen Fällen findet sich keine behandelbare Ursache für die Müdigkeit und/oder Schwäche. Es wäre jedoch falsch, darüber in einen therapeutischen Nihilismus zu verfallen. Allerdings sind es nicht mehr die klassischen medizinisch-pflegerischen Interventionen, die zielführend sind. Es kommt dann darauf an, die vorhandenen Ressourcen des Patienten zu sparen und sinnvoll einzusetzen. Zum Beispiel kann der Patient die Körperpflege vielleicht noch ganz gut selbst durchführen, ist danach aber sehr erschöpft und hat keine Kraft mehr für Gespräche oder Besuche. Die Pflegende übernimmt dann mehr

Aufgaben bei der Körperpflege, als vielleicht nötig wären und so hat der Patient mehr Ressourcen für die wichtigen Dinge übrig. Da das Team aber ganz nah dran ist und sowohl den Patienten als auch sein Umfeld gut kennt, ist es dazu prädestiniert, auch hier nützliche Vorschläge und Angebote zu unterbreiten.

- Es ist möglich, dass die Angehörigen mehr unter dem Beschwerdebild leiden, als der Patient. Ein Beispiel aus der Praxis ist der Fall eines totkranken jungen Mannes, der sich am liebsten in seinem Matratzenlager verkroch, wo er sich ganz wohl fühlte, während seine Eltern unbedingt noch an dem ihm verbliebenen Leben teilhaben wollten.
- Für viele Patienten ist es schwierig und schmerzhaft, sich einzugestehen, dass die Kräfte nachgelassen haben und nicht mehr alles möglich ist, was früher möglich war.

MERKE

Es gibt eine recht einfache Möglichkeit, dem Patienten ein deutlicheres Gefühl für seine eigene Kraft zu geben, damit er lernt, seine Ressourcen sinnvoll und effizient zu verteilen: Man nimmt eine Flasche oder einen Krug voll Wasser und sagt dem Patienten, das Wasser stehe für seine Kraft. Das volle Gefäß entspricht der Kraft, als er noch gesund war.
Jetzt soll er das Gefäß so weit ausgießen, dass die verbleibende Flüssigkeit der Menge seiner jetzigen Kraft entspricht. Danach soll er sich drei oder vier Dinge überlegen, die für ihn zurzeit so wichtig sind, dass er sie noch schaffen möchte. Man nimmt dann für jedes dieser Dinge ein kleines Gefäß, z. B. ein Glas. Darin soll der Patient jetzt seine „Kraft" in Form des Wassers so aufteilen, wie er es für angemessen hält.

- Oft ist es sinnvoll, vom Patienten eine Liste all jener Dinge anfertigen zu lassen, die er gerne tun oder erledigen will. Es sollte dann eine Rangliste aufgestellt werden (etwa durch Schulnoten mit 1 für „ganz wichtig" bis 6 für „unwichtig").
- Die meisten Patienten verspüren in Bezug auf Müdigkeit und Schwäche eine Tagesrhythmik, zumindest, wenn sie beginnen, darauf zu achten. Die wichtigen Dinge oder die, welche besonders viel Kraft kosten, sollten dann auf die „guten" Tageszeiten gelegt werden. Dieser Tipp erweist sich immer wieder als besonders hilfreich.
- Hilfe anzunehmen ist für viele Patienten ein Problem. Man sollte sie dann darauf hinweisen, dass viele Angehörige und Freunde sehr froh sind, wenn sie konkrete Hilfsgesuche angeboten bekommen, um etwas für den Kranken tun zu können (z. B. Wäsche waschen, bügeln, Besorgungen machen, Gartenarbeit verrichten, Tiere versorgen, Kindern bei den Schularbeiten helfen usw.).

MERKE

Palliative Care richtet sich nicht nur an die Patienten, sondern auch an die Angehörigen. Stellt man fest, dass diese erschöpft sind, kann es sinnvoll sein, zur Entlastung zu raten und nach weiteren Personen zu suchen, auf deren Schultern die Lasten verteilt werden können.

- Medikamente sind eine häufige Ursache für Müdigkeit. Um etwas Gutes zu tun, werden nicht selten Antidepressiva eingesetzt, die jedoch häufig müde machen und den Patienten zusätzlich schwächen. Oft wird eine solche Medikation dann nicht mehr besonders hinterfragt und läuft einfach weiter. Entscheidend ist es, an die Möglichkeit zu denken, dass sich unerwünschte Nebenwirkungen von Medikamenten eingeschlichen haben, die dem Patienten wenig oder gar keinen Vorteil bringen und nur genommen werden, weil sie immer genommen wurden, aktuell aber eventuell für die Müdigkeit verantwortlich sind.

- Viele Wechselwirkungen zwischen Medikamenten sind nicht bekannt und können zu ungeahnten Nebenwirkungen führen, wenn sie z. B. den gleichen Abbauweg im Stoffwechsel haben und sich dabei gegenseitig behindern. Dies kann dann zu einer Anhäufung des Wirkstoffs führen mit u. a. Müdigkeit oder Schwäche als möglicher Folge.
- Werden bei einer Kachexie aufgrund eines Kurzdarmsyndroms im Rahmen einer weit fortgeschrittenen Krebserkrankung weiterhin enteral Nahrung und Medikamente gegeben, kann es sein, dass die Wirkstoffe praktisch vollständig wieder durch das Ileostoma den Körper verlassen. Wird der Patient dann ärztlicherseits auf eine parenterale Ernährung und Medikamentengabe umgestellt, kann sich deren Wirkung u. U. erst jetzt entfalten und dem Patienten noch nützlich sein.

EXKURS

Medikamentöse Behandlung von Müdigkeit und Schwäche

Medikamente haben in der Therapie von Müdigkeit und/oder Schwäche keinen besonders großen therapeutischen Stellenwert. Was nachweislich – und mit vertretbaren Nebenwirkungen – hilft, ist Kortison. Allerdings hält die Wirkung nicht lange an und sie erschöpft sich bei längerer Gabe. Deshalb ist Kortison gut geeignet, wenn es darum geht, einen besonderen Tag wacher und mit mehr Kraft zu bewältigen (Kommunion, Geburtstag, Weihnachten usw.). Man sollte bereits am Vortag eine Testdosis geben, um die Wirkung und Verträglichkeit zu überprüfen.

- Methylphenidat (z. B. Ritalin®), das Kinder wegen ADHS einnehmen, kann bei Erwachsenen stimulierend und konzentrationsfördernd wirken.
- Als Alternative zum Methylphenhidat kann Modafinil (z. B. Vigil®) als weiteres Psychostimulanz eingesetzt werden.
- Bei manchen Opiaten im Rahmen einer Schmerztherapie kommt es bei gleichzeitiger Niereninsuffizienz zu einer Akkumulation. Beachtet man diesen Zusammenhang nicht, wird die Müdigkeit fälschlicherweise der Grunderkrankung zugeschrieben. Wechselt man dann ärztlicherseits auf ein anderes Opiat, das nicht über die Niere, sondern über die Leber verstoffwechselt wird, kann der Patient wieder viel wacher werden.
- Auch bei Schlafmitteln macht es ggf. Sinn, ein länger wirksames Präparat zu geben (z. B. Oxazepam oder Flunitrazepam anstelle von Lorazepam). Hier ist aber Vorsicht geboten, damit es am folgenden Tag zu keinem Überhang kommt (häufig unter Diazepam mit einer Halbwertzeit von bis zu 24 Stunden).
- Hustenstiller werden oft nicht retardiert gegeben (z. B. Codeintropfen). Sie wirken dann oft nur 2–3 Stunden. Danach erwacht der Patient aufgrund des wieder einsetzenden Hustens. Dabei stehen Retardpräparate mit erheblich längerer Wirkdauer zur Verfügung (z. B. DHC retard).

Gestörter Nachtschlaf

Eine häufige Ursache für Müdigkeit bei Palliativpatienten ist ein gestörter Nachtschlaf (➤ Kap. 3.4). Häufiges Erwachen während der Nacht führt dazu, dass die Patienten nicht oder selten erholsame Tiefschlafphasen haben. Auf jeden Fall sollte bei Müdigkeit genau nach dem Nachtschlaf gefragt werden. Es gibt dafür zahlreiche Ursachen. Viele Patienten werden von ihren Krankheitssymptomen geweckt. So treten nachts Schmerzen auf, wenn die Wirkung der Abendmedikation nachlässt. Oder die Patienten erwachen wegen Atemnot, Brechreiz, Husten, Juckreiz usw.

- Oft kann Abhilfe geschaffen werden, indem abends länger wirksame Medikamente angeordnet werden oder indem die Abenddosis höher gewählt wird, als die übliche Dosierung über Tage. Bei Opiaten kann die Nebenwirkung „Müdigkeit", die tagsüber als störend empfunden wird, abends und zur Nacht wohltuend sein oder zumindest nicht stören.

- Bei einigen Patienten ist es sinnvoll, nachts eine kontinuierliche Infusion zur Symptomkontrolle laufen zu lassen (z. B. mit Opiaten gegen Schmerzen, Atemnot oder Husten oder mit angstlösenden Medikamenten). Tagsüber werden Dauerinfusionen oft als störend empfunden, da sie den Patienten „fesseln". Nachts ist das eher kein Problem, sofern der Toilettengang gewährleistet ist (z. B. mit Infusionsständer oder Toilettenstuhl).

3.6 Kachexie

3.6.1 Krankheitsentstehung

Es ist schwer, eine einheitliche Definition für das Syndrom Kachexie zu finden. Allen Definitionsversuchen gemeinsam ist der unabsichtliche Gewichtsverlust und die Auszehrung als Kennzeichen der katabolen Stoffwechselsituation, die sich auch durch eine Mehraufnahme an Nährstoffen nicht umkehren lässt. Eine Spezialform der Kachexie ist das Tumor-Anorexie-Kachexie-Syndrom, bei dem die Stoffwechselfunktionen durch paraneoplastische Erscheinungen gestört werden.

Kachexie kommt bei Tumorerkrankungen, AIDS, Herzversagen und anderen schweren chronischen Erkrankungen vor. Aber auch medikamentöse Therapien und Radiochemobehandlungen kommen ursächlich infrage (➤ Abb. 3.6).

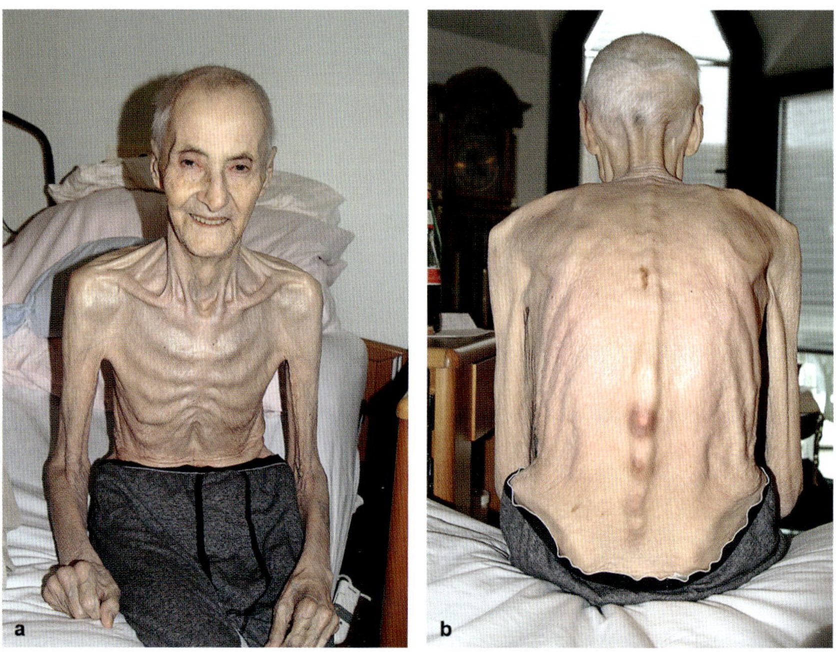

Abb. 3.6 Ausgeprägte Kachexie. a) von frontal b) von dorsal. [M703]

Der Gewichtsverlust wird in Prozent des Körpergewichtes ausgedrückt. Von einer Mangelernährung geht man bei einem Gewichtsverlust von mehr als 10 % aus. Allerdings kann die Einschätzung der Gewichtsabnahme durch Flüssigkeitseinlagerung bzw. -ausschwemmung z. B. bei Aszites oder Ödemen verfälscht werden. Um zu einer realistischen Einschätzung der Ernährungssituation zu kommen, bemüht man sich um die quantitative und möglichst auch qualitative Erfassung der Energie- und Nährstoffaufnahme.

Der BMI hat in diesem Fall seine Aussagekraft verloren. Eine bessere Möglichkeit sind Hautfaltendickemessungen mithilfe eines Kalipers.

3.6.2 Beschwerden und Komplikationen

Die Patienten zeigen eine ausgeprägte Appetitlosigkeit und Unlust zu trinken. Wird etwas gegessen, tritt meist sehr rasch ein Sättigungsgefühl ein. In der Folge nehmen allein aufgrund der Kachexie neben der Abmagerung und Schwäche auch die Infektanfälligkeit und die Dekubitusneigung zu. Die Prognose verschlechtert sich, Leistungsfähigkeit und Lebensqualität gehen zurück. Für den Patienten selbst führt die Kachexie oft zu einem völlig veränderten Körperbild mit vermindertem Selbstwertgefühl und sozialem Rückzug.

Eine Chemotherapie wird belastender und ihre Erfolgsquote geht zurück. In gut 20 % der Fälle ist die Kachexie sogar die alleinige Todesursache.

MERKE

Aus medizinischer Sicht muss die Kachexie von einer Mangelernährung im Rahmen einer behandelbaren Erkrankung abgegrenzt werden. Dazu gehören z. B. das Kurzdarmsyndrom oder auch eine Auszehrung aufgrund einer langdauernden Diarrhö.

3.6.3 Wie kann geholfen werden?

- Die Kachexie kann der normale Ausdruck einer fortgeschrittenen Krankheit sein und beunruhigt nicht selten die Pflegenden mehr als den Patienten selbst. Wo man eine ausgeprägte Abmagerung antrifft, ist der gedankliche Kurzschluss „Mehr essen!" ganz nah und nicht nur viele Pflegende und Ärzte müssen hier dem Impuls einer Aufstockung der Ernährung widerstehen. Auch die Angehörigen müssen sorgfältig darüber aufgeklärt werden, dass es sich im Rahmen der unheilbaren Erkrankung durchaus um einen normalen Prozess handeln kann, der durch die fortschreitende Erkrankung, die verringerte Aktivität und die Bettlägerigkeit einen deutlich verminderten Kalorienbedarf bedeutet, der nichts mit Pflege- oder Behandlungsfehlern zu tun hat. In solchen Situationen kann eine zu hohe Nahrungszufuhr auch zu Übelkeit und Erbrechen führen.
- Die Angehörigen sollten verstehen, dass der Zustand nicht durch ein vermehrtes Speisenangebot und kalorienreiche Nahrungsmittel behoben werden kann. Dies widerspricht bei vielen Menschen der alltäglichen Erfahrung, und die oft vergebliche Liebesmühe bei der Speisenzubereitung verursacht Unverständnis und Frustrationen. Die Angehörigen sollten dazu ermuntert werden, sich anderen betreuenden und fürsorglichen Aufgaben zu widmen, wie etwa Körper- und Haarpflege oder Kleiderauswahl oder die beim Kochen und der Nahrungsanreichung eingesparte Zeit für Nähe und Kommunikation zu nutzen.

- Praktische Tipps können auch dem Kapitel zur Appetitlosigkeit entnommen werden (➤ Kap. 3.8):
  - Öfters kleinere Portionen, am besten des Lieblingsgerichtes
  - Fruchtige, passierte und frische Kost anbieten (Säuglingskost, Apfelmus, Eis, Joghurts, Quarks usw.)
  - Essen in Gemeinschaft.

EXKURS

Medikamentöse Behandlung der Kachexie

Die Medizin verfolgt einige Ansätze, um den Auswirkungen einer Kachexie entgegenzuwirken. Da es sich um eine chronische entzündliche Reaktion handelt, die sich auch in Abweichungen bei den immunologischen Laborparametern bemerkbar macht, scheint ein Behandlungsversuch mit Immunmodulatoren logisch, und tatsächlich finden sich hier interessante Ansätze, jedoch bisher ohne durchschlagenden Erfolg. Die Wirksamkeit der vor einigen Jahren hoffnungsvoll in hoher Dosierung eingesetzten Fischölkapseln konnte in Nachfolgestudien leider nicht bestätigt werden. Auch war die Compliance der Patienten in Anbetracht der hohen Fischölzufuhr schlecht.

3.7 Atemnot (Dyspnoe) und Husten

3.7.1 Anatomie und Physiologie

Die Atmung wird zentral gesteuert. Über die Steuerung von Frequenz und Tiefe der Atmung werden die Konzentrationen von Sauerstoff und Kohlendioxid im Blut weitestgehend konstant gehalten. Die „Messung" dieser Konzentrationen erfolgt über Chemosensoren an der Karotisgabel und im verlängerten Rückenmark. Ein Abfall der Sauerstoffsättigung und ein Absinken des pH-Wertes stimulieren die Atmung, doch noch wesentlich stärker wirkt in dieser Hinsicht ein Anstieg der Kohlendioxidkonzentration im Blut.

Ausgeführt wird die Atmung in Ruhe etwa zu zwei Dritteln vom Zwerchfell. Bei steigender körperlicher Belastung verschiebt sich der Anteil des Zwerchfells an der Atmung zugunsten der Rippenatmung unter Führung der Mm. scaleni und der Interkostalmuskulatur. Diese Atmung kommt besonders bei verstärkter Atemnot zum Einsatz, doch funktioniert sie aus mechanischen Gründen am besten, wenn der Schultergürtel fixiert ist. (Deshalb stützen sich Menschen, die außer Atem sind, gerne mit den Armen etwa an einer Wand ab oder stemmen die Hände in die Hüften.)

3.7.2 Krankheitsentstehung

Die Atemnot (Dyspnoe) ist in der Palliativmedizin ein verbreitetes Symptom. Die Liste ihrer möglichen Ursachen ist lang:

- Lunge
  - Pleuraerguss, Pneumothorax
  - Metastasen, Bronchienverschluss
  - Lymphangiosis carcinomatosa

- Stauung, Lungenödem
- Lungenentzündung/Pneumonie
- Embolien
- Schleim, bronchiale Hypersekretion
- COPD, Emphysem

- Herz/Kreislauf
  - Herzinsuffizienz
  - Herzbeuteltamponade (Metastasen)
  - Anämie.
- Extrathorakale Ursachen wie z. B.
  - Aszites (Druck auf den Thorax)
  - Hepatomegalie (Druck auf den Thorax)
  - Neuromuskuläre Erkrankungen
  - Psychische Ursachen.

Es kann hilfreich sein, darauf zu achten, in welchen Situationen und in Verbindung mit welchen Personen eventuell eine Atemnot auftritt

Das Ausmaß der Atemnot ist nicht objektivierbar. Wie beim Schmerz (➤ Kap. 3.1) gilt auch hier: Die subjektive Wahrnehmung durch den Patienten bestimmt die Einschränkung durch das Symptom. Eine plötzliche unerwartete Atemnot, kann sehr bedrohlich und beängstigend sein und verstärkt sich oftmals über den durch Angst und Stress erhöhten Sauerstoffverbrauch selbst, ohne dass jetzt die tatsächlich messbare Sauerstoffsättigung im Blut besonders abgesunken sein muss. Umgedreht ist es möglich, dass aufgrund eines chronischen Prozesses bei einer Lungenerkrankung, die Sauerstoffsättigung sehr niedrige Werte angenommen hat, der Körper aber Gelegenheit hatte, sich über einen längeren Zeitraum darauf einzustellen und durchaus in der Lage ist, den Alltag zu bewältigen.

Eine weitere Ursache für Atemnot kann eine **Schleimansammlung** in den Atemwegen sein. Entweder wird zu viel Schleim produziert (z. B. bei Infekten) oder der Schleim kann nicht ausreichend abgehustet werden, weil entweder die Kraft fehlt (z. B. bei fortgeschrittener konsumierenden Erkrankungen, ALS, Muskelerkrankungen, Parkinson-Krankheit usw.) oder aufgrund der Beschaffenheit des (zähen) Schleims, z. B. bei der zystischen Fibrose. Diese relative oder absolute Überproduktion von Schleim ist schwer zu behandeln.

3.7.3 Beschwerden und Komplikationen

Atemnot kann ganz plötzlich auftreten (z. B. bei einer Lungenembolie) oder sich allmählich entwickeln (z. B. bei Herzinsuffizienz, Emphysem, Lungentumoren). Dann fällt sie meist zunächst bei körperlicher Anstrengung auf. Der Sauerstoffbedarf kann hier ein Vielfaches des Bedarfs in Ruhe betragen. Die Patienten müssen bei körperlicher Belastung öfter Pausen machen, etwa beim Treppensteigen. Später kommt es dann bereits bei kleinen Belastungen, wie etwa beim Essen oder Sprechen oder sogar in Ruhe zur Atemnot.

Bei einer anhaltend insuffizienten Atmung kommt es zu Ein- und Durchschlafstörungen mit entsprechender Müdigkeit tagsüber. Leistung und Konzentrationsvermögen lassen nach, Depressionen, Ängste und Kopfschmerzen werden häufiger. Appetit und Gewicht gehen zurück, Schwindelgefühle und Synkopen nehmen zu.

3

Entwickelt sich die Atemnot schlagartig und wird sie von Schmerzen und vegetativen Symptomen wie Kaltschweißigkeit, Angst und Unruhe begleitet, kann eine **Lungenembolie** die Ursache sein. Weitere Zeichen für eine Lungenembolie können Husten und eine Tachykardie sein. Nicht selten verlaufen Lungenembolien aber auch nur mit geringfügigen oder gar keinen Symptomen.

MERKE

In der Palliativsituation stellt sich die Frage, ob bei einer Lungenembolie eingegriffen werden sollte oder nicht. Sie wird gerne als „gnädiger Tod" betrachtet, doch wird sie überlebt, was auch nicht selten ist, kann sie aufgrund der damit verbundenen Schmerzen und der Ängste zu einer schrecklichen und traumatischen Erfahrung werden, die den Patienten noch lange belastet.

3

Akut kann auch die **Aspiration** von Nahrung und Mageninhalt (z. B. bei Schluckstörungen oder enteraler Ernährung) zu schwerer Atemnot, Husten und zur Pneumonie führen.

EXKURS

Angst bei Atemnot

In der Palliativmedizin wird Atemnot medikamentös vor allem mit Opiaten und Benzodiazepinen behandelt.
Opiate wie Morphin überführen eine schnelle und flache Atmung in eine tiefe und langsame. Bei Atemnot wird meist schnell und flach geatmet, was unökonomisch ist. Die Atemarbeit selbst verbraucht wieder Sauerstoff und der Gasaustausch ist wegen der vermehrten Totraumventilation zu gering.
Opiate führen zudem zu einer Distanzierung vom Symptom: Die Atemnot wird noch empfunden, aber sie wirkt nicht mehr bedrohlich, was letztlich auch zur Beruhigung beiträgt. Darüber hinaus ist die hustenstillende Wirkung von Opiaten bei Atemnot oft zusätzlich nützlich.
Das am häufigsten gegen Atemnot in der palliativen Situation eingesetzte Benzodiazepin ist Lorazepam. Es wirkt schnell und kurz. Vor allem die Schmelztablette (Tavor Expidet®), die unter die Zunge gelegt wird, wirkt oft bereits nach wenigen Minuten. Benzodiazepine wirken vor allem angstlösend (anxiolytisch) und sedierend, wodurch der Sauerstoffverbrauch zurückgeht. Da es auch in die Backentasche gelegt werden kann, kommt die Anwendung dieses Mittels auch bei Schluckstörungen infrage.
Eine Alternative für die parenterale Gabe ist Midazolam (z. B. Dormicum®), das gut steuerbar ist und eine kurze Halbwertzeit aufweist. Diazepam (z. B. Valium®) hat eine lange Halbwertzeit und kann vor allem in Kombination mit Opiaten eine Atemdepression auslösen.
Es gibt bei Benzodiazepinen eine Tendenz zur Toleranzentwicklung und Dosissteigerung. Vor allem bei älteren Patienten können auch paradoxe Reaktionen mit vermehrter Unruhe und Angst auftreten. Das auslösende Medikament darf dann nicht mehr verabreicht werden. Eventuell kann hier ein Versuch mit einer anderen Substanz sinnvoll sein.

3.7.4 Wie kann geholfen werden?

Der Pflege fällt durch die Krankenbeobachtung eine wichtige Aufgabe in der Diagnostik zu. Hier gilt es zu unterscheiden:

- Ist die Atemnot langsam zunehmend und von einem exspiratorischen Stridor, Pfeifen oder Pressgeräuschen begleitet, kann dies z. B. auf eine Tumorkompression hinweisen.

- Begleitendes Fieber, Auswurf oder auch Schmerzen können auf eine Infektion, insbesondere eine Pneumonie deuten.
- Bei Blässe könnte eine Anämie vorliegen.
- Finden sich Ödeme insbesondere der Füße/Beine deutet dies auf eine Herzinsuffizienz hin usw.

MERKE

Bei der Diagnose einer Lungenembolie gibt es klinisch nur wenig Typisches, allenfalls einen mit Atemnot verbundenen Husten, Tachykardie und vegetative Symptome wie kalter Schweiß, Schwäche und Angst. Als Risikofaktoren für eine Lungenembolie gelten v. a. frühere Thrombosen oder Embolien, Sepsis, maschinelle Beatmung, Lähmungen der unteren Extremitäten, maligne Erkrankung oder Zustände nach Operationen. Es ist allerdings schwierig, das individuelle Risiko abzuschätzen.

- Patienten mit Atemnot verbreiten aufgrund ihrer Angst und ihres Stresses rasch Unruhe und Hektik unter allen Beteiligten. Davon sollte man sich nicht anstecken lassen. Versuchen Sie, die Ruhe wiederherzustellen, und atmen Sie mit dem Patienten. Aufgeregte Angehörige sollten Sie eventuell hinausbitten und später über den Zusammenhang zwischen „ansteckender" Aufregung und rascher Atmung aufklären.

MERKE

Zu den obersten Pflichten der Pflegenden bei Patienten mit Atemnot gehört es, Ruhe zu bewahren. Achten Sie auch auf das subjektive Gefühl des Patienten, denn eine Dyspnoe muss für den Pflegenden nicht unbedingt erkennbar sein.

- Lassen Sie den Patienten nicht allein. Berühren und beruhigen Sie ihn, aber stellen Sie nicht viele Fragen, denn das Reden strengt an.
- Zu Beginn kann eine Oberkörperhochlagerung auf 30–40° hilfreich sein, mitunter kann aber auch die Seitenlagerung günstiger sein.
- Kleidung und Fenster sollten geöffnet werden. Dabei kommt es auf die Luftbewegung an, sodass auch Handventilatoren eine gute Hilfe bieten können.
- Sorgen Sie nach Möglichkeit auch für Licht und einen weiten, freien Blick durch das Fenster.

EXKURS

Umgang mit vermehrtem Schleim

Vermehrter Schleim kann ein großes Problem darstellen und schwierig zu behandeln sein. Es gibt zwei entgegengesetzte Therapieansätze:

- Man kann versuchen, den Schleim flüssiger zu machen, damit er besser abgehustet werden kann. Dadurch entstehen andererseits aber größere Mengen von Schleim, was eventuell die Probleme verstärkt.
- Man versucht, den Schleim medikamentös zu verringern. Dadurch kann der Schleim aber sehr zäh werden, ebenfalls mit negativen Folgen.

Oft muss der richtige Weg durch Behandlungsversuche gefunden werden. Es können ggf. auch tagsüber Schleimlöser (zum Abhusten) und nachts sekretmindernde Medikamente (zur Hustenstillung) eingesetzt werden.

Die Verflüssigung des Schleims erfolgt durch die Gabe von Sekretlösern (ACC, Ambroxol). Ambroxol kann auch inhaliert werden. Auch die Flüssigkeitsgabe durch Infusionen kann sich günstig auswirken. Es muss allerdings eine Überwässerung vermieden werden.
Die Verminderung der Schleimmenge wird durch Anticholinergica wie Butylscopolamin (z. B. Buscopan®; Dragees oder Ampullen) oder Scopolamin (Pflaster) erreicht. Weitere Substanzen mit dieser Wirkung sind Glycopyrronium (z. B. Robinul®) und Octreotid (z. B. Sandostatin®, synthetisches Somatostatin). Alle diese Substanzen führen als Nebenwirkung zu Mundtrockenheit.

- Günstig ist es, wenn Entspannungs- und Bewältigungstechniken erlernt wurden, die der Patient jetzt einsetzen kann. Dabei kann es sich aber auch um einfache Ablenkungen durch Musik, Fernsehen oder ein Gespräch handeln, wenn der Patient zu sehr auf seine Atemnot fixiert zu sein scheint.
- Im Sitzen kann die Atemhilfsmuskulatur besser aktiviert werden, wenn die im Ellenbogen rechtwinkelig gebeugten Unterarme mit einem Kissen auf der Armlehne abgestützt werden. So fällt auch das Husten leichter.

MERKE

Mit einem sog. Cough-Assist wird der Hustenstoß imitiert und für den Patienten erleichtert. Das Gerät bläst dem Patienten kurz die Backen auf, um dann plötzlich einen Unterdruck mit Sogwirkung zu erzeugen, durch den Sekret aus der Luftröhre passiv hervorgeholt werden kann.

- Passive physikalische Maßnahmen zeigen oft bis in die Terminalphase hinein noch positive Effekte (Vernebler, Klopfmassagen). Aktive Maßnahmen verringern die Frequenz von Atemnotanfällen und helfen dabei, die Mobilität weitest möglich zu erhalten (Atemtherapie unter fachkundiger Anleitung, ökonomische Mobilität). Übungen sollten jedoch nur im Intervall und bei ausreichender Kraft durchgeführt werden.
- Lageänderungen zählen zu den entscheidenden pflegerischen Maßnahmen bei Atemnot:
  - Im Falle eines Lungenödems ist in aller Regel die Oberkörperhochlagerung angebracht.
  - Bei Atemnot A- oder V-Lagerung mithilfe von Kissen.
  - Bei einem Pleuraerguss wird der Patient normalerweise auf der Ergussseite gelagert.
  - Bei einer Bronchusverlegung sollte eine Positionsänderung versucht werden. Diese kann sehr hilfreich sein, auch wenn es dafür kein Rezept gibt. Die günstigste Position muss einfach ausprobiert werden, aber dieser Aufwand kann sehr hilfreich und lohnend sein.
- Aromapflege kann bei Atemnot sehr nützlich sein. Sie sollte dann aber auch ernst genommen werden und nur nach entsprechender Schulung zur Anwendung kommen. In den richtigen Händen kann es eine wertvolle, ergänzende Maßnahme sein.

EXKURS

Sauerstoffgabe bei Atemnot

Die Sauerstofflangzeitgabe ist bei chronischen Atemwegserkrankungen wie der COPD eine wertvolle Hilfe. Besonders in palliativen Situationen, die mit einer Zyanose verbunden sind, ist das Ansprechen auf eine Sauerstoffgabe meist gut.

In vielen Fällen, die ohne Zyanose verlaufen, ist die Sauerstoffgabe jedoch unwirksam oder sogar schädlich. Oft scheint vor allem der Plazeboeffekt zu wirken. In einer Studie mit Palliativpatienten führte es zu keiner schlechteren Wirkung, wenn statt Sauerstoff Raumluft über die Nasensonde gegeben wurde. Darüber hinaus wirkt Sauerstoff stark austrocknend auf die Schleimhäute der Atemwege, was für die Patienten nicht selten sehr belastend ist.
Die Sauerstoffgabe kann auch fatale Folgen haben. Patienten mit einer schon lange bestehenden obstruktiven Lungenerkrankung haben sich oft an einen erhöhten Kohlendioxidspiegel im Blut gewöhnt und er führt nicht mehr, wie beim gesunden Menschen, zu einer vermehrten Atmung. Der Atemantrieb kommt bei den Betroffenen nur noch über ein Absinken des Sauerstoffspiegels zustande. Gibt man in diesen Fällen Sauerstoff über eine Sonde, erlischt damit der Atemantrieb völlig, weil der Sauerstoffspiegel nicht mehr absinkt. Das Gegenteil von dem erwünschten Effekt wird erreicht, denn es gelangt kaum noch Sauerstoff ins Blut.

- Bei manchen Patienten mit stärkerer Verschleimung kommt es zur terminalen Rasselatmung (**Todesrasseln**). Dafür sind Schleimfäden oder Speichel in den oberen Atemwegen verantwortlich, die bei erloschenem Räusperreflex nicht mehr aktiv vom Patienten beseitigt werden. Dabei ist jedoch die Atmung in dieser Hinsicht völlig unbehindert. Der Patient leidet dadurch keinen Stress; ganz anders ist oftmals die Situation der Angehörigen, für die der Eindruck entsteht, dass der Patient mit dem Tod ringe und sich quäle. Sie sollten die Angehörigen hierüber aufklären, beruhigen und auf den entspannten Ausdruck des Patienten hinweisen. Wenn der Patient es toleriert, kann eine andere Positionierung versucht werden, bis das Sekret abfließt oder mit einem Watteträger entfernt werden kann. Saugen Sie den Patienten nie ab, nur um irgendetwas zu tun.

EXKURS

„Muss ich denn ersticken, wenn der Tumor weiter wächst?"

Wenn die Lungenfunktion langsam versagt, steigt in der Regel der Kohlendioxidspiegel im Blut allmählich an. Dadurch wird das Bewusstsein eingetrübt und der Patient schläfrig. Es kommt dann zur sog. CO_2-Narkose noch bevor das Absinken des Sauerstoffspiegels kritische Grenzen erreicht. Der Patient nimmt seine insuffiziente Atmung also nicht mehr bewusst wahr.
In den seltenen Fällen, in denen trotz all dieser Maßnahmen deutliche Atemnot oder sogar Erstickungsgefühl empfunden wird, sollte dem Patienten eine palliative Sedierung angeboten werden. Der Patient wird in eine Art künstliches Koma versetzt, sodass er die Atemnot nicht mehr empfindet.

EXKURS

Medikamentöse Behandlung der COPD

Patienten mit COPD wurden bis vor kurzem bei Atemnotattacken entweder mit Bronchodilatatoren (z. B. Theophyllin) oder mit Kortisonpräparaten behandelt. Beide Substanzgruppen sind problematisch, da ihre Nebenwirkungen beträchtlich sind (z. B. Osteoporose bis hin zu Frakturen mit Querschnittslähmung). Bisher unterschätzt wurde in dieser Hinsicht die Wirkung von Opiaten, bewegter Luft (Handventilator) statt Sauerstoff, Physiotherapie usw. Bei den bisherigen „Erfolgen" unter den anderen Medikationen spielt wohl auch der Plazeboeffekt eine große Rolle.

3.8 Appetitmangel

3.8.1 Anatomie und Physiologie

Der Appetit, also die Lust auf Essen, ist ein sehr vielschichtiges Phänomen. Es gibt zahlreiche Faktoren, die den Appetit anregen, und sicherlich noch mehr, die ihn hemmen. Jeder weiß um seine persönlichen Vorlieben und Abneigungen. Appetit wird oft als Ausdruck einer Lebensbejahung, von Genuss und Lebensfreude verstanden, steht dem doch gerade in der Depression die Appetitlosigkeit gegenüber. Aber es gibt auch das „Frustfressen" und es gibt die glücklich Verliebten, die scheinbar nie mehr essen müssen.

Die beim Gesunden funktionierende biochemische und neurale Hemmung des Appetits erfolgt über das Hormon Ghrelin, das in „satten" Fettzellen nicht mehr gebildet wird, sowie über Dehnungsrezeptoren der Magenwand. Umgedreht schütten die Magenschleimhautzellen Ghrelin aus, wenn der „Fettpegel" in den Fettzellen sinkt. Dieser Botenstoff führt im Gehirn zu Appetit und zu einer erhöhten Ansprechbarkeit für alle persönlich „appetitanregenden" Reize.

Doch der Appetit hängt nicht unmittelbar vom Füllungsgrad des Magens ab. Auch bei völlig leerem Magen kann er fehlen.

3.8.2 Krankheitsentstehung

MERKE

Der medizinische Fachausdruck für die Appetitlosigkeit ist „Anorexie" (neben „Inappetenz"); nicht zu verwechseln mit der Erkrankung Anorexia nervosa.

Es ist entscheidend, durch eine sorgfältige Anamnese die Ursache der Appetitlosigkeit zu ermitteln, für die es sehr viele Gründe geben kann.

Erschwerend kommt noch hinzu, dass nicht jeder das Gleiche darunter versteht, was sogar zwischen Patient und Angehörigen zu Missverständnissen führen kann: „Mein Mann hat gar keinen Appetit", sagt vielleicht die Frau, während der Patient vielleicht einfach zu schwach zum Essen ist. Sagt der Patient „Ich habe keinen Appetit", kann das bedeuten: „Ich habe keinen Hunger".

Auch wenn Appetit und Hunger Hand in Hand gehen, sind es doch zwei verschiedene Empfindungen. Viele Palliativpatienten haben im Verlauf ihrer fortschreitenden Erkrankung kein Hungergefühl. Es kommen aber, neben der positiven Kombination, auch alle anderen Kombinationen von Hunger und Appetit vor:

- Kein Hunger, aber Appetit
- Kein Appetit, aber Hunger
- Weder Appetit noch Hunger.

Es ist also für eine Unterscheidung unerlässlich, ganz differenziert zu fragen.

Mögliche Ursachen sind:

- Medikamente
- Obstipation und andere Verdauungsstörungen (➤ Kap. 3.10)

- Verdauungsstörungen: Resorptions-/Absorptionsstörungen z. B. bei Pankreasinsuffizienz aufgrund eines Tumors, Blähungen, Kurzdarmsyndrom nach Darmoperation, (neu aufgetretene!) Laktoseintoleranz, Mangel an Gallesalzen (z. B. bei externer Galleableitung)
- Mechanische Hindernisse
- Geschmacks- und Geruchsstörungen (z. B. nach Chemotherapie)
- Schwäche
- Schmerzen, besonders Schluckschmerzen
- Atemnot
- Klinische („künstliche") Ernährung
- Mundtrockenheit
- Psychische Ursachen
- Apraxie
- Verschlucken (Aspiration)
- Elektrolytstörungen: v. a. Kalium und Kalzium
- Paraneoplastisches Syndrom
- Entzündliche Erkrankungen: z. B. Allgemeininfekt oder Sepsis
- Leber-/Niereninsuffizienz.

Da die möglichen Ursachen derart vielfältig sind, haben wir hier eine relevante Auswahl der Punkte näher beleuchtet. Es gibt natürlich wichtige Parallelen zum Thema Übelkeit und Erbrechen (> Kap. 3.9).

Medikamente

Es gibt kaum ein Medikament, das den Appetit nicht beeinflussen könnte. Manchmal ist es aber auch die schiere Anzahl von Tabletten oder ihre Größe, die den Appetit verderben. Eine pharmakologisch induzierte Appetitminderung tritt vor allem bei Psychopharmaka (z. B. Antidepressiva), Opiaten, Antibiotika, NSAR oder Antiepileptika auf, um nur einige hervorzuheben. Manchmal betrifft dies sogar Medikamente, die eigentlich Übelkeit lindern sollen (z. B. Metoclopramid).

Substanzen, die Übelkeit auslösen, mindern natürlich die Lust am Essen, also damit auch den Appetit. Medikamente können aber auch den Appetit anregen, was sich therapeutisch nutzen lässt und gerade bei auszehrenden Erkrankungen wichtige neue Kraft spenden kann. Hier spielen etwa Kortisonpräparate, Gestagene, Cannabis aber auch bestimmte Psychopharmaka (atypische Neuroleptika wie z. B. Risperidon) eine Rolle.

Mechanische Hindernisse

Bei Passagestörungen (z. B. Stenosen, Subileus, Druck durch Aszites oder Tumoren wie etwa Magenkarzinom, Darmtumoren, Pankreaskarzinom, Metastasenleber usw.) oder Gasansammlungen (Blähbauch) ist die Aufnahmemöglichkeit behindert. Bei Rückstau geht oft „kein Bissen runter".

Eine häufige und behebbare Ursache ist die Obstipation.

Schwäche

Körperliche Schwäche führt dazu, dass der Akt des Essens (Aufrichten, Kauen, Schlucken usw.) eine zu große Belastung bedeutet oder nur kurzzeitig bewältigt werden kann. Dies trifft in fortgeschrittenen palliativen Krankheitssituationen häufig zu, jedoch nicht nur bei Krebs, sondern vor allem auch bei neurologischen Erkrankungen, die per se zu einer Muskelschwächung führen (z. B. ALS, Muskeldystrophie, Parkinson-Krankheit, Multisystematrophie).

Schmerzen beim Kauen und Schlucken (Dysphagie)

Eine Dysphagie ist in der palliativen Situation häufig! Man sollte den Patienten gezielt nach dieser Möglichkeit fragen. Es kommen verschiedene Ursachen infrage (z. B. Tumor, Z. n. Bestrahlung, Ösophagitis, Reflux, Soor), die oft behandelbar sind. Meist ist auch eine Schmerztherapie nötig und hilfreich (nach dem Stufenschema).

Zu den Ursachen, die in der Mundhöhle lokalisiert sind, gehören Stomatitis, Aphthen, Rhagaden, schlecht sitzende Prothesen (bei Gewichtsverlust, Knochenmetastasen oder Knochenabbau) mit Ulzera und Schmerzen.

Atemnot

Bei erforderlicher Mundatmung kann das Essen unmöglich werden, weil beißen, kauen und schlucken mit einer nicht tolerierten Atemnot verbunden sind (➤ Kap. 3.7).

Klinische („künstliche") Ernährung

Die enterale oder parenterale Ernährung (über PEG bzw. über Port) vermindert den Appetit, kann aber auch Übelkeit auslösen, vor allem bei zu schneller Gabe. Eine Faustregel für die Geschwindigkeit gibt es nicht, da zu viele individuelle Einflussfaktoren hierbei eine Rolle spielen. Sie sollte stets dahin gehend kritisch hinterfragt werden, ob sie tatsächlich den aktuellen Bedürfnissen des Palliativpatienten entspricht und ihm zugutekommt. Wenn der Patient noch selbst essen kann und will, sollte nur ein Teil des Nahrungsbedarfs durch die klinische Ernährung gedeckt werden. Eine klinische Ernährung kann auch bei Unverträglichkeit einer bestimmten Ernährung indiziert sein. Andererseits bedeutet selbstständiges Essen auch ein Stück Lebensqualität.

Mundtrockenheit

Die Mundtrockenheit ist eines der häufigsten und belastendsten Symptome in der Palliativmedizin. Sie erschwert das Essen und kann vom Patienten als „Appetitmangel" fehlgedeutet werden, wenn man nicht ausführlich genug fragt. Das Essen wird im trockenen Mund zu einem Papp, der kaum geschluckt werden kann (➤ Kap. 2.2).

Psyche

Der Appetit ist bei vielen Menschen ein sehr sensibler Stimmungsanzeiger. Gefühle der Resignation und Depression gehen oft mit einer Unlust am Essen einher. Dafür gibt es natürlich in der palliativen Situation genügend Anlass, doch sind keinesfalls alle Palliativpatienten davon betroffen. Eine Appetitlosigkeit ist hier häufiger eine Krankheits- oder Behandlungsfolge. Manchmal können Essen und Trinken auch bewusst eingestellt werden, um den Tod schneller herbeizuführen.

Apraxie

Eine Apraxie kann bei Hirntumoren bzw. -metastasen oder anderen Formen der Hirnschädigung auftreten. Sie bedeutet, dass der Vorgang des Schluckens vom Gehirn in gewisser Weise „vergessen" wurde.

Verschlucken (Aspiration)

Häufiges Verschlucken eventuell mit schwerer Aspiration kann sehr belastend sein – auch für Angehörige. Manche Patienten möchten dann gar nicht mehr essen, um das Verschlucken zu vermeiden. Es wird dann aber darüber geklagt, dass man „keinen Appetit" habe.

Bei der Parkinsonkrankheit und bei ALS wird seltener geschluckt während die Speichelmenge normal ist, sodass der Speichel aus dem Mund läuft (Pseudohypersalivation). Wenn dann geschluckt wird, ist die Menge relativ groß und es kommt viel leichter zur Aspiration. Wenn ein Patient aufgrund eines gestörten Schluckaktes häufig aspiriert, kann er durch Logopädie wieder lernen, das Aspirieren zu verhindern. Logopäden sind nicht nur Sprach- sondern auch Schluckexperten.

3.8.3 Wie kann geholfen werden?

- Ihre Krankenbeobachtung kann wichtige diagnostische Hinweise liefern. Ganz wichtig dabei ist die Frage, ob der Patient überhaupt unter dem Appetitmangel leidet! Auch die Abgrenzung zum Hunger spielt eine große Rolle.
- Leidet der Patient nicht unter dem Appetitmangel, kann die wichtigste Aufgabe darin bestehen, die Angehörigen davon zu überzeugen, dass der Patient nicht unbedingt essen muss.
- Versuchen Sie, stets kleine Portionen für den Patienten zu organisieren.
- Liebevoll angerichtete Speisen und/oder Lieblingsgerichte haben natürlich die größten Erfolgsaussichten, wenn es darum geht, den Patienten zum Essen zu motivieren.
- Auch das Essen in Gemeinschaft kann die Nahrungsaufnahme wieder genussvoller werden lassen.
- Erkundigen Sie sich bei einer Appetitstörung unbedingt nach dem Geschmack selbst! Nimmt der Patient alle Geschmäcker noch so war, wie er sie in Erinnerung hatte?

Geschmacksstörungen können durch eine Chemotherapie oder auch durch andere medikamentöse Behandlungen, Bestrahlungen oder durch die Krankheit selbst ausgelöst werden (v. a. bei Tumorerkrankungen).

- Die Patienten beschreiben mitunter ausgeprägte Geschmacksveränderungen: „Alles schmeckt nach Pappe", „Alles schmeckt nach Metall", „Alles schmeckt nach nichts", „Süßes schmeckt bitter" usw. Nicht selten mögen die Patienten dadurch jedoch auch Geschmacksrichtungen, die sie vorher nie gemocht haben (z. B. vorher kaum Süßes gemocht, jetzt nur noch). Das bedeutet also, dass unter Umständen viel experimentiert werden muss, um den aktuell „richtigen" Geschmack zu treffen.
- Viele Patienten beschreiben ganz konkrete „Gelüste", die sich aber auch schlagartig wieder ändern können. Für die Angehörigen kann das sehr schwierig sein, nicht nur im Hinblick auf die Zubereitung und die Essensplanung, sondern auch wegen der damit verbundenen Hoffnung, Zufriedenheit und auch Bestätigung (!), wenn es dem Patienten gut geschmeckt hat. Es birgt auch ein Konfliktpotenzial, wenn das liebevoll zubereitete Leibgericht plötzlich nicht mehr schmeckt und vielleicht enttäuscht oder barsch zurückgewiesen wird.
- Die Pflegenden müssen sich darüber im Klaren sein, dass unabhängig von der Koch- oder Pflegeleistung heute schlecht sein kann, was gestern noch gut war und umgekehrt. Allerdings werden automatisch Gerichte, die einmal zurückgewiesen wurden, so schnell sicherlich nicht mehr angeboten. Große Flexibilität ist dabei nötig und auch die zurückgewiesene Lieblingsspeise sollte immer mal wieder zumindest in Erinnerung gebracht werden.
- Und schließlich ist es auch möglich, dass der Patient ganz großen Appetit auf ein bestimmtes Mahl hat, doch dann nach dem ersten Bissen die Augen verdreht, weil es ganz anders schmeckt, als erwartet. Schuldgefühle bei denen, die die Mahlzeit zubereitet haben, können die Folge sein, aber Schuld ist in Wahrheit die Krankheit!
- Gerüche, und besonders auch Essensgerüche, können sehr intensiv empfunden werden; Appetit anregend aber auch den Appetit verderbend.
- Manchmal erscheint das Essen als ein ganz zentraler Punkt in der Beziehung zwischen Patient und Angehörigen, um etwa Zuneigung auszudrücken. Die Beziehung definiert sich scheinbar nur über das Essen (anreichen). Es kann sinnvoll sein, die Angehörigen zu ermutigen, andere, aber nicht zusätzlich belastende Formen zu finden, um Zuneigung auszudrücken. Statt das Essen anzureichen könnte z. B. auch die Tageszeitung vorgelesen werden.

EXKURS

Medikamentöse Behandlung der Anorexie

Eine medikamentöse Therapie der Anorexie kann mit folgenden Substanzen versucht werden:

- Kortikoide: Dexamethason 2–4 mg/d oral oder s. c.; subjektiv wird oft eine Besserung erzielt, die jedoch oft nur von kurzer Dauer ist. Bei bestimmten Anlässen, wie etwa einer Feierlichkeit, kann der kurzfristige Einsatz erfolgreich sein.
- Gestagen: Megesterol 160–480 mg/d, ist teuer und macht nicht selten Thrombosen
- Cannabis: Dronabinol (= synthetisches THC; Dosierungen sind individuell), wirkt Appetit anregend, darf aber zu diesem Zweck nicht verschrieben werden.

3.9 Übelkeit und Erbrechen

3.9.1 Krankheitsentstehung

Übelkeit und Erbrechen sind unabhängige Symptome, die aber oft gemeinsam auftreten. Die Ursachen sind äußerst vielfältig und in der normalen Pflege und Medizin kaum aufzählbar.

In der Palliativmedizin sind die Ursachen mitunter etwas typischer. Es kommen aber auch hier immer noch die verschiedensten Magen-Darm-Erkrankungen (Obstipation, Infektionen, mechanische Passagestörungen, Entzündungen, Intoxikationen) infrage sowie auch diverse metabolische Veränderungen (z. B. Hyperkalzämie, Hyponatriämie, Urämie).

Häufiger treten in der Palliativmedizin Übelkeit und Erbrechen als Medikamentennebenwirkungen auf, besonders Zytostatika, Opiate, Digitalis, NSAD, Antibiotika, Theophyllin, Carbamazepin und Östrogene. Auch sind ZNS-Veränderungen durch Hirndruck, Tumore/Metastasen, Meningitis sowie Störungen am Vestibularorgan häufiger. Neben kardialen und zentralen Durchblutungsstörungen und Husten können schließlich auch psychische Einflüsse wie Stress, Angst, Depression und Schmerzen die Ursache für Übelkeit und Erbrechen sein.

MERKE

Die psychosoziale Komponente von Übelkeit und Erbrechen spiegelt sich in Formulierungen wie „Das finde ich zum Kotzen", „Mir liegt das schwer im Magen" oder „Mir kommt die Galle hoch" zum Ausdruck.

3.9.2 Beschwerden und Komplikationen

Das Ausmaß der Beschwerden und der Belastung kann vom Patienten selbst und von den Pflegenden oder den Medizinern ganz unterschiedlich wahrgenommen werden. Eine andauernde Übelkeit ist für den Patienten sehr belastend, für Außenstehende aber nicht sichtbar. Im Gegensatz dazu sind das Erbrechen per se, seine Art und die Menge für die Angehörigen und die Pflegenden eventuell belastend, während die Patienten selbst sich nach dem Erbrechen erleichtert fühlen können.

Wie jeder weiß, ist Übelkeit zunächst das Gegenteil von Appetit. Steigert sich die Übelkeit, kommt es zu vermehrtem Speichelfluss und Würgen. Es treten dann vor und beim Erbrechen weitere vegetative Symptome wie Schwitzen, Tachykardie und Blutdruckabfall hinzu. Möglich ist auch der unwillkürliche Abgang von Stuhl und/oder Urin.

In späteren Krankheitsphasen kann das Erbrechen extrem anstrengend sein und führt bei Schwäche nur noch zu unangenehmem Würgereiz, da der Magen nicht mehr entleert werden kann. Der Körper hat dann oftmals schlicht keine Kraft mehr zum Erbrechen.

Schwierig ist oft die Einschätzung einer Medikamentendosis, wenn in relativer Nähe zur Medikamenteneinnahme erbrochen wurde.

Wenn Übelkeit und Erbrechen die Folge der Therapie und nicht der Krankheit sind, kann es sehr schwierig werden, den Patienten zum „Durchhalten" zu motivieren. Besonders in der Palliativsituation müssen mit Blick auf die Lebensqualität die Vor- und Nachteile womöglich neu bewertet werden.

Das per se oft sehr anstrengende Erbrechen kann auch über den Verlust an Elektrolyten zu einer darüber hinausgehenden Schwächung des Organismus führen.

Das Erbrochene kann blutig sein oder gar Stuhl enthalten (Miserere). Rote Blutbeimengungen sprechen eher für eine Schädigung der Speiseröhre durch häufiges Erbrechen, während schwarze, „kaffeesatzartige" Beimengungen anzeigen, dass eine tiefere Blutung vorliegt oder vorgelegen hat, da sich das Blut durch längeren Kontakt mit der Magensäure auf diese Weise verfärbt und gerinnt.

3.9.3 Wie kann geholfen werden?

- Die Art der Übelkeit oder des Erbrechens lässt Rückschlüsse auf die Ursache zu. Dies ist wiederum wichtig, um sich in der Pflege richtig zu verhalten und angemessene Maßnahmen einzuleiten. So lässt etwa Übelkeit beim Aufstehen eher an eine vestibuläre oder orthostatische Ursache denken. Dann sind Hilfestellungen zur langsamen Mobilisation sinnvoll.
- Wichtige Hinweise kann auch ein zeitlicher Zusammenhang liefern: Das häufig verabreichte Metamizol (z. B. Novalgin®) ist für manche Patienten so eklig, dass Übelkeit und Erbrechen ausgelöst werden. In solchen Fällen ist die Umstellung auf eine andere Darreichungsform oder auf ein anderes Medikament naheliegend und Erfolg versprechend.
- Das vorrangige Ziel ist die Beseitigung oder weitest mögliche Linderung der Übelkeit, da sie die Lebensqualität erheblich beeinträchtigen kann. Lässt sie sich nicht ganz beseitigen, lautet die mit dem Patienten zu klärende Frage, ob die Häufigkeit des Erbrechens oder eher die Intensität der Übelkeit gesenkt werden soll. Dies ist aber selten eine klare und einfache Entscheidung zugunsten des einen oder anderen Medikamentes. Leider lässt sich häufig das Symptom nur auf ein mehr oder weniger erträgliches Maß lindern. Wichtig ist hierbei also auch die Vermittlung der erreichbaren Ziele durch eine gute Kommunikation.
- Die ersten Behandlungsversuche können den Hausmitteln gelten:
  - Tees zur Beruhigung
  - Kolonmassage
  - Wärmeflasche auf dem Bauch, wenn das als angenehm empfunden wird.
- Wenn zeitnah zur Medikamentengabe erbrochen wurde, ist es mitunter schwierig zu entscheiden, ob die erforderliche Medikamentenmenge aufgenommen wurde oder nicht. Man kann das Erbrochene auf mehr oder weniger intakte Tabletten oder Kapseln untersuchen. Daneben wird eine Basismedikation eher nicht noch einmal gegeben, während eine Schmerzmedikation bei Bedarf erfolgen kann. Zudem sollte der Patient bis zur nächsten Medikamentengabe verstärkt unter Beobachtung bleiben.

EXKURS

Medikamentöse Behandlung bei Übelkeit

Von ärztlicher Seite sollte überlegt werden, welche – vor allem Übelkeit auslösende – Medikamente möglicherweise verzichtbar sind. Eine prophylaktische Einnahme von Antiemetika bietet sich vor allem vor der Gabe von Opiaten (z. B. Haldol®) oder Zytostatika an (z. B. Zofran®). Die Frage der Bedarfsmedikation sollte hier genau geklärt werden.
Zur medikamentösen Behandlung von anhaltender Übelkeit und Erbrechen sind oft mehrere Medikamente erforderlich.

- Mit Übelkeit und Erbrechen ist immer auch die Frage nach dem Appetit und der Nahrungsaufnahme verbunden. Manchmal ist das für die Angehörigen ein größeres Problem als für die Patienten, wenn z. B. die Tochter sich stets große Mühe mit der Zubereitung der Speisen macht, damit es dem Vater schmeckt und er bei Kräften bleibt, er sie aber eher angewidert ablehnt. Schnell wechselnde Wünsche und Vorlieben sowie ebenso schnelle Ablehnungen sollten nicht persönlich genommen werden. Ein spezieller Widerwille gegenüber Fleisch ist nicht selten.
- Statt „Übelkeit" kann auch Appetitlosigkeit gemeint sein (➤ Kap. 3.8), die ihrerseits wiederum einfach ein fehlendes Hungergefühl darstellen kann.
- In geschulten Händen kann hier ein Versuch mit Aromatherapie sinnvoll sein. Je nach Vorlieben würden hier wohl am ehesten Pfefferminz- oder Zitrusdüfte eingesetzt.
- Die Positionierung ist vor allem dann wichtig, wenn die Übelkeit mit erhöhtem Hirndruck oder Aszites verbunden ist, da sich hierüber relativ einfach Erfolge erzielen lassen.
- Je nach Ursache werden verschiedene Medikamente eingesetzt, deren Nebenwirkungsspektrum jedoch in die Auswahl mit einfließen muss (➤ Tab. 3.4).
- Nach dem Erbrechen sollte alles für eine Mundspülung und zur Erfrischung des Patienten bereitstehen. Sorgen Sie auch für Ruhe und versuchen Sie, ob Berührung den Patienten beruhigt.

MERKE

Liegt stuhliges Erbrechen (Miserere) als Ausdruck eines Darmverschlusses vor, sind die Not und der Ekel sehr groß. Die psychische Belastung ist enorm und eventuell wird eine Sedierung notwendig.

- Ist es im Rahmen der Haushaltsorganisation möglich, mehrere kleine Mahlzeiten anzubieten? Da die Betroffenen oft kalte Speisen bevorzugen, könnten z. B. Quark- und Joghurtspeisen eine gute Lösung sein.
- Starker Essens- oder Küchengeruch verstärkt nicht selten die Übelkeit. Am besten helfen natürlich häufiges und ausreichendes Lüften des Zimmers mit tiefem Durchatmen. Bis zu einem gewissen Grad lässt sich Übelkeit auch ablenken.
- Bei starkem Erbrechen sollte die subkutane Flüssigkeitszufuhr erwogen werden. Auch Medikamente gegen Übelkeit und Erbrechen können manchmal auf alternativen Wegen verabreicht werden (➤ Tab. 3.5).
- Sorgen Sie für geeignete Auffangbehältnisse wie Eimer, große Schüssel oder Müllsack, die sich am besten in Reichweite des Patienten befinden, ohne gleichzeitig dauernd

Tab. 3.4 Medikamente gegen Übelkeit und Erbrechen.

Ursache von Übelkeit und Erbrechen	Medikamente
Gastritis	z. B. Omeprazol, Magaldrat (z. B. Maaloxan®)
Gastrale Stase, funktionelle Obstruktion	Metoclopramid (z. B. Paspertin®)
Gastrointestinale Obstruktion	Dimenhydrat (z. B. Vomex®)
Metabolische/chemisch-medikamentöse Ursachen	Haloperidol (z. B. Haldol), Levomepromazin (z. B. Neurocil), Olanzapin (z. B. Zyprexa®)
Erhöhter intrakranieller Druck	Dexamethason (z. B. Fortecortin®), Dimenhydrat (z. B. Vomex®)
Psychogene Ursachen	Lorazepam (z. B. Tavor®), Antidepressiva

Tab. 3.5 Alternative Darreichungsformen für Medikamente gegen Erbrechen.

Medikament	Mögliche Darreichung
MCP, Haloperidol, Octreotid, Levomepromazin, Dexamethason	i. v. und s. c.
Dimenhydrinat	i. v., Zäpfchen
MCP	Zäpfchen
Lorazepam	bukkale oder sublinguale Gabe

sichtbar zu sein, damit der Patient nicht dauernd an seine Brechneigung erinnert wird.

EXKURS

Wirkweise antiemetischer Medikamente

Die medikamentöse Behandlung von Übelkeit und Erbrechen hat also auch verschiedene Ansatzpunkte, die von der Ursache abhängen können, aber nicht müssen. Manche Medikamente „beruhigen" hauptsächlich den Magen, andere wirken direkt im Gehirn am Brechzentrum, sodass auch Substanzen wie Haloperidol oder Levomepromazin mit einer solchen Indikation zur Anwendung kommen können.

FALLGESCHICHTE

Akin Demirci, 68, Rektumkarzinom

Mehr als drei Jahrzehnte lang hatte sich Akin Demirci „krumm gemacht". Schweißer war er von Beruf. Tag für Tag, Jahr für Jahr, und die ganzen Sonderschichten, nur damit seine fünf Kinder es einmal besser hatten als er. Viele Jahre war er sogar allein in Deutschland gewesen, bevor seine Frau mit den ersten beiden Kindern endlich hatte nachkommen dürfen.

Er hatte recht viel Geld verdient, einfach weil er so viel gearbeitet hatte. Zeitweilig hatte er das Gefühl, allein das halbe Land zusammengeschweißt zu haben. Und weil dieser Knochenjob viel Energie kostete, hatte er stets gut gegessen. Er liebte die Wurstwaren aus dem Laden seines Cousins, aber das war schon lange her. Denn ausgerechnet das gute Essen sollte für seinen Krebs im Darm verantwortlich gewesen sein, das sagten zumindest die deutschen Ärzte, dabei wusste er genau, dass Allah ihm diese Prüfung auferlegt hatte. Sicherlich hatte er zu oft dem Drängen seiner Töchter nachgegeben, die das westliche Leben liebten, das aber so wenig mit den Traditionen gemein hatte, die einem gottesfürchtigen Leben entsprachen. Aber er liebte seine beiden Töchter über alles und so erlaubte er ihnen viel mehr, als es Allah offenbar gefallen hatte.

Die Ärzte hatten ihn operiert und er durfte vier Jahre früher als gedacht seine Rente einreichen. Das tat ihm gut. Er betete wieder viel regelmäßiger und hatte auch seine Familie wieder besser im Blick. Doch schien es dafür schon zu spät gewesen zu sein – Allah ließ sich nicht wegoperieren.

Zwei Jahre später hatte ihn der Tumor wieder, der sich dazu bereits im ganzen Bauchraum ausgebreitet hatte. Die Ärzte hatten ihm ein Stück Darm herausgenommen, und sein Geschäft verrichtete er jetzt in einen Beutel. Angeblich hatte er auch nicht mehr lange zu leben, doch das wusste nur Allah. Er war wieder zuhause und bekam gegen seine Schmerzen sehr starke Medikamente aus dem Saft des Mohns.

Auch wenn ihm nicht mehr viel Zeit blieb, hatte seine Krankheit doch den Vorteil, dass seine Familie mehr oder weniger den ganzen Tag bei ihm war. Alle sorgten sich, und kaum ging einer aus der Tür, war der nächste schon wieder da. Auch seine Töchter waren fast rund um die Uhr bei ihm. Er bedauerte nur, dass er die Kontrolle bald würde abgeben müssen. Doch jetzt hatte der Ramadan begonnen und er wollte zu gerne noch einmal das Opferfest am Ende des Monats mit seiner gesamten Familie erleben. Und wenn er im Ramadan nach den Regeln lebte, würde ihm der barmherzige Allah diese Zeit gewiss noch schenken.

Dazu gehörte es auch, dass er so viele Medikamente wie möglich fort ließ. Er beschränkte sich auf die Schmerzmittel. Zum Glück hatte er gelernt, mit seinem Beutel an der Bauchdecke allein klar zukommen, sodass er die Besuche der Pflegerinnen so weit reduzierte, wie diese es zuließen. Und wenn er dann das Opferfest hinter sich gebracht hätte, würde er in Frieden gehen können.
Doch schon nach wenigen Tagen im Ramadan schmeckte ihm das Essen nach Sonnenuntergang selbst im Kreise seiner Liebsten nicht mehr richtig. Ihm wurde sogar danach übel, doch kämpfte er dagegen an. Sein Bauch schien wie aufgepumpt, aber es entleerte sich kaum noch etwas in den Beutel. Mit jedem Bissen von all den Köstlichkeiten, die seine Frau und die Töchter gemeinsam mit der Schwiegertochter so liebevoll zubereitet hatten, bekam er mehr und mehr das Gefühl, bald zu platzen.
Schließlich wurde ihm auch während der Mahlzeiten übel und er erbrach sich. Er hatte regelrecht Angst vor dem Essen und wusste bald nicht mehr, wie er den Monat überstehen sollte.
Schließlich wandte er sich an einen Pfleger, der schnell herausfand, dass Herr Demirci bei seiner hochdosierten Opiattherapie die Abführmittel fortgelassen und dadurch einen Ileus entwickelt hatte. Der hinzugezogene Arzt verabreichte ihm rasch Methylnaltrexon (z. B. Relistor®), das gut gegen eine opiatbedingte Obstipation wirkt, sowie ein Abführmittel in der Hoffnung, dass die stillgelegte Darmmotorik von selbst wieder in Gang käme. Nach einigen Stunden entleerte sich glücklicherweise wieder etwas Stuhl im Beutel und bald darauf sehr große Mengen, sodass Herr Demirci akut viel Hilfe brauchte. Die Schmerzhemmung des Opiats bleibt glücklicherweise von dem Medikament unangetastet. Allerdings wirkt es nicht immer und Herr Demirci hatte noch Glück gehabt.
Herr Demirci wurde erneut auf die große Bedeutung einer konsequenten Laxantieneinnahme hingewiesen. Drei Tage später nahm er wieder an den normalen Mahlzeiten nach Sonnenuntergang teil. Eine Woche nach dem Opferfest verstarb Herr Demirci an einer unstillbaren inneren Tumorblutung.

3.10 Obstipation

3.10.1 Anatomie und Physiologie

Die Darmperistaltik ist eine Funktion der Tunica muscularis der Darmwand und des Darmwandnervensystems, das heute als dritter Teil des vegetativen Nervensystems angesehen wird. Es weist eine enorm hohe Zahl an Nervenzellen auf und erstreckt sich in Form mehrerer Nervengeflechte von der Wand des Ösophagus bis hinab zum M. sphincter ani internus. Die Nervenzellen selbst befinden sich in den Ganglien zweier großer Nervengeflechte der Darmwand: dem Plexus myentericus und dem Plexus submucosus.

Die Selbstständigkeit dieses Nervensystems kann angenommen werden, weil die passive Dehnung der Magen- oder Darmwand der geeignete Reiz ist, um die Peristaltik auszulösen. Hormone und die äußere Innervation beeinflussen jedoch die Peristaltik. Man unterscheidet Pendelbewegungen durch Kontraktionen der Längsmuskulatur und rhythmische Segmentierungen durch Kontraktionen der Ringmuskulatur. Beides dient dazu, den Darminhalt zu durchmischen und immer wieder in Kontakt mit dem Darmepithel zu bringen, damit die Nährstoffe aufgenommen werden können.

Der Darminhalt selbst löst reflektorisch den über Dehnungssensoren vermittelten peristaltischen Reflex aus. Hinter dem Darminhalt kommt es zur Verengung und weiter nach distal zur Erweiterung des Darmes. Auf diese Weise wird der Speisebrei mit etwa 1 cm/min in Richtung Dickdarm transportiert.

Im Dickdarm wird dem bis dahin flüssigen Nahrungsbrei Wasser entzogen. Dies dient zum einen dem Recycling von Flüssigkeit, zum anderen kann der geformte Stuhl dann geplant abgesetzt werden.

3.10.2 Krankheitsentstehung

Die Frequenz der Verdauung ist in weiten Grenzen normal. Von dreimal täglich bis dreimal wöchentlich kommt alles vor. Hat ein Patient weniger als dreimal pro Woche Stuhlgang, spricht man von Verstopfung. Der Stuhl ist dann meistens hart und seine Entleerung schwierig, eventuell schmerzhaft. Auch eine subjektiv unvollständige Entleerung des Darms kann zur Obstipation gerechnet werden. Die Ursachen für die Obstipation sind vielfältig.

Fällt die Darmbewegung aus, kann die angedaute Nahrung nicht weitertransportiert werden. Der Kontakt zwischen Darmwand und Nahrungsbrei ist zu schwach, sodass kaum noch Stoffe resorbiert werden können. Es kommt zu Fäulnisprozessen. Die entstehenden Gase blähen den Darm, bei einem mechanischen Verschluss proximal davon sehr stark. Durch die Dehnung wird die Durchblutung gedrosselt, die Darmwand kann rupturieren.

Bei längerer Verweildauer des Stuhls im Dickdarm ist der Entzug von Wasser so stark, dass der Stuhl hart wird. Im Extremfall kann dies zu „Kotsteinen" führen, die sich auch durch Klistiere nicht mehr aufweichen lassen und letztlich nur noch manuell auszuräumen sind – eine für den Patienten belastende, schmerzhafte und auch erniedrigende Prozedur.

Am häufigsten sind funktionelle Darmstörungen mit der Kombination aus zu geringer Flüssigkeitszufuhr, zu wenigen Ballaststoffen in der Nahrung und mangelnder körperlicher Bewegung. Flüssigkeit und Ballaststoffe tragen entscheidend zum Volumen des Darminhaltes bei, und mit dem Volumen steigt auch die Motilität.

In der Palliativmedizin ist die häufigste Ursache der Obstipation die Gabe von Opiaten ohne gleichzeitige Laxantiengabe. Opiate hemmen die Propulsionsmotorik des Darms, die durch intramurale μ- und δ-Opioidrezeptoren vermittelt wird.

Neurogene Störungen spielen eine Rolle, wenn sie das enterische Nervensystem betreffen, wie etwa bei autonomer Neuropathie im Rahmen eines Diabetes.

Zahlreiche weitere Medikamente beeinflussen die Motorik des Darms, so z. B. Antidepressiva, Clonidin. Eine wichtige Rolle spielen auch Medikamente, die den Kaliumhaushalt beeinflussen, denn ohne ausreichend Kalium wird der Darm träge.

Natürlich tragen auch verschiedene Darmerkrankungen selbst das Obstipationsrisiko in sich, so z. B. Tumore, Stenosen, Entzündungen, Würmer, Fremdkörper, Gallensteine oder Missbildungen.

Viele weitere Ursachen können zur Obstipation führen. Hier nur einige wichtige Beispiele:

- Angst vor Schmerzen bei Anuserkrankungen, z. B. Analfissur (inkl. Obstipation mit der Folge eines Teufelskreises)
- gewohnheitsmäßige Unterdrückung des Defäkationsimpulses aus unterschiedlichsten Gründen (wie z. B. dass der Zeitpunkt ungünstig oder eine Toilette nicht sauber ist, Scham aufgrund der Anwesenheit weiterer Personen während des Stuhlgangs, Abhängigkeit von Pflegepersonen bei der Säuberung)
- Ernährungsumstellung
- fieberhafte Erkrankungen
- Hypothyreose.

Weil der Stuhl bei Obstipation in der Regel sehr hart ist, kommt es häufig zu Schmerzen bei der Defäkation. Die Angst vor diesen Schmerzen kann dann zur Unterdrückung des Stuhldrangs führen, was wiederum die Obstipation verstärkt.

EXKURS

Laxanzien

Während in der „normalen" Pflege beim Thema Laxanzien sehr schnell die Frage nach Gewöhnung, Überdosierung und Missbrauch mitklingt, geht es in der Palliativpflege eher darum, ob nicht zu wenig Laxanzien gegeben wurden. Eine Toleranzentwicklung spielt hier keine Rolle.
Laxanzien sind ein wesentlicher Bestandteil der Schmerzbehandlung mit Opiaten, sollten aber auch bei anderen Medikamenten mit Obstipation im Nebenwirkungsspektrum eher großzügig gegeben werden. Und auch die bloße Bewegungsarmut der krankheitsbedingten Bettlägerigkeit erhöht die Gefahr für eine Obstipation als zusätzlichem Leid des Sterbenden, das durch den überlegten und wenig zurückhaltenden Einsatz von Laxanzien oft – aber nicht immer – leicht zu vermeiden ist.

Opiathaltige Schmerzpflaster werden gerne unterschätzt, auch von ärztlicher Seite. Offenbar sehen viele Menschen sie eher als eine Mischung aus Salbe und Wundpflaster und gehen entsprechend unvorsichtig damit um. Dabei sind es hochwirksame Medikamente, in denen reichlich Opiate enthalten sein können, und eine der wichtigsten und häufigsten Nebenwirkungen von Opiaten ist nun einmal die Obstipation. Zwar führen Schmerzpflaster durchschnittlich zu einer weniger starken Obstipation als eine gleichwirksame Menge oral gegebener Opiate, doch gleicht sich dieser Unterschied leider gerade bei höheren Dosierungen wieder aus.

Eine Krankenhauseinweisung aus diagnostischen Gründen ist unnötig. Vorrang muss der Erhalt der häuslichen Umgebung haben.

3.10.3 Wie kann geholfen werden?

- Das Ziel sollte der leichte Stuhlgang und weniger der regelmäßige Stuhlgang sein.
- Die Stuhlfrequenz als Maßstab für die Obstipation muss sorgfältig kontrolliert und so genau wie nötig erfragt werden. Dazu gehören auch Fragen nach der Schwierigkeit oder Schmerzhaftigkeit des Stuhlgangs. Die Angehörigen können dazu angehalten werden, ein „Stuhltagebuch" zu führen. Dabei werden Menge und Konsistenz vermerkt.
- Bei einer medikamentösen Schmerztherapie gilt es immer, folgende Nebenwirkungen durch konsequente prophylaktische oder therapeutische Maßnahmen zu bekämpfen:
  - Obstipation: Zu Beginn einer Opiattherapie wird immer eine Obstipationsprophylaxe mit Laxantien durchgeführt. Die Dosis wird immer wieder kontrolliert und besonders bei veränderter Schmerzmitteldosierung angepasst (➤ Tab. 3.3).
  - Übelkeit/Erbrechen (➤ Kap. 3.9)
  - Müdigkeit (➤ Kap. 3.5).
- Eine Kolonmassage ist auch durch den Patienten selbst oder durch Angehörige durchführbar.
- Es gibt verschiedene Hausmittel, die vor einer Medikamentengabe oder begleitend versucht werden können. Dazu zählen verschiedene Frucht-/Gemüsesäfte (z. B. Pflaumen, Rhabarber, Apfel, Orangen, Sauerkraut) und Tees (Faulbaumbeerentee, Schle-

henblütentee). Je nach Phase in der palliativen Situation lassen sich prophylaktische Maßnahmen gegen eine Obstipation wie die Umstellung auf eine ballaststoffreiche Ernährung oder mehr Bewegung nicht mehr realisieren. Im Gegenteil kann sogar die Ballaststoffgabe ohne angemessene Flüssigkeitszufuhr (mindestens 1 l Flüssigkeit) eine Obstipation durch Stuhlverhärtung auslösen oder verstärken.

MERKE

Zur Obstipationsprophylaxe im Rahmen einer Opiattherapie sind Hausmittel nicht geeignet.

- Nur bei vorbestehender Diarrhö aus anderer Ursache kann zunächst auf Laxanzien verzichtet werden. Eventuell kann sich die Symptomatik aufgrund der obstipierenden Wirkung des Opiats sogar bessern. Hierbei muss aber ausgeschlossen sein, dass es sich um eine **paradoxe Diarrhö** handelt, bei der sich große Stuhlmengen im Dickdarm vor einem Hindernis, z. B. einer Tumorstenose, aber auch eines Stuhlpropfes, ansammeln. Teile dieses Stuhls verflüssigen sich unter bakterieller Zersetzung, können die Engstelle passieren und werden als flüssiger Stuhl ausgeschieden. Wird dies dann als Durchfall missgedeutet und die Laxanziendosis reduziert, verschlimmert sich die Situation, und es kann zum Ileus kommen.
- Eine Anpassung der Laxanziendosierung kann auch von den Angehörigen oder dem Pflegedienst innerhalb eines festgelegten Dosierungsrahmen vorgenommen werden.

MERKE

Manchmal wird davon ausgegangen, dass der sterbende Patient nur geringen Stuhlgang habe, da er ja kaum etwas esse. Dem liegt jedoch ein verbreiteter Irrtum zu Grunde: Der normale Stuhl besteht zu etwa ⅓ aus abgeschilferten Darmwandepithelzellen und zu ⅓ aus Bakterien. Nur das letzte Drittel setzt sich aus tatsächlich unverdaulichen Nahrungsbestandteilen zusammen.

- Klistiere oder Zäpfchen wirken nur im Enddarm. Bei höher sitzender Obstipation sind sie nicht ausreichend wirksam.
- Wenn harter Stuhl oder Kotballen nicht oder nur schwer ausgeschieden werden können, werden zunächst Glyzerinzäpfchen versucht (z. B. Glycilax®). Weitere unterstützende Maßnahmen sind dann ein hoher Einlauf (Hebe-Senk-Einlauf) und die digitale Ausräumung des Enddarms.
- Bei neurologischen Erkrankungen wie ALS, MS oder einer Querschnittslähmung fehlt oft die Kraft, über die Bauchpresse den Stuhlgang zu forcieren. In diesen Fällen kann mit Bisacodyl-Zäpfchen (z. B. Dulcolax®) die Defäkation sehr gut eingeleitet werden.
- Inzwischen gibt es zur Schmerztherapie Kombinationspräparate (z. B. Targin®), die in der gleichen Tablette ein Opiat zur Schmerztherapie und einen nur im Darm wirksamen Opiatantagonisten mit sich führen. Dadurch wird die obstipierende Wirkung des Opiats verringert. Da der Antagonist in der Leber abgebaut wird, bleibt die schmerzlindernde Wirkung erhalten.
- Ist es bereits zu einer starken Obstipation durch Opiate gekommen, kann auch ein Opiatantagonist subkutan injiziert werden, der ebenfalls selektiv die Wirkung am Darm antagonisiert (z. B. Relistor®).

EXKURS

Abführmittel

Ein geeigneter Wirkstoff zur Behandlung der opiatinduzierten Obstipation ist **Macrogol** (z. B. Movicol®). Zu seinen Vorteilen gehört, dass es Elektrolytverluste ausgleicht und gut verträglich ist. Allerdings ist die dafür erforderliche Trinkmenge relativ groß, und das Präparat ist teuer. Das Ziel der Behandlung ist eine eher weiche Stuhlkonsistenz, wozu im Allgemeinen 1–3 Beutel pro Tag erforderlich sind. Die Tageshöchstdosis liegt bei 6 Beuteln, jedoch sollte der Bedarf stets individuell ermittelt werden.

Manche Patienten haben Schwierigkeiten mit der Darreichungsform der Beutel. Sie können womöglich diese Mengen an Substanz nicht mehr ohne Weiteres zu sich nehmen und mögen mitunter auch nach einer Weile den Zitrusgeschmack nicht mehr. Das „Eintrichtern" von Macrogol kann dann zu Ekelgefühlen führen. Auch das Stehenlassen der Substanz unter der Vorstellung einer schluckweisen Verabreichung ist nicht günstig, da sich die Bestandteile (Laxans und Elektrolyte) beim Stehen trennen. Es muss also vor dem Trinken stets umgerührt werden.

Einfacher ist es dann, **Natriumpicosulfat**-Tropfen z. B. zusammen mit irgendeiner Flüssigkeit oder Joghurt zu verabreichen. Es sind auch Kombinationslösungen von Natriumpicosulfat und Macrogol möglich.

Lactulose ist ebenfalls ein ausgezeichnetes Abführmittel – wenn es denn vertragen wird. Viele Patienten bekommen darunter jedoch Blähungen und Bauchkrämpfe, was die Lactulose dann ungeeignet werden lässt.

3

- Patienten in der Terminalphase werden die späteren Folgen der Obstipation nicht mehr erleben. Deshalb sollte hier gut über den wirklichen Nutzen von Abführmaßnahmen für den Patienten nachgedacht werden.

FALLGESCHICHTE

Axel Rabol, 58, Obstipation

Axel Rabol war Probleme gewohnt, seit ein Prostatakarzinom bei ihm diagnostiziert worden war. Seine Ärzte hatten ihm versichert, dass nach der Operation und der Hormontherapie alles so werde wie früher. In der letzten Zeit schien dies aber nicht mehr zu stimmen. Er hatte mehr Schmerzen bekommen, besonders in den Oberschenkelknochen. Sein Hausarzt hatte daraufhin die Morphinmenge verdoppelt. Jetzt waren die Schmerzen besser zu ertragen. Und er hatte auch wieder regelmäßig essen können. Manchmal vergaß er aber, genug zu trinken. Er hatte einfach selten Durst. Seine Frau forderte ihn auf, mehr zu trinken und sich mehr zu bewegen, doch fiel ihm dies immer schwer.

Herr Rabol nahm morgens regelmäßig einen Esslöffel Lactulose, aber seit einigen Tagen bemerkte er, dass er Probleme mit dem Stuhlgang bekam. Dieser war inzwischen so hart, dass ihm die Entleerung erhebliche Schmerzen bereitete und er sich nicht anders zu helfen wusste, als den harten Stuhlgang selbst mit dem Finger zu entfernen. Nun hatte er Angst vor dem nächsten Toilettengang. Im Krankenhaus hatte er einmal Abführtropfen bekommen und mit Durchfall und starken Bauchschmerzen reagiert. Seitdem hielt er nicht viel von diesen Medikamenten. Vor allem hatte ihm missfallen, dass er es nicht mehr rechtzeitig zur Toilette geschafft hatte, als ihre Wirkung eingesetzt hatte.

Bei der Untersuchung zeigte sich eine nur geringe peristaltische Aktivität bei einer mit reichlich hartem Stuhl gefüllten Rektumampulle. Der Arzt begann einschleichend mit einer Dosierung von acht Tropfen Natriumpicosulfat (z. B. Laxoberal®) täglich. Wegen der starken Verstuhlung wurde die Kombination aus Miniklistier (z. B. Microklys®) und Glyzerinzäpfchen (z. B. Glycilax®) nach zwei Tagen wiederholt. Herrn Rabol war es lieber, als seine Obstipation auf einen Schlag loszuwerden und dafür wieder, wie seinerzeit im Krankenhaus, die Bauchkrämpfe und dieses demütigende Einkoten erleben zu müssen. Die Kombination aus Klistier und Glyzerinzäpfchen wurde nicht dauerhaft fortgesetzt, sondern als Mittel für mögliche neuerliche Probleme vorrätig gehalten. Doch auch nach dieser Obstipationsbehandlung dauerte es über eine Woche, bis die normale Darmtätigkeit wieder in Gang gekommen war, was nach Angaben der Ärzte auch noch länger hätte dauern können.

Im Internet hatte Herr Rabol sich jetzt selbst mit weiteren Informationen zum Zusammenhang zwischen Opiattherapie und Verstopfung informiert und wusste jetzt genau, worauf er selbst beim nächsten Mal achten wollte: Wenn er mehr Opiate einnahm, musste er auch mehr Abführmittel einnehmen.

3.11 Aszites

3.11.1 Anatomie und Physiologie

Die Bauchhöhle beginnt unterhalb des Zwerchfells und erstreckt sich nach unten bis zum Becken. Die Höhle wird vom Bauchfell (Peritoneum) ausgekleidet, das wie ein Tuch den Magen, den Dünndarm und einen Großteil des Dickdarms umhüllt. Andere Organe, die sog, retroperitonealen Organe, sind nur an einer Seite vom Peritoneum überzogen bzw. sie liegen von außen dem Peritoneum an, wie etwa die Nieren, die Harnleiter und die Bauchspeicheldrüse. In der Bauchhöhle befindet sich physiologischerweise eine geringe Flüssigkeitsmenge, die geschmeidige Bewegungen der Organe gegeneinander ermöglicht.

Die Leber verfügt über zwei Zuflüsse aus dem Gefäßsystem. Zum einen versorgt die Leberarterie das Organ mit dem notwendigen sauerstoffreichen Blut und zum anderen liefert die Pfortader das gesammelte Blut aus dem größten Teil des Gastrointestinaltraktes, mit dem die Leber ihrer eigentlichen Aufgabe nachkommen kann: Sie entgiftet, speichert und verwandelt die aus dem Darm aufgenommenen Nährstoffe und gibt sie gleichmäßig an den großen Kreislauf ab

3.11.2 Krankheitsentstehung

Als Aszites bezeichnet man die Flüssigkeitsansammlung in der Bauchhöhle.

In der Palliativpflege ist die Ursache des Aszites oft eine Peritonealkarzinose, also ein Befall des Bauchfells mit Tumorzellen, meist Metastasen, die von einem Magen-, Darm- oder Eierstocktumor ausgehen. Die genauen pathophysiologischen Prozesse bei einer nicht rein mechanischen Entstehung sind noch nicht genau verstanden. Bösartige Tumoren „schwitzen“ das Wasser entweder selbst in den Bauchraum aus oder aber die Blutzusammensetzung ändert sich so, dass das im Blut enthaltene Wasser nicht mehr gebunden werden kann und so in den Bauchraum gelangt.

Eine andere häufige Ursache für einen Aszites ist eine fortgeschrittene Lebererkrankung oder die Leberzirrhose. In nicht palliativen Situationen ist dies mit Abstand der häufigste Grund. Dabei sterben – meist nach Alkoholkrankheit oder Hepatitis – Leberzellen im großen Umfang ab. Es kommt zu Entzündungsprozessen und zum Ersatz der abgestorbenen Abschnitte durch Bindegewebe. Die Leber kann nicht mehr so viel Blut aufnehmen und verarbeiten, wodurch es sich in der dicken Pfortader und den in diese mündenden Gefäße zurückstaut. Dieses Blut sucht sich dann andere Abflusswege. Durch den hohen Druck des sich stauenden Blutes wird aber auch viel Flüssigkeit über die Gefäßwand abgepresst und sammelt sich dann im Bauchraum zwischen den Organen an. Die Flüssigkeitsmenge kann sehr hoch sein und auch 10 l deutlich übersteigen.

Der Patient bemerkt zuerst, dass die Hose nicht mehr passt oder der Gürtel weiter gestellt werden muss. Nicht selten flacht durch den Druck von innen auf die Bauchdecke der Bauchnabel ab (was bei einem „dicken Bauch" durch Fettablagerung nicht vorkommt und natürlich auch nicht innerhalb relativ kurzer Zeit).

Neben schweren Lebererkrankungen können auch andere Umstände den Abfluss des Pfortaderblutes oder der Lymphe behindern, was auch z. B. Tumoren des Magens, des Pankreas, des Darms durch mechanische Einengung oder – von innen – Thrombosen der Pfortader bewirken können. Weitere Ursachen sind eine schwere Rechtsherzinsuffizienz durch Blutrückstau vor Herz und Leber, sowie eine Hypoproteinämie (etwa bei nephrotischem Syndrom), wenn die Eiweißmenge im Blut stark sinkt und das Wasser im Blut nicht mehr binden kann.

3.11.3 Beschwerden und Komplikationen

Der in kurzer Zeit mitunter erhebliche gewachsene, flüssigkeitsgefüllte Bauch wölbt nicht nur die Bauchdecke nach außen, sondern übt auch Druck auf alle umgebenden Organe aus. Besonders der Druck nach oben führt zur Atemnot (> Kap. 3.7), da die Bewegung des Zwerchfells auf einen deutlich erhöhten Widerstand trifft. Diese Atemnot wird durch die Gewichtszunahme und die ungewohnte Belastung für den Körper verstärkt.

Der große Bauchumfang für sich, die Belastung durch das plötzliche Zusatzgewicht und die Atemnot schränken gemeinsam die Beweglichkeit des Betroffenen stark ein (> Abb. 3.7). Die Veränderung des Körperschwerpunktes macht alle Bewegungsabläufe im Hinblick auf das Gleichgewicht schwerer. Weil der Bauch in Rückenlage die Organe zusammenpresst, muss im Liegen oft eine andere Position gesucht werden.

MERKE

Die Beschwerden durch einen Aszites sind sehr variabel: Spannungsgefühle, Schmerzen und Atemnot treten aber am häufigsten auf. Das Ausmaß des Aszites korreliert auch nur schlecht mit den Beschwerden. Manche Patienten klagen bereits bei weniger als 1 l über starke Symptome, andere hingegen sind schon mal bei weit über 5 l beschwerdefrei.

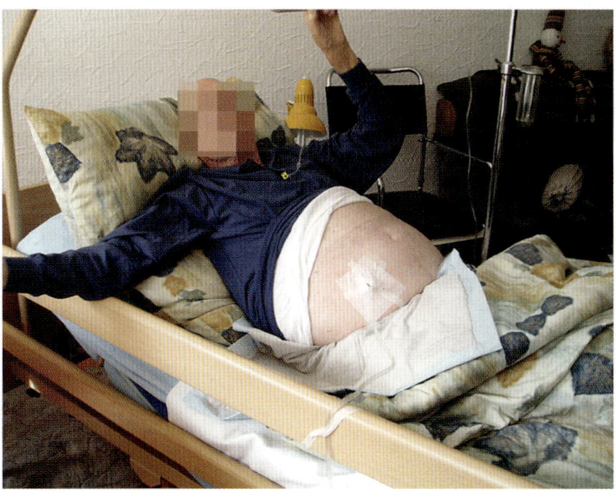

Abb. 3.7 Aszites. [M703]

- Der auch auf den Magen lastende Druck bewirkt nicht nur ein vorzeitiges Sättigungsgefühl, sondern häufig auch Refluxbeschwerden (Sodbrennen), Übelkeit und Erbrechen.
- Schmerzen werden meist als gesteigertes Spannungsgefühl der Bauchdecke oder als innerer Druckschmerz angegeben. Bei Behinderung der Darmmotorik – oft in Zusammenhang mit einer Peritonealkarzinose – können auch kolikartige Schmerzen auftreten.
- Ein Aszites stellt einen ausgezeichneten Nährboden für Bakterien dar. Abwehrzellen haben es schwer, in dem Bauchwasser etwas auszurichten. Deshalb muss eine Infektion, z. B. durch Kontamination im Rahmen einer Punktion, unbedingt verhindert werden. Selten kann es auch zu einer **spontanen bakteriellen Peritonitis** (SBP) kommen, die auch tödlich verlaufen kann.
- Der hohe Druck im Bauchraum kann zu weiteren Komplikationen führen. So können sich Hernien ausbilden oder, durch den behinderten venösen Abfluss aus dem Beckenraum, Thrombosen begünstigt werden.
- Selten, aber möglich, ist eine Hernienbildung aufgrund des hohen Drucks im Bauch (vor allem Nabelbruch und Leistenbruch) oder die Verschlimmerung einer bestehenden Hernie. Eine eventuelle Operation hängt hier natürlich wesentlich von der Prognose ab.

3.11.4 Wie kann geholfen werden?

Die vorrangigen Beschwerden des Aszites beim Palliativpatienten sind in der Regel Schmerzen, Spannungsgefühl und Atemnot. Neben der Abpunktion des Aszites (s. u.) ist die richtige Positionierung des Patienten die wichtigste Maßnahme gegen die Beschwerden. Mit dem Patienten muss gemeinsam nach der günstigsten Position gesucht werden, die mit Kissen und Decken unterstützt werden soll. Häufig wird die Oberkörperhoch- oder die Seitlage bevorzugt. Gerade bei einem sehr großen Aszites sind die Patienten aber oft nicht in der Lage, selbst eine andere Position einzunehmen.

- Beziehen Sie nach Möglichkeit die Angehörigen in die Positionierungen und Lagerungstechniken mit ein, aber überfordern Sie sie nicht.
- Dem Patienten muss bei der Entscheidung für eine Punktion klar sein, dass es sich um eine Maßnahme mit vorübergehendem Erfolg handelt, da der Aszites sich wieder neu bilden wird.
- Nicht selten ist die Punktion des Aszites für die Patienten schmerzhaft und unangenehmer als die resultierenden Beschwerden. Manchmal wollen die Patienten dann gar nicht mehr punktiert werden und schieben die Punktion heraus, bis die Beschwerden unerträglich sind.
- Eine praktische Hilfe für Aszitespatienten können elastische Bauchbinden für Schwangere sein. Sie sind in verschiedenen Größen erhältlich und verleihen dem Bauch eine angenehme und zugleich nicht einschnürende Stützung, die auch nicht die Atmung behindert. Erkundigen Sie sich beim Sanitätshaus, welche Angaben es für eine Anpassung benötigt.
- Vollbäder werden als wohltuend empfunden, weil in dieser Zeit das Gewicht des Bauches mit seiner Atmungseinschränkung keine so große Belastung darstellt. Gleichzeitig kann das Bad dann natürlich durch Beigabe ätherischer Öle auch darüber hinaus noch angenehmer gestaltet werden.

- Da die Aszitespatienten oft nicht selbst ihre Position im Liegen ändern können, droht generell ein rasches Wundliegen, nicht nur am Bauch, sondern eben auch an Becken, Schulter usw. Daher sollte hier frühzeitig eine Weichlagerungsmatratze zum Einsatz kommen. Hierzu gehört auch eine angepasste, gute Hautpflege (➤ Kap. 2.1 und ➤ Kap. 3.2).

EXKURS

Medikamentöse Behandlung bei Aszites

In der Palliativpflege ist die Aszitesursache oft eine Peritonealkarzinose, bei der Diuretika meist unwirksam sind, denn die Ursache liegt ja nicht in einem hohen Druck in den Gefäßen. Bei schwerer Leberschädigung oder Zirrhose hingegen wirken Diuretika oft gut (v. a. Spironolacton). Bei Unwirksamkeit müssen sie jedoch wieder abgesetzt werden, um Nebenwirkungen zu vermeiden (Hypotonie, Exsikkose. Elektrolytstörungen).

- Mancherorts beobachtet man eine gesteigerte diuretische Wirkung durch lokal applizierte körperwarme Quarkpackungen.
- Versuchen Sie stets im Blick zu halten, ob die mehrmalige Aszitespunktion noch eine Hilfe für den Patienten darstellt oder ob ihm mit einer Dauerableitung besser gedient ist. Scheuen Sie sich nicht, Ihre Vorstellungen dazu im Behandlungsteam zu anzusprechen.

3.11.5 Aszitespunktion

Eine Entlastung von 5 l täglich ist möglich. Die Gabe von Albumin i. v., das als wichtigstes Plasmaeiweiß das Wasser wieder vermehrt in den Gefäßen halten soll, ist umstritten und gilt mitunter nur als „Tropfen auf den heißen Stein". Zudem bleiben die Patienten oft auch trotz riesiger Punktatmengen stabil.

Vor einer Punktion müssen die Gerinnungswerte kontrolliert werden, denn viele Faktoren der Gerinnungskaskade werden in der Leber erzeugt und sind bei Leberinsuffizienz entsprechend gering konzentriert, sodass eine Blutungsneigung bestehen kann.

MERKE

Bei sehr häufigen Punktionen ist die Dauerableitung möglich (z. B. PleurX-Asziteskatheter). Ein solches getunneltes System eignet sich gut für die ambulante Versorgung. Patienten und auch Angehörige werden damit in die Lage versetzt, den Erguss selbst abzulassen, was die Autonomie des Patienten stärkt.

Eine weitere Möglichkeit ist der transjuguläre intrahepatische portosystemische Stent-Shunt (TIPS). Er leitet den Aszites aus der Bauchhöhle in die V. cava superior. Er wird subkutan verlegt und verfügt über ein Ventil, das unter der Haut tastbar ist und bei Zunahme des Bauchumfangs durch Kompression des Schlauches ein manuelles Abpumpen durch den Patienten selbst ermöglicht. Allerdings kommt es hierbei anschließend zu einer beinahe ungehinderten Anflutung der normalerweise von der Leber abgebauten Substanzen in den Körperkreislauf.

Durchführung

Der übliche Punktionsort ist der Monroe-Punkt, der sich bei ⅔ auf einer gedachten Linie zwischen Nabel und Spina iliaca anterior superior befindet. Bevorzugt wird die linke Seite, aber beide sind möglich.

- Erforderliche Materialien:
  - Desinfektionsmittel
  - Sterile Handschuhe (für den Punktierenden)
  - Sterile Kompressen
  - Steriles Lochtuch
  - Lokalanästhetikum
  - Spritze
  - Dünne Kanüle
  - Großlumige periphere Verweilkanüle (häufig werden Braunülen verwendet, die jedoch öfters mal abknicken und leicht von Darmschlingen verlegt werden. Spezielle Aszitespunktionsnadeln verfügen über mehrere seitliche Öffnungen und eignen sich dadurch z. B. auch sehr gut bei einem gekammerten Erguss)
  - Sterile Schere
  - Infusionssystem mit abgeschnittener Tropfkammer und Dreiwegehahn
  - Auffanggefäß (z. B. Eimer) oder Sekretbeutelsystem mit der Möglichkeit, das abgelassene Volumen abzulesen
  - Großes, steriles Pflaster (z. B. Fixomull).
- Der Patient wird auf den Rücken gelagert.
- Die Haut wird desinfiziert und mit dem sterilen Lochtuch abgedeckt.
- Das Punktionsgebiet wird zunächst oberflächlich anästhesiert. Dann wird im Wechsel von Injektion und Aspiration soweit vorgegangen, bis Aszitesflüssigkeit aspiriert wird.
- Dann wird die großlumige Venenverweilkanüle mit aufgesetzter Spritze senkrecht zur Haut durch den Stichkanal eingeführt, bis sich Aszitesflüssigkeit entleert. Um einer Fistelbildung vorzubeugen, wird am besten mit der Punktionskanüle „kulissenartig“ vorgegangen, also Schicht für Schicht, die sich dann nach der Entfernung der Kanüle wieder so verschieben, dass nach Möglichkeit keine der Teilöffnungen über einer anderen zu liegen kommt.
- Der Mandrin wird zurückgezogen und der Kunststoffschlauch weiter vorgeschoben.
- Jetzt wird das Schlauchsystem mit Dreiwegehahn angeschlossen.
- Während der Aszitespunktion müssen laufend die Kreislaufparameter und die Vigilanz des Patienten beobachtet werden. Werden größere Nadeln verwendet, ist auch die Ablaufgeschwindigkeit höher und das Risiko für Kreislaufprobleme steigt.
- Dann wird die Kanüle gezogen und die Punktionsstelle mit sterilen Kompressen und breitem Pflaster abgedeckt.

Assistenz bei der Aszitespunktion

- Um die Schwerkraft beim Abfließen stärker zu nutzen, kann das Patientenbett horizontal hochgefahren werden. Weitere „versteckte“ Flüssigkeit kann eventuell durch Umlagerung mobilisiert werden.

- Die Positionierung beim Abfluss sollte überwacht werden, denn eine vergleichsweise dünne Braunüle kann vor allem bei leicht somnolenten Patienten mit unbeabsichtigten Lageänderungen leicht abknicken und sich zusetzen, sodass der Fluss unterbrochen ist und auch nicht mehr zustande kommt.
- Nach dem Entfernen der Punktionsnadel sollte ein Druckverband aufgebracht werden und eine Einmalunterlage die Matratze und das Bettzeug schützen, falls noch Aszitesflüssigkeit nachläuft.
- Bei einem Nachlaufen aus der Punktionsstelle, legen Sie einen Druckverband und/oder Saugkompressen an. Bei Fistelbildung kann die Ableitung eventuell in ein selbstklebendes Sekretbeutelsystem erfolgen. sodass keine ständigen Verbandswechsel erforderlich sind und die Haut nicht über Gebühr beansprucht wird.
- Die Hygienevorschriften müssen wegen der Gefahr einer Peritonitis sorgfältig eingehalten werden. Vorsorglich sollte keine Punktionsstelle mehrfach genutzt werden. Stattdessen wird leicht versetzt punktiert.

MERKE

Die Albumingabe nach dem Ablaufen der Aszitesflüssigkeit wird unterschiedlich gehandhabt und zeigt auch unterschiedliche Erfolge.

FALLGESCHICHTE

Anna Schuster, 72, Leberzirrhose

Einmal nicht aufgepasst, einmal sich mit der falschen Nadel gestochen, obwohl sie immer Handschuhe bei der Blutentnahme angezogen hatte. Aber an jenem Morgen musste alles besonders schnell gehen, weil Irene kurzfristig krank geworden war und so schnell kein Ersatz für die Frühschicht aufzutreiben gewesen war. Ihr wurde sofort ein wenig mulmig und Angst stieg in ihr hoch, denn sie hatte gewusst, dass dieser Patient eine Hepatits B hatte.

Das war jetzt 12 Jahre her. Nicht nur, dass sie nach dem positiven Befund sehr auf ihre Leber achten und Alkohol und möglichst viele Medikamente vermeiden sollte, sondern sie konnte auch ihren Beruf als Krankenschwester nicht mehr ausüben.

Sie hatte mit der Zeit gelernt, mit der Diagnose zu leben und sich beruflich weitergebildet, sodass sie zwei Jahre später eine Teilzeitanstellung als Ausbilderin in einer Krankenpflegeschule antreten konnte. Doch der Zerfall der Leber schritt voran. Aufgrund ihrer medizinischen Kenntnisse fiel ihr irgendwann auf, dass die Blutung nach einer kleinen Verletzung in der Küche nur sehr schwer zu stillen war. Zudem entwickelte sich ein stetig größer werdender Aszites. Sie wurde immer müder und schwächer. Sie stand zwar auf einer Warteliste für eine Lebertransplantation, doch wollte sich einfach kein passender Spender finden. Die Zeit verrann und sie hatte sich schon fast damit abgefunden, dass ihr wohl nur noch wenige Monate blieben, wenn nicht noch ein Wunder geschähe. Aber wegen ihrer portalen Hypertension mit dem großen Aszites konnte auch jetzt schon eine der inneren Krampfadern, die sich am Magen und Ösophagus gebildet hatten, plötzlich platzen. Dann würde sie ganz schnell verbluten.

Inzwischen war sie bettlägerig. Ihr Mann hatte in Absprache mit dem Hausarzt ein Palliative-Care-Team damit beauftragt, Anna Schuster nötigenfalls bis zu ihrem Tode medizinisch und pflegerisch zu versorgen. Der Aszites ließ sich jedoch auch von diesen Fachleuten nur mit sehr mäßigem Erfolg beherrschen, sodass die Anlage eines TIPS (transjugulärer intrahepatischer portosystemischer Stent-Shunt) eingeleitet wurde. Dieser „Kurzschluss", über den Teile des Pfortaderblutes unter Umgehung der Leber über die V. jugularis direkt in den Blutkreislauf zurückgeführt werden, soll den hohen Blutdruck von der Leber wegnehmen und somit auch den Aszites nachhaltig reduzieren. Nach dem Eingriff ging der Aszites tatsächlich spürbar und dauerhaft zurück, was Anna Schuster wieder mehr Mobilität einbrachte und die Gefahr eines Dekubitus verringerte. Allerdings nahmen Müdigkeit und Schwäche eher noch zu und es drohte die hepatische Enzephalopathie.

Letztlich war der Eingriff ein Nullsummenspiel geblieben. Der Zugewinn an Mobilität und Lebensqualität durch den viel geringeren Aszites wurde von der zunehmenden Eintrübung und körperlichen Schwäche wieder aufgebraucht. Anna Schuster erlitt drei Wochen nach dem Eingriff kurz nach dem Frühstück eine perakute Ösophagusvarizenblutung. Sie erbrach sich blutig. Aufgrund ihres Vorwissens hatte sie alle Eventualitäten berücksichtigt und entsprechende Verfügungen unterschrieben, als sie noch bei klarem Verstand gewesen war, sodass kein Eingreifen durch ihren Mann erforderlich war. Er hatte jedoch größte Mühe, bei dem schweren Tod seiner Frau ruhig und fürsorglich bis zuletzt zu bleiben und nur ihre Hand zu halten. Als das herbeigerufene Palliative-Care-Team eintraf war Anna Schuster bereits im Volumenmangelschock verstorben.

3.12 Darmverschluss (Ileus)

3.12.1 Krankheitsentstehung

Beim Darmverschluss wird das Darmlumen teilweise oder vollständig verlegt, sodass eine Passage des Nahrungsbreis oder Stuhls kaum oder nicht mehr möglich ist. Dies bezeichnet man als „mechanischen Ileus“ (gegenüber dem funktionellen Ileus, der auf eine Lähmung der Darmmotorik zurückzuführen ist oder dem eine Durchblutungsstörung zugrunde liegt). Ursachen des mechanischen Ileus sind oft Verwachsungen nach Bauchoperationen, welche die normale Darmmotorik beeinträchtigen und einen Stillstand in der Darmmotorik bewirken können.

In der Palliativmedizin liegt die Ursache zumeist in einer Tumorerkrankung. Beim Ovarialkarzinom ist der Ileus sogar für 40 % der Todesfälle verantwortlich. Eine weitere wichtige Ursache ist der therapiebedingte Ileus. Neben den Operationen können auch Chemo- und Strahlentherapie ein Ileusrisiko bergen, und Medikamente wie Opioide, trizyklische Antidepressiva, Anticholinergika oder Neuropleptika vermögen die Darmmotilität soweit herabzusetzen, dass es auch hier zu einem Ileus kommen kann.

3.12.2 Beschwerden und Komplikationen

Die Beschwerden eines Ileus entwickeln sich in der palliativen Situation bei Tumorpatienten zumeist schleichend über Tage oder Wochen. Die Beschwerden wie Bauchschmerzen oder Übelkeit treten zuerst nur leicht und/oder phasenweise auf. Nach und nach nehmen sie dann an Schwere zu. Ihre Ausprägung hängt zudem von der Lokalisation ab.

Während bei einem magennahen Ileus das Erbrechen im Vordergrund steht, ist Erbrechen bei einem Dickdarmverschluss ein eher spätes Symptom, wogegen der Bauch meist aufgetrieben und gebläht erscheint (es handelt sich jedoch nicht um „Blähungen“, denn beim vollständigen Ileus treten keine „Winde“ auf). Die auftretenden Schmerzen können bei allen Lokalisationen sehr stark sein, wobei der Dünndarmileus die stärksten Schmerzen erzeugt. Bei einem tiefen Ileus im Dickdarm kann es zu dem gefürchteten Stuhlerbrechen („Miserere“ = erbarme Dich) kommen.

Weitere Beschwerden sind Durchfall, Verstopfung, Meteorismus, Appetitlosigkeit und Kachexie.

Als akutes Ereignis ist der Ileus lebensbedrohlich. Durch die Stauung und Aufdehnung im Darm kommt es zu Durchblutungsstörungen der Darmwand und zum Übertritt von Darmkeimen in die freie Bauchhöhle mit Entwicklung einer fatalen Peritonitis, die nicht selten zum Tode führt.

Es gibt jedoch auch gutartigere Verläufe, die über mehrere Wochen bis Monate gehen können. In der Regel führt jedoch der vollständige und nicht behandelte Ileus innerhalb weniger Tage oder Wochen zum Tod.

3.12.3 Wie kann geholfen werden?

Für den Patienten tritt in seiner letzten Lebensphase die Ernährung noch einmal in belastender Weise in den Vordergrund. Wichtig ist es, den drohenden Ileus frühzeitig zu erkennen und es nach Möglichkeit nicht zur vollständigen Ausprägung kommen zu lassen. Abnehmende Stuhlfrequenz oder ausbleibende „Winde" können Zeichen der behinderten Stuhlpassage sein. Eventuell können zu diesem Zeitpunkt abführende Maßnahmen den Ileus hinauszögern oder verhindern. Ist der Darmverschluss komplett, muss von ärztlicher Seite die Frage beantwortet werden, ob eine operative Behandlung möglich, sinnvoll und gewünscht ist. Wenn keine Operation infrage kommt, fallen auch verschiedene diagnostische Maßnahmen wie Sonografie, CT und andere bildgebende Verfahren fort, da sie keine therapeutischen Konsequenzen haben. Ohne Operation steht also die symptomorientierte Behandlung und Pflege im Mittelpunkt.

- Die wichtigste Maßnahme beim vollständigen mechanischen Ileus ist die möglichst vollständige Nahrungs- und Flüssigkeitskarenz. Wird diese eingehalten, lassen auch die Beschwerden wie Schmerzen und Erbrechen in aller Regel schnell nach. Je nach Stadium der Erkrankung und Wunsch des Patienten kann stattdessen die parenterale Nahrungs- und Flüssigkeitsgabe an die Stelle der oralen Ernährung treten.
- Vor allem zu Beginn können stärkste Schmerzen das klinische Bild beherrschen. Dann muss eine adäquate (parenterale) Schmerztherapie durchgeführt werden.
- Bei einem höher liegenden Ileus hört das Erbrechen oft mit der Nahrungs- und Flüssigkeitskarenz weitgehend auf. Manche Patienten tolerieren aber lieber einmal oder mehrmals tägliches Erbrechen als den vollständigen Verzicht auf Nahrung und Trinken. Beim tiefer sitzenden Darmverschluss lässt sich das Erbrechen meistens nicht vollständig eindämmen. Eine ableitende Magensonde (mit großen Öffnungen) ist für manche Patienten eine gute Möglichkeit zur Symptomlinderung. Antiemetika (z. B. Vomex) sind in der Regel wirkungslos. Prokinetika (z. B. Metoclopramid) verbieten sich beim mechanischen Ileus, da sie die Schmerzen verschlimmern können.
- Zur Linderung des Erbrechens können auch Medikamente gegeben werden, die die Sekretionen in Magen und Darm verringern. Dazu gehören Butylscopolamin (z. B. Buscopan®), Scopolamin oder Octreotid.
- Ist der Ileus nicht vollständig (Subileus) können die Patienten eventuell noch essen und trinken. Sinnvoll sind kleinere Portionen, möglichst ohne harte und faserige Nahrungsbestandteile. Eventuell sind auch nur Pudding, Joghurt, Brei usw. möglich.
- Die Flüssigkeitsaufnahme kann bei geringer Brechfrequenz oral weitergeführt werden.
- Bei Durst kann zusätzlich eine intensive Mundpflege Erleichterung verschaffen (➤ Kap. 2.2).

MERKE

Bleibt das Erbrechen häufig und wenig kontrollierbar, droht die Dehydratation. Wenn gewünscht, kann Flüssigkeit parenteral zugeführt und das Magen- und Darmsekret mit einer Magensonde oder einer PEG abgeleitet werden. Gelegentlich kommt es aber auch zu einer spontanen Rückbildung der Ileussymptomatik.

3.13 Harnabflussstörungen und Urogenitalsymptome

3.13.1 Anatomie und Physiologie

Wenn der Füllungsdruck in der Blase steigt, wird über die Stimulation von Dehnungsrezeptoren in der Blasenwand über den Parasympathikus (Segmente S2–S4) eine positive Rückkopplung auf Rückenmarkebene mit folgender Anspannung der Blasenmuskulatur erreicht. Dadurch werden die Dehnungsrezeptoren weiter stimuliert und die Druckspirale zieht weiter an. Ab einem bestimmten Füllungsgrad erschlafft dann der innere Harnröhrensphinkter und es kommt zur Blasenentleerung. Über eine Anspannung der Bauchmuskulatur wird die Blase restlos entleert.

MERKE

Die Steuerung der Blasenentleerung obliegt dem Parasympathikus und dem autonomen Kerngebiet im Segment S2–S4 des Rückenmarks. Eine Aktivierung des Parasympathikus lässt den inneren Schließmuskel erschlaffen. Über den äußeren Schließmuskel, welcher der Willkürmotorik unterliegt, ist eine weitere Kontrolle der Miktion möglich.

Die regelmäßige und vollständige Entleerung der Blase ist für die dauerhafte Keimfreiheit der Harnwege erforderlich, denn Urin ist für viele Bakterienarten ein guter Nährboden.

3.13.2 Krankheitsentstehung

Harnverhalt

Im Stehen und auch beim normalen Sitzen lastet der größte Druck auf dem M. sphincter internus. Bei einer längeren Bettlägerigkeit verändern sich die Druckverhältnisse in der Blase und der Sphinktermuskel wird nicht mehr trainiert. Wird dann plötzlich wieder gesessen oder gestanden, ist der Muskel dem Druck nicht mehr gewachsen und es entsteht die sog. Bettinkontinenz. Vorbeugende Maßnahmen sind das richtige Aufsetzen im Bett (mit Beugung im Hüftgelenk) oder die Absenkung des Bettendes.

Bei einer Vergrößerung der Prostata (gutartig oder bösartig) kommt es zur Einengung der Harnröhre. Bei diesem langsamen zunehmenden Prozess hat die Blase immer noch die Möglichkeit durch eine Stärkung der Muskulatur den notwendigen Druck zur Überwindung des Schließmechanismus aufzubauen. Die Muskulatur verdickt sich bündelförmig. Diese Bündel ragen dann „balkenartig" in das Blaseninnere hinein und man spricht von der Balkenblase. Wenn die Muskelkraft nicht mehr ausreicht, um den Widerstand durch die Prostata zu überwinden, kommt es zu einem akuten oder chronischen Harnverhalt. Im chronischen Fall kann die Blase mehrere Liter Urin ansammeln und bis über den Nabel hochreichen. Die Ventilmechanismen zwischen den Ureteren und der Harnblase sind dann meist auch überdehnt und der Harn kann sich in die Ureteren oder sogar bis in die Nierenbecken und Nieren zurückstauen. Wo es zur Gewebeschädigung kommt.

Dieser Mechanismus kann natürlich auch durch jedes andere kurz- oder langfristige Abflusshindernis ausgelöst werden.

Harnwegsinfekt

Wenn die Blase nicht vollständig entleert wird, können sich in diesem Restharn Erreger halten und gedeihen. Deshalb bereitet auch jede chronische Abflussstörung einer Harnwegsinfektion den Weg. Besonders gefährlich wird das beim Rückstau bis ins Nierenbecken oder in die Nieren (Hydronephrose). Kommt es dann zu einer bakteriellen Infektion, geht dies in der Regel mit schweren Krankheitssymptomen einher: hohes Fieber, eventuell Schüttelfrost und schlechter Allgemeinzustand. Bei Übertritt der Keime in die Blutbahn spricht man von einer Urosepsis, die potenziell lebensbedrohlich verläuft.

3.13.3 Beschwerden und Komplikationen

Harnverhalt

Ein akuter Harnverhalt zeigt sich häufig durch Schmerzen, die in den Flanken oder im Unterbauch lokalisiert sind und typischerweise ins Genitale ausstrahlen. Die Schmerzen sind oft kolikartig und von extremer Intensität. Häufig wird die Symptomatik von Unruhe begleitet. Bei einem allmählich entstehenden Harnverhalt können die Symptome aber auch gering ausgeprägt sein oder fehlen. Ein medikamentös bedingter Harnverhalt zu Beginn einer Opiatmedikation kann sich nach wenigen Tagen wieder legen

Die Erstmaßnahme ist die Blasenkatheterisierung mit einem Einmalkatheter. Der Einmalkatheter hat ein geringeres Infektionsrisiko als der Blasendauerkatheter. Die lange Zeit propagierte sog. fraktionierte Ablassung des Urins, d. h. Entleerung in maximalen Portionen von jeweils 1 l mit Pausen, hat sich nach neueren Untersuchungen als nicht sinnvoll erwiesen.

Die Anlage erfolgt nur auf Anordnung des Arztes. In schwierigeren Situationen wie z. B. bei einem Prostatakarzinom wird am besten direkt ein Urologe hinzugezogen.

Abzugrenzen ist das bewusste Einhalten der Miktion. Wenn der Patient z. B. bettlägerig wird und nicht mehr auf den Toilettenstuhl kann, müssen Alternativen (Urinflasche, Urinal, Steckbecken) gesucht werden und Patient wie Angehörige in der Anwendung geschult werden.

FALLGESCHICHTE

Ulf Bladder, 70, Harnverhalt

Der 70-jährige, leicht demente Ulf Bladder, an Bronchial- und Prostatakarzinom erkrankt, trug ein Urinalkondom, das auch Urin förderte. Während er starke Schmerzen im Unterbauch angab, blieb die Palpation der Blase unauffällig. Wegen seiner fortgeschrittenen Krebserkrankung erhielt er

Opiate, die einen Risikofaktor für einen Harnverhalt bedeuten. Dies gilt besonders für die höhere Dosierung, weil sich dadurch der Sphinktertonus weiter erhöht.
Erst im Ultraschall zeigte sich die deutlich vergrößerte und gefüllte Harnblase. Einer massiven Unruhe mit deliranten Symptomen und Bewusstseinsstörung kann immer auch ein Harnverhalt zugrunde liegen. Typisch für den Harnverhalt sind der suprapubische Palpationsschmerz und die eventuell sehr große Blase, die bis über den Bauchnabel ragen kann. Die alleinige Untersuchung ist aber unzuverlässig.
Sehr hilfreich war hier die Ultraschalluntersuchung durch den Arzt. Auch eine vorhandene Ausscheidung schließt einen Harnverhalt nicht aus, da sie auch auf eine Überlaufblase zurückzuführen sein kann!

Harnwegsinfekt

Infekte der Harnwege zeichnen sich durch einen häufigen Harndrang aus, der von brennenden und krampfartigen Schmerzen begleitet wird, die anhaltend sein können oder während oder unmittelbar nach der Miktion auftreten. Es gibt sie mit und ohne Fieber, mit und ohne Blutung. Aufsteigende Infekte mit Beteiligung des Nierenbeckens gehen oft mit Schüttelfrost einher. Die Urosepsis führt oft zusätzlich zu einer schweren Verschlechterung des Allgemeinzustandes.

Fisteln und Tumoren im Urogenitaltrakt

Fisteln des Urogenitaltraktes stellen sich als Verbindungen der ableitenden Harnwege zur Körperoberfläche oder anderen Hohlorganen wie Vagina oder Rektum dar. Urin tritt an der Haut oder aus Scheide oder Anus aus. Solche Fisteln im Urogenitaltrakt können ein verheerendes Signal für den Patienten sein. Sie werden oft als Ausdruck des körperlichen Verfalls angesehen. Die elementaren und intimen Vorgänge der Ausscheidung sind hier nicht nur wie bei der Inkontinenz einfach der Kontrolle entzogen. In der Wahrnehmung des Patienten kommt hier ein Gefühl der inneren Zerstörung ohne Aussicht auf Heilung hinzu, da in der Regel keine operativen Lösungen mehr angestrebt werden.

Insofern ist nicht nur die hygienische und pflegerische Belastung durch die Folgen einer Fistel hoch, sondern auch die psychische für den Patienten, der mit seiner Scham und dem offensichtlichen „Zerfall" zu kämpfen hat. Ein Grund für die Scham ist auch die teils starke Geruchsbelästigung.

Bei Tumoren im kleinen Becken (z. B. von der Blase) sind Fisteln zum Darm, zur Scheide oder in den Uterus keine Seltenheit. Es kommt dann etwa zu verdünntem Stuhl, der nicht mit Diarrhö verwechselt werden sollte. Der Urin wiederum kann fäkulent riechen oder es kommt zu vermehrtem Ausfluss aus der Scheide. Wichtig ist es besonders aus diagnostischer Sicht, einfach an diese mögliche Komplikation zu denken. Wenn Sie einen solchen Verdacht hegen, sollten Sie den behandelnden Mediziner darauf aufmerksam machen. Von ärztlicher Seite aus wird dann, wenn sich der Verdacht bestätigen sollte, die Operabilität überprüft.

Beckentumoren führen nicht selten zu **Lymphabflussstörungen** mit teilweise monströsen Genitalödemen von Vulva oder Penis. Als Ursachen kommen Bestrahlungsfolgen oder die direkte Blockade der Lymphabflüsse durch das Tumorwachstum infrage. Diese Ödeme sind schwer zu behandeln und bleiben oft bestehen (➤ Kap. 3.2.5). Die Hochlagerung von Skrotum und Penis kann subjektiv etwas Linderung verschaffen. Eventuell können Lymphdrainagen und gezielte Kompressionen helfen, doch müssen die Anwendungen regelmäßig und ausreichend lange sein und dürfen nur von darin ausgebildeten Fachleuten durchgeführt werden.

Harninkontinenz

Die Harninkontinenz ist ein häufiges Symptom in der Palliativpflege, das bei oft älteren Menschen auch ohne ursächlichen Zusammenhang mit der Grunderkrankung stehen kann. Die Einschränkung von Lebensqualität und Selbstwertgefühl ist in jedem Fall gegeben. Die Ursachen sind vielfältig und können nicht nur auf die Grunderkrankung oder auf Begleiterkrankungen (z. B. Infektionen, neurologische Störungen, Polyurie), sondern auch auf deren Behandlung zurückgehen (Strahlentherapie im kleinen Becken, Medikamentennebenwirkungen).

Folgende Medikamente können an einer Harninkontinenz ursächlich beteiligt sein:

- Alpha- und Betablocker
- Anticholinergika
- Parasympathomimetika
- Trizyklische Antidepressiva
- Muskelrelaxantien
- Lokalanästhetika
- Zytostatika (besonders Vincristin)
- Diuretika
- Nikotin, Digitalis, Metoclopramid u. a.
- Opioide
- Neuroleptika.

Vaginale Blutung und Ausfluss

Vaginale Blutungen treten zumeist bei älteren Patientinnen im Rahmen eines Urogenitaltumors auf. Die Geruchsbelästigung kann sehr stark sein und dementsprechend kann die damit verbundenen soziale Isolation schlimmer empfunden werden als alle anderen Krankheitssymptome. Bei jüngeren Frauen kann es sich trotz schwerer Erkrankung und Chemotherapie auch um eine wieder einsetzende Menstruation handeln.

3.13.4 Wie kann geholfen werden?

Harnwegsinfekt

- Um eine Keimverschleppung zu verhindern, sollte die Intimzone nach dem Gebrauch eines Steckbeckens von der Harnröhre zum After hin gewaschen werden. Bettlägerige Patienten sollten nach dem Bettpfannen- oder Urinflaschengebrauch die Möglichkeit bekommen, sich die Hände zu waschen.

- Da häufiges Wasserlassen äußerst anstrengend sein kann, sollte im Team die Anlage bzw. das Belassen eines Dauerkatheters erwogen werden, um in der palliativen Situation im Zweifel das kleinere Übel zu wählen.

Fisteln und Tumoren im Urogenitaltrakt

Pflegerisch kommen hier vor allem Vorlagen, Saugkompressen, Beutel, Geruchshemmer zum Einsatz.

Blutungen aus der Blase

- Blutungen aus der Blase treten oft bei Dauerkathetern auf, spontan oder bei Manipulationen. Ihre Bedeutung wird tendenziell eher überschätzt, weil bereits sehr geringe Blutmengen den Urin massiv verfärben. Es gibt natürlich, besonders bei Tumoren der ableitenden Harnwege und der Blase, auch die Fälle mit starken Blutungen, die dann über längere Zeit auch zu einem bedeutsamen Blutverlust führen können. Die tatsächlich verlorene Blutmenge ist kaum abzuschätzen. Deshalb wird eventuell die Einschätzung über eine Blutbildkontrolle mit Hb-Wert-Bestimmung erforderlich.
- Die Blutungen können letztlich auch akut lebensbedrohlich sein. Hier bleibt dem Pflegenden nur die Hinzuziehung des Mediziners.
- Blutkoagel können die Harnwege und vor allem auch liegende Katheter verlegen. Hier können Spülkatheter helfen, die eine kontinuierliche Spülung des Systems ermöglichen. Unter Umständen kann in solchen Fällen auch noch eine Blasenspülung sinnvoll sein, doch ist dieser Punkt umstritten.

Harninkontinenz

- Sorgen Sie immer für die möglichst leichte Erreichbarkeit von Toilette, Nachtstuhl, Steckbecken oder Bettflasche.
- Der Patient sollte auch regelmäßig an die Miktion erinnert werden.
- Bei einem bereits liegenden Blasenkatheter kann auch ein Verschluss durch Blutkoagel oder Zellmaterialien zu einer Inkontinenz führen. In diesem Fall sollte der Katheter angespült oder gewechselt werden.
- In der Terminalphase lässt sich der von vielen Patienten und auch Angehörigen gefürchtete Dauerkatheter durch intensive Pflege und sinnvolle Hydrierung oder eventuell leichte Dehydrierung vermeiden.
- Die maximale Liegedauer eines Blasenkatheters beträgt bei guter Pflege eines Silikonkatheters etwa vier Wochen.
- Urinale haben ein geringeres Infektionsrisiko und sollten deshalb den Vorzug erhalten. Die Gefahren liegen wegen des feuchten Milieus hier in Hautreizungen oder Infektionen des Penis. Zudem halten sie oft nicht gut. Tun sie es aber doch, sind sie das System der Wahl.
- Machen Sie reichlich Gebrauch von Pflegehilfsmitteln wie Vorlagen, Inkontinenzslips und geruchsbindenden Einlagen.

- Die Haut kann mit Cavilon oder Johanniskrautöl geschützt werden.
- Überlegen Sie zusammen mit dem Arzt, ob sich bestimmte Medikamente, die sich negativ auf die Kontinenzproblematik auswirken, ändern oder absetzen lassen.

Vaginale Blutung und Ausfluss

- Da der üble Geruch vorwiegend durch bakterielle Zersetzungsprozesse hervorgerufen wird, können geeignete Anitbiotika wirksam sein. Daneben sollte für gute Raumluft gesorgt werden, indem man immer wieder lüftet, eventuelle Aromalampen einsetzt und Verbände und Tamponaden häufig wechselt.
- Eine gute Hautpflege z. B. mit Cavilon® ist wesentlich.

Wechsel eines suprapubischen Blasenkatheters

Der Wechsel eines suprapubischen Blasenkatheters sollte zügig ablaufen, denn der kleine Durchgang durch die verschiedenen Schichten der Bauchdecke und der Blasenwand hat die Neigung sich durch Verlagerung einer dieser Schichten zu verschließen (sog. Kulissenverschiebung). Dies gilt vor allem, wenn der Katheter noch nicht so lange liegt (2–3 Tage). Nach längerer Liegedauer kann sich ein bindegewebiger Kanal gebildet haben, der auch einen ruhigeren Wechsel unproblematisch macht. Im Zweifel sollte der Katheter gewechselt werden.

Sexualität

Eine nur noch geringe Lebenserwartung ist nicht gleichbedeutend mit sexuellem Desinteresse. „Ein letztes Mal …“ ist nicht selten der heimliche Wunsch, der jedoch aus Scham oder Unsicherheit nicht geäußert wird. Hinzu kommen je nach Krankheitsbild die Angst, „etwas kaputt zu machen“, oder auch Erektionsstörungen und Libidoverlust durch Medikamente, Schmerzen, Verunstaltungen, Geruchsbelästigung oder Wunden.

Wenn der Patient entsprechende Andeutungen macht oder einen Gesprächsversuch unternimmt, sollten Sie unbedingt dafür offen bleiben und sich bei einer intakten Vertrauensbasis gesprächsbereit zeigen. Machen Sie deutlich, dass es sich keinesfalls um ein abwegiges Thema sondern um ein absolut verständliches und normales Anliegen handelt. Die eigenen Hemmnisse und Vorstellungen sind hier vielleicht nicht der richtige Maßstab.

- Bei hoher mechanischer Belastung sollte an alternative Praktiken gedacht werden.
- Manchmal ist aber auch nur der Wunsch nach Nähe und Zärtlichkeit gemeint, aber auch hier können Ängste wegen Wunden, Ausgängen usw. auftreten. Besprechen Sie die Möglichkeiten einer Abdeckung von eher abstoßenden Dingen, wie etwa Stomabeuteln u. Ä.
- Oft ist es einfach wichtig, die Zweisamkeit zu ermöglichen (➤ Abb. 3.8). Wenn sich Hilfspersonen die Klinke in die Hand geben, einen Schlüssel haben, hereinkommen ohne zu klingeln, kann das schon mal schwierig sein. Schaffen Sie also Möglichkeiten für das Alleinsein.

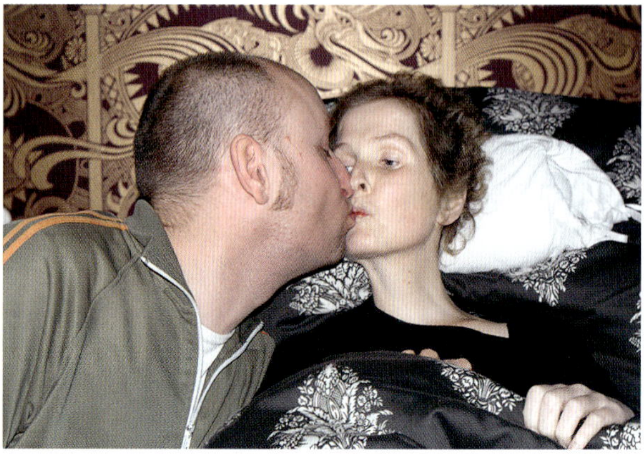

Abb. 3.8 Oft geht es nur darum, eine vertrauliche Zweisamkeit zu ermöglichen. [M703]

- Eventuell ist auch Ihre vorbereitende Hilfe erforderlich, was Hygiene, Abdeckungen, stimmungsvolle Raumgestaltung angeht. Sicherlich bedarf so etwas einer gewissen Planung, wie z. B. die Entfernung eines Dauerkatheters, aber Sie sollten sich hier weitest möglich drauf einlassen. Auch eine eventuelle Beteiligung oder Nicht-Beteiligung von Kollegen an Vorbereitungen muss offen angesprochen werden. Vielleicht sind Sie für dieses Thema die einzige Vertrauensperson und sollen es auch bleiben.
- Ihr wichtigster Anteil kann es sein, das Thema und Fragen dazu zuzulassen und dem Patienten zuzuhören.

3.13.5 Blasenkatheter legen

Das Ziel eines Blasenkatheters ist es, entweder einen freien Abfluss zu schaffen oder bei Urininkontinenz durch einen Dauerkatheter hygienische Probleme zu vermeiden. Weitere Gründe sind z. B. eine präzise Bilanzierung der Nierenleistung oder, aus diagnostischen Gründen, die Bestimmung des Restharns und die mikrobiologische Untersuchung.

Je nach Krankheitsbild kann die Anlage sehr schmerzhaft sein und zu Verletzungen führen. Im Zweifel und bei aufkommenden Problemen sollte man ggf. die Prozedur abbrechen und einen Urologen hinzuziehen. In vielen Städten gibt es auch einen ambulanten Katheterdienst, dessen Telefonnummer Sie stets bereit haben sollten.

Durchführung

- Die Größenangabe des Silikonkatheters erfolgt über den inneren Durchmesser in Charrière (1 Ch = ⅓ mm). In der Regel werden die Größen 14–18 Ch beim Mann und 12–14 bei der Frau verwendet.
- Legen Sie die Materialien eines sterilen Kathetersets zurecht:
  - Wasserdichte Unterlage
  - Steriles Ablagetuch

- Steriles Abdecktuch
- Handschuhe
- Anästhesierendes Gleitgel
- Desinfektionslösung (meist Betaisodona oder farbloses Octenidin)
- Anatomische Pinzette
- Sechs Tupfer (Kugeltupfer, Pflaumentupfer)
- Auffangschale
- Spritze mit 5–15 ml Aqua dest. (abhängig von Kathetergröße, zur Blockung eines Dauerkatheters)
- Zusätzlich 2 sterile Einmalkatheter (Mann/Frau, Größe)
- Urinbeutel mit Aufhängevorrichtung und Klemme.

- Klären Sie den Patienten darüber auf wie Sie vorgehen wollen. Weisen Sie auch darauf hin, dass es bei einer entsprechenden Vorerkrankung auch schmerzhaft sein kann, sich die anschließende Erleichterung aber auszahlen wird.
- Bitten Sie eine Hilfsperson oder Angehörige hinzu.
- Positionierung:
  - Der Frau: Oberkörper flach, Gesäß erhöht, Beine gespreizt und an beiden Seiten aufgestellt; Oberkörper zugedeckt;
  - Des Mannes: Beine geschlossen, Nierenschale direkt unter dem Penis auf den Beinen; Oberkörper zugedeckt.
- Platzieren Sie das Katheterset zwischen bzw. neben die Beine des Patienten und öffnen Sie es.
- Breiten Sie die sterile Unterlage aus.
- Übergießen Sie die sterilen Tupfer mit Desinfektionsmittel.
- Trennen Sie das kurze, vorgestanzte Stück der perforierten Katheterhülle ab und legen Sie den Katheter griffbereit auf einer sterilen Unterlage ab. Beim Legen eines Dauerkatheters: Katheter mit Urinauffangsystem verbinden.
- Ziehen Sie sich sterile Handschuhe an.
- Treten während der Katheterisierung Spasmen auf, ist kurzes Abwarten oft hilfreich.

Frau

- Eine Hand spreizt die Schamlippen während die andere Hand desinfiziert.
- Desinfizieren Sie das äußere Genitale mit den getränkten sterilen Tupfern in Richtung Damm (äußere und innere Schamlippen, Urethraöffnung).
- Der letzte Tupfer wird in den Vaginaeingang gelegt.
- Bei der Desinfektion sollten alle sechs Tupfer verbraucht werden.
- Anästhesierendes Gleitgel auf Katheterspitze geben.
- Die spreizende Hand wird belassen, während die andere Hand den Katheter mit der Plastikhülle fasst und das bereits freigelegte Ende etwa 5 cm weit in die Urethra einführt.
- Sobald der Urin abläuft, schieben Sie den Katheter nicht mehr weiter vor.
- Entfernen Sie den Tupfer aus der Vagina.
- Bei einem Dauerkatheter erfolgt die Blockung mit 5–15 ml Aqua dest. (je nach Katheter) durch das blind endende Einlassventil an der Seite des Katheters.
- Ziehen Sie den Katheter vorsichtig zurück, bis ein Widerstand spürbar wird.
- Bei einem versehentlichen Einführen in die Vagina sollten Sie den Katheter dort belassen, um die Desinfektion nicht durch Herausziehen aus der Vagina zu gefähr-

den. Verwenden Sie einen zweiten Katheter und entfernen Sie danach erst den Katheter aus der Vagina.

Mann

- Schieben Sie die Vorhaut bis hinter die Corona zurück.
- Eine Hand fasst den Penis, während die andere Hand die Glans und die Urethraöffnung desinfiziert.
- Es sollten bei der Desinfektion alle Tupfer verbraucht werden.
- Führen Sie die Spritze mit dem Gleitmittel in die Urethralöffnung ein und Instillieren Sie dort 11 ml.
- Mit einer Pinzette oder dem zweitem sterilen Handschuh (Hilfsperson!) wird der Katheter in den nach oben gestreckten Penis eingeführt. Stabilisieren Sie dabei das lange Ende des Katheters zwischen Klein- und Ringfinger.
- Führen Sie den Katheter behutsam etwa 10 cm weit ein.
- Senken Sie dann den Penis und ziehen Sie ihn leicht nach vorn.
- Schieben Sie jetzt den Katheter weiter vor, bis Urin abfließt. Beim Dauerkatheter streifen Sie dann die Vorhaut wieder über die Glans.
- Schließen Sie ggf. einen Urinbeutel an.
- Bei einem Dauerkatheter erfolgt die Blockung mit 5–15 ml Aqua dest. (je nach Katheter) durch das blind endende Einlassventil an der Seite des Katheters.
- Ziehen Sie den Katheter dann vorsichtig zurück, bis ein Widerstand spürbar wird.

Urinbeutel und Katheterpflege

- Hängen Sie den Urinbeutel wegen der Gefahr eines Urinrückflusses nicht über das Niveau der Blase. Wenn es sich nicht vermeiden lässt, klemmen Sie den Schlauch zuvor ab.
- Bei einem Wechsel des Urinbeutels müssen die aseptischen Bedingungen für das Ansatzstück des Beutels eingehalten werden.
- Kontrollieren Sie regelmäßig den Urin im Beutel auf Blut, Flocken, Gerinnsel oder Trübung.
- Sorgen Sie für eine ausreichende Wasserzufuhr, um den Durchfluss zu erhalten und einer Keimaszension vorzubeugen.
- Kochsalzlösung kann zur Verstopfung des Inflationskanals führen.

Entfernung eines Dauerkatheters

- Halten Sie einen Müllbeutel und eine 20-ml-Spritze bereit.
- Platzieren Sie eine Auffangschale zwischen den Beinen des Patienten.
- Saugen Sie die Blockungsflüssigkeit mit einer ausreichend großen Spritze durch das blinde Ende am Katheter ab.
- Entfernen Sie den Katheter durch leichten Zug und geben Sie ihn gleich in einen Müllbeutel.

3.14 Depression

3.14.1 Anatomie und Physiologie

Jeder Mensch kennt Freude und Traurigkeit, beides gehört zum Leben. Depressionen sind qualitativ anders als die „normale" Traurigkeit. Es ist nicht nur eine besondere Schwere oder Langwierigkeit der Trauer und Niedergeschlagenheit. Eine Depression verändert den Menschen und kann von ihm allein oft nicht bewältigt werden. Sie kann das einzige Symptom oder Teil eines psychischen Symptomenkomplexes sein. Sie kann aber auch die Folge oder das Symptom einer körperlichen Erkrankung sein. Da auch Konzentrations- und Gedächtnisstörungen hinzutreten können, besteht besonders bei älteren Patienten die Gefahr der Verwechslung mit einer beginnenden Demenz (der umgekehrte Fall ist jedoch auch möglich, dass eine beginnende Demenz mit einer Depression verwechselt werden kann).

Auf organischer Ebene wird die Depression mit einer verringerten Verfügbarkeit der Neurotransmitter Noradrenalin und/oder Serotonin im Gehirn in Zusammenhang gebracht. Vielfach gibt es Streit über den „Ursprungsort" einer Depression. Für die einen ist eine Depression nicht mehr als eine Störung im Neurotransmitterhaushalt, für andere ist sie das Ergebnis verschiedener seelischer Traumen mit entsprechenden Reaktionen der Psyche. Längst gibt es jedoch genügend Hinweise darauf, dass es sich um zwei Seiten einer Medaille handelt. Denn Gefühle und Gedanken können den Körper krank machen. Wer lange trauert, wird nachweislich eher krank, wer Angst hat oder sich aufregt, dessen Herz schlägt schneller. Und umgedreht kann auch der Körper die Psyche krank machen. Verschiedene Stoffwechselstörungen oder auch eine Kortisontherapie gehen mit einem Depressionsrisiko einher, ein rechtsseitiger Schlaganfall führt nicht selten zu Persönlichkeitsveränderungen. Schließlich zeigt auch das Ansprechen vieler Depressionen auf Medikamente oder auch die Wirkung „geistiger" Getränke und anderer Drogen auf das Gehirn, dass Psyche und Gehirn untrennbar miteinander verwoben sind.

3.14.2 Beschwerden und Komplikationen

Psychische Probleme sind in der Palliativversorgung nichts Außergewöhnliches. Neben den Störungen im Rahmen von bestehenden Vorerkrankungen des Patienten, tritt natürlich die meist große psychische Belastung durch den nahenden Tod hinzu. Doch ist diese Belastung der Psyche mit all ihren Folgen nicht gleichbedeutend mit einer Störung im medizinischen Sinn. Phänomene, wie Verleugnung, Verdrängung, tiefe Trauer, Wut und Verzweiflung erscheinen uns allen in diesem Zusammenhang als naheliegend und verständlich. Ein Rückzug, ein Sichverkriechen kann viele Ursachen haben und ist noch keine Depression.

Dennoch treten Depressionen bei Schwerstkranken häufiger auf. So geht man etwa bei Tumorerkrankungen von im Mittel 15 % der Patienten aus, die eine behandlungsbedürftige und auch behandelbare Depression entwickeln.

Gedrückte Stimmung (nicht Trauer), kaum Durchschlafen, frühes Erwachen, Appetitlosigkeit und Verstopfung, Antriebslosigkeit, Schuldgefühle und Konzentrationsstörungen sind einige der häufigsten Symptome der Depression. Kleinste Verrichtungen wie etwa das Zähneputzen können zu einer unüberwindbaren Aufgabe werden. Die Antriebsstörung bedeutet auch eine Entschlussunfähigkeit bei alltäglichen Fragen („Möchte ich lieber Kartoffeln oder Nudeln?"). Gleichgültigkeit und Interessenverlust können sich auch auf die Angehörigen und Freunde beziehen.

Letztlich bleibt es aber für die Mediziner eine diagnostisch schwierige Situation. Kann man bei einem Menschen kurz vor dem Tod, der womöglich auch noch eine ganze Reihe stark wirksamer Medikamente einnimmt, den Mangel an Antrieb, Appetit oder Libido auf eine Depression zurückführen und welche Konsequenzen lassen sich daraus ableiten? Hier sind eher selbstzerstörerische Gedanken und der Wunsch nach einem baldigen Ende sowie eine Angstsymptomatik richtungsweisend, doch kann der Wunsch, lieber tot zu sein, als weiterhin solche Schmerzen zu ertragen, abhängig zu sein oder anderen zur Last zu fallen, nachvollziehbar und realistisch sein und muss eben nicht auf eine Depression zurückgehen.

Wird eine Depression diagnostiziert, ist die Ursache oft keineswegs klar. Neben einer Reaktion auf die körperliche und psychische Belastung bei eventuell entsprechender Neigung, kommen auch metabolische und endokrine Störungen, Medikamentennebenwirkungen und Hirnschädigungen durch Tumoren, Blutungen oder Infarkte infrage.

EXKURS

Psychopharmaka in der Palliativpflege

Die viel gescholtenen Psychopharmaka können eine gute Symptomlinderung herbeiführen. Vielfach herrscht die Auffassung, dass die Psychopharmaka den Patienten nur „abschießen" oder ihn „einnebeln". Oder Sie hören den Vorwurf, den Patienten mit „Glückspillen" vom Ernst der Situation ablenken zu wollen. Hier kann es helfen, darauf hinzuweisen, dass das Vorgehen genau wie in der Schmerztherapie am Grad der Belastung für den Patienten orientiert wird.
Hier einige Beispiele von psychopharmakologisch wirksamen Substanzen, die sich in der Palliativversorgung vielfach bewährt haben. Die antidepressive Wirkung tritt jedoch vielfach erst nach einigen Wochen ein. So gibt es etwa schnell wirksame amphetaminähnliche Substanzen, die stimulierend und in der Terminalphase rasch antidepressiv wirken. Andere Substanzen werden vielleicht gar nicht oder nicht nur wegen ihres eigentlichen Wirkspektrums gegeben, sondern manchmal nur wegen ihrer „Nebenwirkungen":

- Mirtazapin wirkt in geringer Dosierung gegen Schlafstörungen, da zu seinen Nebenwirkungen oft Müdigkeit gehört. Mundtrockenheit und Kopfschmerzen zählen jedoch auch dazu, ebenso wie Appetit- und Gewichtszunahme, was jedoch durchaus gewünscht sein kann.
- Citalopram ist bei vorherrschendem Antriebsverlust sowie bei Panikstörungen und Agoraphobie (Angst vor großen Plätzen) geeignet.
- Venlaflaxin wirkt eher anregend, weshalb es morgens gegeben wird. Ein Zuviel an Anregung führt dann zur Unruhe. Es wirkt gut angstlösend. Bei vorhandener Suizidalität darf es nicht eingesetzt werden, da unter dem Medikament (wegen der Antriebssteigerung) Suizidgedanken häufiger in die Tat umgesetzt werden.
- Amitriptylin hingegen wird vorzugsweise abends gegeben, weil es gut sedierend und schlafanstoßend wirkt. Es ist in seiner Wirkung vergleichbar mit Mirtazapin, was sich auch in der Mundtrockenheit als Nebenwirkung zeigt bei ansonsten allgemein guter Verträglichkeit. Es wird in der Palliativmedizin auch als Schmerzmittel gegen Neuropathien (v. a. bei Brennschmerz) eingesetzt.
- Trimipramin besitzt eine gut sedierende Wirkung, was es für eine Abendgabe prädestiniert. Allerdings verstärkt es eine etwaige Anfallsneigung.

3.14.3 Wie kann geholfen werden?

- Der Patient braucht vor allem starke Zuwendung und das Gefühl, ernst genommen und als Person angenommen zu werden. Sie können versuchen, selbst gut hinzuhören, wenn Sie mit dem Patienten sprechen. Tagelange gedrückte Stimmung (die verschieden von Trauer ist) und ein Verlust jeder Freude und jeden Interesses gepaart mit Schuldgefühlen, Scham oder Hoffnungslosigkeit, können Sie aufhorchen lassen. Typisch für eine Depression ist auch die Unfähigkeit, überhaupt etwas fühlen zu können („Gefühl der Gefühllosigkeit").
- Beobachten Sie das soziale Umfeld des depressiven Patienten genau. Sie sind vielleicht die Person, die dem Patienten am nächsten steht und am besten über Probleme jeder Art Bescheid weiß. Registrieren Sie solche Dinge genau und dokumentieren Sie sie auch bzw. sorgen Sie für Abhilfe. Vielleicht gibt der Patienten Ihnen sogar klare Hinweise auf die Ursache seiner Depression („Mein Sohn aus Kanada hat sich seit 5 Jahren nicht gemeldet.").

MERKE

Nicht nur Ihr Patient kann eine Depression entwickeln, sondern auch die Angehörigen, was ebenfalls erhebliche Folgen für Ihre Betreuung haben kann.

- Die Pflege bei einer Depression erfordert vor allem einen bestimmten Umgang, Einfühlungsvermögen und ein Verständnis für das Wesen der Depression. So ist etwa flüchtiges Zusprechen von Trost falsch, da es dem Patienten nur zeigt, dass seine Situation nicht verstanden wurde. Auch motivierende Aufforderungen wie, „Reißen Sie sich doch zusammen" oder „Sie müssen einfach positiv denken" sind unangebracht und kontraproduktiv, denn gerade diese Fähigkeiten sind dem Depressiven abhanden gekommen. Es wäre in etwa so, als fordere man einen Rollstuhlfahrer zum Gehen auf.
- Scheuen Sie sich nicht, mögliche Suizidgedanken offen anzusprechen. Es ist ein leider weit verbreiteter Irrtum, anzunehmen, man bringe einen Menschen dadurch erst auf den Gedanken einer Selbsttötung. Patienten mit Suizidgedanken sind im Gegenteil oft erleichtert, wenn das Thema angesprochen wird. Auf Nachfrage berichten sie dann mitunter ganz konkret, wie sie sich das Leben nehmen würden, und geben z. B. das Versteck der gesammelten Tabletten bekannt (was bei den Angehörigen gewöhnlich großes Entsetzen auslöst).
- Nehmen Sie den Patienten (oder auch die Angehörigen) immer ernst. Lassen Sie Medikamente nicht mehr in der Nähe des Patienten stehen. Wenn Suizidgedanken offenkundig sind, müssen Sie das Team und/oder den behandelnden Arzt informieren, um das weitere Vorgehen zu erörtern. Bei unzureichender Distanzierung von suizidalen Handlungen muss ärztlicherseits auch die Möglichkeit einer Zwangseinweisung (nach „PsychKG") erwogen werden, was in der palliativen Situation eine ethisch sehr schwierige und sensible Entscheidung ist (➤ Kap. 3.19).
- Weniger erfahrene Pflegende geraten nach einer Phase des Mitleids nicht selten an einen Punkt der Frustration, von wo an Hilflosigkeit und Wut gegenüber dem Patienten entstehen können, weil „alles gute Zureden nichts hilft". Wichtig ist es, ein solches Muster bei sich selbst oder auch bei anderen zu erkennen, um sie nicht unbewusst am Patienten auszulassen. Wichtige Hilfe im Umgang mit dem Patienten und den eigenen Gefühlen erhalten Pflegende bei Supervisionen.

- Vielleicht haben Sie trotz Supervision auf Dauer Schwierigkeiten mit depressiven Patienten. Versuchen Sie dies dann in einem offenen Gespräch mit Ihren Kollegen zu besprechen und die Möglichkeiten eines (zeitweiligen) „Patiententauschs" zu erörtern.

Eine psychotherapeutische Behandlung ist genauso wirksam wie die Gabe von Antidepressiva, doch erfolgt der Wirkeintritt später.

3.15 Demenz

3.15.1 Anatomie und Physiologie

Die Demenz ist definiert als langfristige Beeinträchtigung der kognitiven Funktionen (Gedächtnis und Denkvermögen) mit Beeinträchtigung der Aktivitäten des alltäglichen Lebens. Für die Diagnose müssen die Symptome mindestens sechs Monate lang bestehen. Sie ist daher von plötzlichen Veränderungen (v. a. bei körperlichen Erkrankungen), wie etwa dem hirnorganischen Psychosyndrom oder dem Delir, abzugrenzen.

Die normale Alterung des Gehirns ist offenbar innerhalb genetisch vorgegebener Grenzen von der geistigen und körperlichen Aktivität abhängig. Die Anzahl und Funktion der Nervenzellen verringert sich im Alter kaum, doch geht die Zahl der Synapsen (Verbindungen zwischen Nervenzellen) zurück. Das Hirnvolumen vermindert sich zwischen dem 60. und 90. Lebensjahr um etwa 6 %. Die intellektuellen und kognitiven Fähigkeiten sind erst ab dem 80. Lebensjahr deutlicher betroffen, sofern es dafür keine anderen, krankheitsbedingten Gründe gibt. Aber auch dann muss bei einem Rückgang der Fähigkeiten genau betrachtet werden, welche Funktionen betroffen sind. Die Verarbeitungsgeschwindigkeit von Informationen geht bereits wesentlich früher zurück. Leistungen, die mit Erziehung und Erfahrung zusammenhängen, können hingegen bei entsprechendem Training auch bis ins höchste Lebensalter noch gesteigert werden.

3.15.2 Krankheitsentstehung

Bei der **Alzheimer-Demenz** findet sich neuropathologisch ein temporal und frontal betonter Schwund der Nervenzellen mit Einlagerung von rundlichen (Plaques) und länglichen Verdichtungen (Fibrillen), die ein bestimmtes Protein (Amyloid) enthalten, das mit dem Zelluntergang in Verbindung gebracht wird. Besonders betroffen sind die Hirnbereiche Hippokampus, Frontallappen, vorderer Temporallappen, Parietallappen, Riechhirn, Hypothalamus und andere. Die Bildung von Neurotransmittern im Gehirn geht besonders beim Acetylcholin massiv zurück. Aber auch andere Neurotransmitter sind betroffen.

Dadurch nehmen nach und nach die Gehirnfunktionen ab. Typischerweise steht am Anfang ein subtiler Gedächtnisverlust, der zu Beginn kaum von einer alltäglichen Unkonzentriertheit zu unterscheiden ist. Es kommen Nachlässigkeiten, etwa bei Kleidung und Körperhygiene, sowie Verwirrtheitsphasen und größere Fehlentscheidungen hinzu. Zunächst liegt eine anterograde Amnesie vor, bei der neue Informationen nicht mehr behalten werden, während alte Erinnerungen nach wie vor verfügbar sind. Die Verarmung der intellektuellen Fähigkeiten und Leistungen wird oft bagatellisiert.

Hinzu kommen Affektstörungen, eine zunehmende Abneigung gegenüber Neuem sowie eine Antriebsminderung, was die Möglichkeit der Verwechslung mit einer Depression nahelegt.

Dann wird aber auch das Altgedächtnis und das prozedurale Gedächtnis betroffen, was bedeutet, dass auch normale Abläufe und „Prozeduren" nicht mehr erinnert werden, wodurch zahllose Fähigkeiten verloren gehen, die normalerweise ohne Nachdenken ausgeführt werden können, wie Auto fahren, Schwimmen, sich anziehen, das Binden der Schuhe oder das Anlegen der Krawatte.

Läsionen des limbischen Systems erzeugen einerseits die Unruhe, die bei vielen Alzheimer-Patienten zu beobachten ist, andererseits aber auch die Lethargie. Motorische Störungen wie Tonusanomalien, Ataxie, Sprachstörungen oder Schluckstörungen treten erst spät hinzu.

Eine weitere, häufige Demenzform ist die **vaskuläre Demenz,** bei der die Symptomatik auf den Folgen einer Hirngefäßerkrankung beruht. Dies können schwere Durchblutungsstörungen mit ischämischen Herden im Marklager sein oder viele kleine Infarkte in der Hirnrinde, wodurch die intellektuelle und kognitive Leistungsfähigkeit herabgesetzt wird.

Die Unterscheidung der Demenzformen ist klinisch oft recht schwierig, kann jedoch aufgrund der Anamnese, der Risikofaktoren und vor allem mithilfe der Computertomograhie gelingen.

3.15.3 Beschwerden und Komplikationen

Die Alzheimer-Krankheit (primäre Demenz) verläuft langsam progredient. Vorrangiges Symptom ist der erhebliche Verlust der intellektuellen Fähigkeiten, sodass soziale, alltägliche und berufliche Anforderungen nicht mehr bewältigt werden können. Die Gedächtnisleistung geht massiv zurück und es können sich Störungen etwa des abstrakten Denkens, des Urteilsvermögens und anderer höherer Hirnfunktionen wie Aphasie, Apraxie und Rechenstörungen einstellen.

Die Persönlichkeitsmerkmale und der „Charakter" des Betroffenen bleiben hingegen typischerweise recht lange erhalten, ganz im Gegensatz zu einer anderen Atrophieform des Gehirns, der Pick-Atrophie, bei der zunächst die Persönlichkeitsmerkmale und die sozialen Fähigkeiten schwinden. Auch die vaskuläre Demenz ist mit stärkeren Persönlichkeitsveränderungen verbunden. Dazu können Unruhe, Wutanfälle und auch unpassendes Weinen oder Lachen gehören. Bewegungs- und Koordinationsstörungen sind bei ihr häufiger.

All diese Veränderungen erfolgen bei der der Alzheimer-Demenz zunächst bei vollem Bewusstsein. Im weiteren Verlauf entwickeln sich schwere Beeinträchtigungen mit motorischen Stereotypien und sprachlichen Wiederholungen (Perseverationen), welche die sprachliche Kommunikationsfähigkeit schwinden lassen. Auch extrapyramidale Störungen (Parkinson-Syndrom), zerebrale Anfälle sowie produktiv psychotische Symptome wie Wahnentwicklung und Halluzinationen können zum klinischen Bild gehören.

Gerade im Frühstadium ist die Alzheimer-Demenz oft schwer zu erkennen, da sich die Vergesslichkeit nur allmählich von der auch in jungen Jahren bekannten unterscheidet. Der Patient kann sich seiner Vergesslichkeit und Unfähigkeit schämen und versuchen, dies durch Ausreden und Improvisationen zu vertuschen, was auch eine Zeit lang gelingt.

Für den Dementen verlieren die alltäglichsten Dinge mit einem Male ihren Sinn oder erhalten einen völlig anderen. Das kann für Patienten, die noch klare Momente erleben, extrem beängstigend und verunsichernd sein. Irgendwann versteht der Patient buchstäblich die Welt nicht mehr. Zu Beginn führt dieser Zustand noch zu vielen Missverständnissen, Kränkungen auf allen Seiten und Ärger.

MERKE

Es gibt keine akute Demenz! Bei einer raschen Verschlechterung mit einer solchen Symptomatik sollten zunächst die Medikamente überprüft und ein Delir ausgeschlossen werden.

Bei einer fortgeschrittenen Demenz sind keine verlässlichen Angaben des Betroffenen zu Wirkungen und Nebenwirkungen einer Behandlung zu bekommen. Auch pflegerische und diagnostische Maßnahmen (z. B. Umlagerung beim Richten der Betten, Blutentnahmen) können für die Betroffenen belastender sein. Die Mitarbeit sinkt u. U. stark ab. Das führt jedoch möglicherweise dazu, dass Schmerzmittel unterdosiert sind. Besonders erschwerend kann es sein, dass Verhaltensänderungen auch das Ergebnis von verbal nicht artikulierbaren Schmerzen sein können.

Alzheimer Patienten wirken jedoch nicht selten auch bei voranschreitender Erkrankung glücklich. Ob sie ihr Sterben „vergessen", kann natürlich nicht beantwortet werden.

3.15.4 Wie kann geholfen werden?

Es gibt keine kausale Therapie für die unterschiedlichen Demenzerkrankungen. Daher sind sie primär wie andere unheilbare Erkrankungen zu behandeln. Im Vordergrund stehen in der Begleitung von Menschen mit Demenz somit rein symptomatische Behandlungsansätze.

- Ein symptomatischer Behandlungsansatz ist die Gestaltung der Umgebung des Patienten, damit er ein Gefühl der Sicherheit bekommt oder behält. Als Orientierungshilfen werden Schilder an Türen angebracht, Namen auf die Fotos der Angehörigen geschrieben usw.
- Ein besonderes Augenmerk sollte auch bei der Gestaltung der Umgebung auf die Sturzprophylaxe gelegt werden. Stolperfallen wie kleine Möbelstücke, Teppichläufer oder Türschwellen sollten nach Möglichkeit beseitigt werden.

EXKURS

Demenz und Palliativpflege

Es ist zurzeit eine offene Frage, ob bzw. wann Patienten, die (ausschließlich) an einer Demenz leiden, als palliativ gelten. Aber eine weit fortgeschrittene Demenz hat eine sehr schlechte Prognose von oft nur wenigen Monaten. Die Patienten sind in der Regel bettlägerig, haben Schluckstörungen und aspirieren häufig (eventuell den eigenen Speichel) und haben eine entsprechende Atemwegssymptomatik mit Husten und eventuell Pneumonien. Sie können Dekubitalulzera aufweisen. Oft haben sie Schmerzen, die aufgrund der Kommunikationsstörung nicht oder zu selten diagnostiziert und behandelt werden.

Häufig stehen Entscheidungen an, die mitunter ethisch problematisch sind, wie Einweisung ins Krankenhaus oder Verbleib zu Hause, Reanimation ja oder nein, Beatmung ja oder nein, PEG- Sonde ja oder nein usw. Aus diesen Gründen wird häufig die palliative Betreuung gewünscht und geschätzt.

- Da die verbale Kommunikation oft erheblich gestört ist, lässt sich gut eine nonverbale Ebene finden. Das bedeutet ein Einlassen und Einstimmen auf die Gefühlswelt des Betroffenen, den Einsatz von Gestik, ehrlicher Mimik und Körperkontakt. Achten Sie dabei auch auf Anzeichen der Ablehnung!
- Arbeiten Sie langsam im Umgang mit Demenzkranken, nicht im Sinne von vielen Pausen, sondern eher von langsameren Bewegungen, die leichter nachvollzogen werden können. Ähnliches gilt auch für das Sprechen.
- Bilden Sie einfache Sätze ohne unnötige Verschachtelungen.
- Sprechen Sie nicht lauter oder besonders artikuliert, sondern wenden Sie dem Patienten vor allem das Gesicht zu.
- Eine tiefere Stimmlage und leiseres oder flüsterndes Sprechen wirken bei Aufregung und Ängstlichkeit beruhigend, so wie man es auch bei einem weinenden Baby macht.

MERKE

Auch wenn der Patient seine Gefühle vielleicht nicht mehr verbal äußern kann, so bleiben sie doch bis zu seinem Tod erhalten.

- Benutzen Sie Ihre Fantasie, um das vermutlich Gemeinte aus dem Gesagten herauszufiltern.
- Gedächtnisübungen und -spiele können (im Frühstadium) tatsächlich das Selbstwertgefühl und die Zufriedenheit steigern und somit stabilisierend wirken.
- Gerade zu Beginn der Krankheit gibt es immer wieder auch längere „normale" Phasen. Dann ist die Gefahr von Kränkungen durch – sonst vielleicht erforderliche – Bevormundung sehr groß.
- Für die gesamte Betreuung des Betroffenen ist es wichtig, seine Biografie sehr gut zu kennen. Dadurch lassen sich scheinbar unsinnige Handlungen des Betroffenen mitunter besser einordnen.
- Der Patient kann im Alltag plötzlich vor Problemen und Hindernissen stehen, die für den Gesunden nicht nachvollziehbar oder vorhersehbar sind. Deshalb muss in der Pflege dieser Patienten immer mit allem gerechnet werden. Vielleicht gelingt es Ihnen, mit der Zeit scheinbar Selbstverständliches immer mehr aus einem anderen Blickwinkel zu betrachten. Ohne Übung kommt man sonst kaum auf die Idee, dass etwa das Ausspülen des Mundes nach dem Zähneputzen plötzlich nicht mehr über dem Waschbecken erfolgt, sondern daneben, „um das Weihwasserbecken nicht zu entweihen".
- Hilfreich ist ein strukturierter, stereotyper Tagesablauf. Dies gilt auch für die räumliche Umgebung. Veränderungen sollten hier nach Möglichkeit auf ein Minimum reduziert werden. Vertraute und persönliche Gegenstände geben dem Patienten Halt.

EXKURS

PEG bei Demenz

Die Anlage einer PEG bringt bei einer Demenz keine Vorteile – weder in Bezug auf die Überlebenszeit, noch im Hinblick auf Komplikationen wie Aspiration, Pneumonie, Mangelernährung, Dekubitus usw. Aus diesem Grunde sollte die orale Nahrungsaufnahme möglichst lange z. B. durch Fingerfood und kalorienreiche Nahrung ermöglicht werden.

- Das Ausstrahlen von Ruhe und Gelassenheit bei guter Planung aller Pflegeschritte trägt entscheidend zur Beruhigung des Patienten bei, damit aus der Angst und Unsicherheit keine Aggressivität wird. Das kann für Sie auch bedeuten, über Anschuldigungen und Beschimpfungen freundlich und ruhig hinwegzusehen und sinnlose Diskussionen zu vermeiden. Sie gelangen auf diese Weise nach und nach in eine Situation, in der Sie wie im Umgang mit einem kleinen Kind, besser wissen, was gut für den Patienten ist und müssen versuchen, dies liebevoll und stets respektvoll umzusetzen.
- Die Aktivierung und Förderung des Patienten bezieht alle noch verfügbaren Ressourcen mit ein. Es erfordert große Geduld, das noch mögliche Leistungsmaß zu ermitteln, ohne dem Patienten Tätigkeiten abzunehmen, die er noch selbst bewältigen kann. Dabei helfen können Hirnleistungstraining (z. B. Gedächtnis- und Konzentrationsspiele) und soziales Training (z. B. Koch- oder Einkaufstraining und Gruppenspiele).

MERKE

Bei produktiv psychotischer Symptomatik ist die Einnahme von Neuroleptika erforderlich, bei Depressionen auch von Antidepressiva.

3.16 Delir

Beim Delir (oder deliranten Syndrom) handelt es sich um ein vielschichtiges und diagnostisch schwer zu greifendes Beschwerdebild, das von der Demenz, einer Müdigkeit und Bewusstseinstrübung und affektiven Störungen wie Depression, Angst, Reizbarkeit und auch Euphorie abgegrenzt werden muss. Das zeigt bereits an, welche Symptome beim Delir zu erwarten sind:

- Akut einsetzende Verwirrtheit
- Bewusstseinstrübung von leicht eingetrübt bis komatös
- Störung des Gedächtnisses und der Orientierung, Denkstörungen, optische Halluzinationen
- Hypo- und Hyperaktivität im nicht vorhersehbaren Wechsel, erhöhter oder verminderter Redefluss, Schreckhaftigkeit und verzögerte Reaktionszeiten sowie eine vegetative Symptomatik.

In der Palliativmedizin ist eine Verwirrtheit oft schwer einzuordnen. Das Delir ist nicht selten dafür verantwortlich, wird jedoch häufig übersehen, dabei sind die Ursachen in etwa der Hälfte der Fälle reversibel bzw. behandelbar. Fatalerweise können natürlich Demenz und Delir auch zusammen auftreten.

In der Endphase der Erkrankung kann das Delir aber auch den nahenden Tod anzeigen. In manchen Untersuchungen wird die Häufigkeit des Delirs für die letzten 1–2 Lebenstage gar mit 90–95 % angegeben.

Die Palette der möglichen Ursachen ist recht groß und reicht von der direkten Wirkung eines Tumors oder einer Metastase über therapiebedingte Nebenwirkungen einer medikamentösen Behandlung (Steroide, Opiate, Neuroleptika) oder einer Strahlen-/Chemotherapie bis hin zu den Auswirkungen metabolischer Störungen (Glukosestoffwechsel, Natrium, Kalium, Kalzium, Dehydrierung) oder eines Organversagens. Typisch für das Delir ist neben der raschen Entwicklung (Stunden bis Tage) auch die nächtliche Verschlimmerung der Symptomatik.

3.16.1 Wie kann geholfen werden?

Die Medizin versucht die organische Seite eines Delirs zu behandeln, sei es etwa durch Ausgleich einer metabolischen Störung oder eines Organversagens oder sei es durch Umstellung der Medikation. Eine direkte Behandlung der Delirsymptomatik erfolgt etwa mit Haloperidol und Sedativa wie Pipamperon, Melperon oder Benzodiazepinen (Lorazepam, Midazolam).

Aber auch von pflegerischer Seite können ein paar Dinge unternommen werden, um dem Patienten vor allem Ruhe und Orientierung zu geben.

- Sowohl der Patient als auch die Angehörigen sollten in beruhigender Weise darüber aufgeklärt werden, was mögliche Ursachen sein können. Auf den Patienten muss und sollte aufgrund der Konzentrationsstörungen mehrfach beruhigend eingewirkt werden, besonders nonverbal. Zu viele Erklärungen führen zu noch mehr Unruhe.
- Sorgen Sie dafür, dass räumliche und zeitliche Orientierungshilfen für den Patienten zur Verfügung stehen (Uhr, Kalender, Fotos).
- Der Raum sollte ruhig gestaltet und gut ausgeleuchtet sein, was illusionären Verkennungen entgegenwirkt. Auch in der Nacht sollte ein (gedämpftes) Licht anbleiben.
- Bekannte, persönliche Objekte sollten ins Gesichtsfeld des Patienten gerückt werden.
- Vertraute Gesichter sollten oft am Bett erscheinen.

MERKE

Da Behandlungsentscheidungen bei fehlender Entscheidungsfähigkeit nach dem mutmaßlichen Patientenwillen erfolgen müssen, ist es wichtig, die Entscheidungsfähigkeit abzuschätzen.

- Die Belastung für die Angehörigen durch einen deliranten Patienten ist sehr hoch, weil die Symptomatik oft in der Nacht auftritt. Zudem entsteht das Gefühl, dass der sterbende Angehörige jetzt auch noch „verrückt“ wird. Die Hilflosigkeit ist in dieser Situation sehr ausgeprägt, der vielleicht für den Sterbeprozess mühsam gefasste Entschluss, alles aushalten zu wollen, steht vor einer schweren Belastungsprobe. Ganz schlecht ertragen wird dann meist die terminale Unruhe in der Sterbephase, wenn man nicht darauf vorbereitet ist. Versuchen Sie, den Angehörigen Hilfe durch viele Informationen und Erklärungen zu geben. Organisieren Sie eventuell Ablösungen und Sitzwachen (eventuell über einen ambulanten Hospizdienst).

3.17 Ernährungs- und Hydrierungsprobleme im Endstadium

3.17.1 Anatomie und Physiologie

Die Ernährungsrichtlinien sehen für die **Palliativ-Therapie-Phase** eine ausgewogene, vielseitige Ernährung vor, die wesentliche Substrate, Mineralstoffe und Vitamine enthält. Sie sollte geschmacklich attraktiv sein und die persönlichen Vorlieben berücksichtigen. Die typischen präventiven Ernährungsrichtlinien im Hinblick etwa auf Herz-Kreislauf-Erkrankungen oder Adipositas sind hier sekundär. Allerdings sollten die Aspekte der Ernährungsstörung, die mit der Therapie und/oder der Krankheit in Zusammenhang stehen, bei der Speisenauswahl und -zubereitung berücksichtigt werden. Bei einer (drohenden) Mangelernährung werden die entsprechenden Stoffe und Substanzen substituiert.

In der **Palliativ-(Care)-Phase,** welche durch eine zunehmende Aktivität der Grunderkrankung bei gleichzeitig nachlassender Wirksamkeit der gegen die Krankheit gerichteten Therapien charakterisiert ist, gehen Appetit und Nahrungsaufnahme zurück, während der Energieumsatz steigt. Dies geht auf Kosten von Körpereiweiß und Fett und führt zur Gewichtsabnahme.

In der **Terminalphase** hat die Linderung quälender Symptome die oberste Priorität. Gerade im Hinblick auf die Ernährung und Flüssigkeitsgabe in der palliativen Situation fällt der Abschied von der normalen, auf Gesundung und Wiederherstellung ausgelegten Pflege oftmals schwer. Nicht selten liegen die Ursachen der gestörten Ernährung im Gastrointestinaltrakt. Nahrungsaufnahme und Verdauungsprozesse können dann die Krankheitssymptome sogar verschlimmern, z. B. bei Magenausgangsstenose, Ileus, Pankreas- oder Leberinsuffizienz. Häufig sind solche Störungen therapiebedingt. Sie gehen z. B. auf die Nebenwirkungen von Medikamenten, einer Chemotherapie oder einer Bestrahlung zurück. Die Ursachen von Ernährungsproblemen können aber auch im Gehirn liegen, wenn etwa ein gesteigerter Hirndruck für häufige Übelkeit und häufiges Erbrechen verantwortlich ist, sie können stoffwechselbedingt sein oder infektiös (z. B. Diarrhö durch Clostridien oder Soor).

Terminale Dehydratation

Der Ausgleich von Flüssigkeitsverlusten per oraler Gabe oder in Form von Infusionen gehört zu den häufigsten und wichtigsten Therapiemaßnahmen der Medizin. Und als Medikamententräger leisten Infusionen unschätzbare Dienste. Auch Palliativpatienten profitieren von einem Flüssigkeitsersatz, wenn die Krankheit noch nicht zu weit fortgeschritten ist. So werden Flüssigkeitsverluste z. B. durch Diarrhö oder großflächige sezernierende Wunden ausgeglichen oder es wird ein Nierenversagen durch großzügige Flüssigkeitsgaben behandelt.

Die Vorstellung Durst zu erleiden, ist jedem Menschen zutiefst zuwider. So ist es schon fast als Reflex zu werten, dem Patienten bei jedem Anzeichen für einen Flüssigkeitsmangel eine größere Trinkmenge zu verordnen oder eine parenterale Flüssigkeitszufuhr sicherzustellen.

Doch in der Terminal- oder Sterbephase sind Flüssigkeitsgaben zur Hydrierung in den meisten Fällen eher schädlich. Flüssigkeitszufuhr kann in den letzten Stunden zur

Hyperhydratation führen und damit unerwünschte Symptome schaffen, wie etwa Rasselatmung, Atemnot und Lungenödem.

Während ein plötzliches Aussetzen der Flüssigkeitszufuhr beim Gesunden rasch lebensbedrohlich werden kann und es noch schneller beim Verlust von Flüssigkeit geht (starkes Schwitzen, schwerer Brechdurchfall), wird der langsame Verlust von Wasser und Mineralstoffen beim Sterbenden als Teil des Sterbeprozesses betrachtet (terminale Dehydratation). Ob der Patient unter seiner Dehydratation oder doch unter Mundtrockenheit leidet, ist eine diagnostische Frage.

MERKE

Für die terminale Situation steht weder fest, dass ein dehydrierter Sterbender unter Durst leidet, noch dass ein guter Hydrierungszustand Durst beseitigt.

Die typischen Symptome der terminalen Dehydratation beeinflussen sämtliche Körperfunktionen und werden von den Patienten durchaus unterschiedlich bewertet, denn diese Dehydratation hat auch einige Folgen, die sich für den Patienten in den letzten Tagen oder Stunden positiv darstellen können.

- Der Blutdruck sinkt und zur Kompensation zieht der Organismus überall Flüssigkeit ab. Die Haut wird schlaffer, das Dekubitusrisiko geht zurück, aber auch Ödeme, Hirnödem, Aszites oder ein Pleuraerguss nehmen ab.
- Die Niere produziert immer weniger Urin. Damit entfällt oft das mühevolle Drehen und Wenden zum Trockenlegen. Auf einen Blasenkatheter kann jetzt oft verzichtet werden.
- Auch das Verdauungssystem arbeitet immer weniger, Darmbewegungen, Übelkeit, Erbrechen und Durchfälle gehen zurück. Allerdings kehrt hier wiederum die Obstipationsneigung zurück.
- Unter einer Dehydratation verändert sich auch die Atmung: Pleuraerguss, Lungenödem und damit verbundener Husten oder Atemnot gehen zurück. Allerdings kann der Schleim auch zäher und trockener werden und ist dann schwerer abzuhusten.
- Die Veränderungen im Mineralhaushalt leiten eine natürliche Anästhesie ein, der eine Entspannung folgt.
- Neben dem Schmerzempfinden legt sich eventuell auch eine Unruhe und macht einer Schläfrigkeit Platz. In einzelnen Fällen kann es aber auch zu einer größeren Verwirrtheit kommen.

All diese Effekte belegen die Notwendigkeit einer streng individuellen Bewertung. Es lässt sich kein medizinisches oder pflegerisches Rezept für die zahllosen Kombinationen dieser möglichen Auswirkungen einer Dehydratation erstellen. Es gilt also, immer den Einzelfall im Auge zu behalten und sich den fließenden Veränderungen und den Dehydratationsfolgen anzupassen. Das bedeutet, dass sich das Team auf alle Möglichkeiten vorbereiten sollte, um bei Bedarf im Interesse des Patienten zu intervenieren oder auch eben einige oder alle Interventionen zu beenden.

EXKURS

Folgen der Dehydratation

Wenn sich die möglichen positiven Auswirkungen einer Dehydratation nicht einstellen oder nicht überwiegen, können – wie oben schon geschildert – folgende Symptome entstehen oder sich verstärken: Übelkeit, zäher Schleim, Muskelkrämpfe, toxische Medikamentenwirkungen bei nicht angepasster Dosis, Unruhe und Delir. Hier ist die versuchsweise parenterale Flüssigkeitsgabe sinnvoll.

Bei Bewusstlosigkeit können Pulsbeschleunigung, niedriger Blutdruck, beschleunigte Atmung, Schwitzen, trockene Schleimhäute, ein herabgesetzter Hautturgor und Bewegungsunruhe auch auf eine Dehydratation hinweisen. Auch wenn die Symptomatik Teil einer terminalen Unruhe sein kann, würde man ärztlicherseits hier im Zweifel Flüssigkeit parenteral geben.

3.17.2 Beschwerden und Komplikationen

Die Symptomatik der Ernährungsprobleme ist extrem vielschichtig und reicht von der Appetitlosigkeit über Mundtrockenheit, Übelkeit/Erbrechen und Schluckbeschwerden bis hin zu Durchfall oder Verstopfung.

Aber Hunger- und Durstgefühle sind in der Terminalphase meist nicht das Problem, und die Ernährung tritt meist ganz von selbst in den Hintergrund. Echter Hunger ist bei Palliativpatienten sehr selten und kommt in der Sterbephase nie vor. Ein sterbender Patient hat keinen großen Kalorienbedarf mehr und auch keinen großen Flüssigkeitsbedarf.

MERKE

Wenn Palliativpatienten von Durst sprechen, meinen sie oft Mundtrockenheit (➤ Kap. 2.2). Durst und Mundtrockenheit sind aber in Bezug auf Ursachen und Therapie ganz unterschiedliche Dinge.

- Angehörige können es oft nur schlecht ertragen, dass der Patient kaum noch isst und trinkt. Sie fürchten, den Patienten „verhungern zu lassen". Oft bedarf es einfühlsamer Erklärung, dass dies der natürliche Weg der Erkrankung ist, dass der Patient keinen Hunger oder Durst empfindet und dass der körperliche Verfall auf die Krankheit und nicht auf die Mangelernährung zurückzuführen ist. Oft ist auch der Hinweis angebracht, dass Ernährungsversuche in dieser Phase mehr schaden als nutzen, indem sie z. B. Übelkeit, Erbrechen, Ekel oder Aspirationen verursachen.

MERKE

Der Patientenwille und die Lebensqualität stehen in der Terminalphase im Vordergrund. Die Helfenden müssen sich von der Vorstellung verabschieden, ihre Zuneigung und Fürsorge weiterhin durch die sehr elementare und archaische Zuwendung in Form der Speisen- und Getränkereichung ausdrücken zu können.

- Die psychosozialen Aspekte dürfen keinesfalls vernachlässigt werden. Im alltäglichen Denken dreht sich Vieles ums Essen, was sich auch in manchen Formulierungen niedergeschlagen hat („Liebe geht durch den Magen", „Essen und Trinken hält Leib und Seele zusammen"). Hier wird bereits erkennbar, was „Nichtessen" für die Angehörigen bedeuten kann. Mit der Speisenzubereitung wird ein großer Teil der Zuwendung und Pflege für den Sterbenden verknüpft, ist das doch meist etwas, das im bisherigen Leben für Freude, Trost und Lebensbejahung gestanden hat. Die Zurückweisung des „Leibgerichtes" kann so vom Angehörigen auch als Zurückweisung seiner selbst empfunden werden. Für viele Patienten und auch Angehörige ist es eine wichtige Information, dass das Nichtessen normal sein kann und nicht gegessen werden muss, wenn kein Appetit oder kein Hungergefühl vorhanden sind.
- Eine vorhandene Dyspnoe kann im Terminalstadium durch parenterale Ernährung verschlimmert werden. Die Verstoffwechselung der Nahrung benötigt Sauerstoff.

Wenn bei chronischer Dyspnoe die Sauerstoffressourcen eher knapp sind, macht sich das bei der parenteralen Ernährung durch vermehrte Dyspnoe bemerkbar.
- Noch schwieriger als die Frage nach der Ernährung am Lebensende ist die Frage der Flüssigkeitsgabe. Der menschliche Organismus kann nur wenige Tage ohne Flüssigkeitszufuhr überleben. In der terminalen Phase einer schweren Erkrankung ist aber der Flüssigkeitsbedarf in der Regel deutlich herabgesetzt. Die Nierenfunktion ist typischerweise eingeschränkt, die Urinausscheidung nimmt ab. Oft genügen hier die wenigen Schlucke an Flüssigkeit, die der Patient noch oral zu sich nehmen kann. Wird dann Flüssigkeit in größerer Menge über Infusionen zugeführt, kommt es nicht selten zu Überwässerung, was sich in Ödemen, Aszites, Pleuraerguss oder sogar Lungenödem niederschlagen kann. Echter Flüssigkeitsmangel ist in der fortgeschrittenen Phase einer palliativen Erkrankung eher selten. Symptome hierfür wären Muskelkrämpfe und Verwirrtheit bei trockenen Schleimhäuten und stehenden Hautfalten.
- Um keine Missverständnisse aufkommen zu lassen: Hunger- und Durstgefühle des Patienten sollten natürlich befriedigt werden. Es hat sich aber gezeigt, dass nicht selten für den Sterbenden die Ernährung am Ende überhaupt keine Rolle mehr spielt.

3

3.17.3 Wie kann geholfen werden?

Obschon, wie beschrieben, eine Rezeptur oder Handlungsanweisung an dieser Stelle nicht möglich ist, gibt es doch eine Reihe von Punkten, die dem Team die Einzelentscheidungen etwas erleichtern können.

MERKE
Hausärzte verlassen sich bei der Bewertung des Flüssigkeitshaushaltes gerne auf Laborwerte, doch helfen diese zur Einschätzung der palliativen Situation nicht weiter.

- Meistens sind die Sterbenden auch noch kurz vor ihrem Tod in der Lage einzelne Schlucke zu trinken und damit selbst die Menge der zugeführten Flüssigkeit zu bestimmen. Bei flacher Bewusstseinslage wird eventuell an feuchten Tüchern gesaugt, die an den Mund geführt werden, oder der Mund wird beim Beträufeln der Lippen mit Wasser geöffnet. Vielleicht wird aber auch der Kopf weggedreht, was dann als Ablehnung interpretiert werden kann.
- Quälend ist in dieser Phase vor allem die Mundtrockenheit. Die steht jedoch kaum im Zusammenhang mit einem tatsächlichen Flüssigkeitsmangel und lässt sich auch nicht durch Flüssigkeitsgabe lindern (➤ Kap. 2.2). Hier eröffnet sich aber für die Angehörigen die Möglichkeit, die Lebensqualität des Patienten in der terminalen Phase durch Mundpflege und Befeuchtung der Mundschleimhaut substanziell zu verbessern.
- Wichtig ist die Aufklärung des Patienten und auch der Angehörigen anhand der oben beschriebenen physiologischen Abläufe und ihrer Wirkungen. Viele Angehörige können sich nicht vorstellen, dass das Nichttrinken „problemlos" sein könnte und fürchten, der Patient würde elendig verdursten. Tatsächlich sterben aber viele Patienten friedlich in der terminalen Dehydratation.
- Wenn eine Ernährungssonde liegt oder vorsorglich gelegt wird, besteht nicht die automatische Verpflichtung, diese auch zur Nahrungs- oder Flüssigkeitszufuhr zu verwenden.

- Bereitet die Dehydratation hingegen eher Beschwerden (z. B. durch Verwirrtheit oder Muskelkrämpfe), sollte natürlich ärztlicherseits eine Linderung durch parenterale Flüssigkeitsgabe angestrebt werden.

MERKE

Eine einmal begonnene parenterale Flüssigkeitsgabe kann auch wieder beendet werden, wenn die „Steuerung" des Wohlbefindens des Patienten das als sinnvoll erscheinen lässt.
Die subkutane Flüssigkeitsgabe ist eine gute Alternative zur intravenösen Applikation. Über einen Butterfly als **„subkutanen Zugang"** können meistens 500–1.000 ml isotonische Kochsalz- oder Ringerlösung pro 24 h gegeben werden. Eine Schwellung am Infusionsort ist normal und wird schnell resorbiert. Nur wenn Spannungsgefühl oder Schmerzen auftreten, muss die Infusion gestoppt oder die Geschwindigkeit verringert werden. Wird der Butterfly nicht vertragen (bei Überempfindlichkeit oder sehr kachektischen Patienten) können auch spezielle Subkutan-Infusionssysteme verwendet werden.

- Das Offenhalten eines peripheren Zugangs ist nicht erforderlich, da die meisten relevanten Medikamente auch subkutan verabreicht werden können.
- Eine Infusion – auch eine abgeklemmte – stellt für die meisten Angehörigen ein Hemmnis dar, sich dem Patienten weiter zu nähern. Die Darreichung eines Bechers oder einer Trinkflasche oder das Besprühen der trockenen Schleimhäute aus einem Sprühfläschchen hingegen bietet Raum für Zuwendung, Liebe und körperliche Nähe.

EXKURS

Rechtliche Situation

Solange der Patient seine Lust oder Unlust auf Speisen kundtun kann, ist es vergleichsweise leicht, diesen Wünschen auch zu entsprechen. Anders sieht es aus, wenn der Patient nicht mehr klar und wach oder gar schwer bewusstseinsgestört ist. Besonders die Beendigung von bisher erfolgten Ernährungsmaßnahmen bei einem nicht mehr einwilligungsfähigen Patienten, z. B. über eine PEG-Sonde, wird juristisch sehr unterschiedlich beurteilt. Auch bei fehlender Einwilligungsfähigkeit gilt der Wille des Betroffenen. Ist dieser nicht eindeutig in einer Patientenverfügung niedergelegt, muss der mutmaßliche Wille ermittelt werden.

3.18 Sterbewunsch, Sterbehilfe und Euthanasie

Definitionen

Die Begriffe rund um das Thema Sterbehilfe werden in der öffentlichen Diskussion und in den Medien oft beliebig und daher nicht selten fehlerhaft verwendet und durcheinander geworfen. Eine klare Definition ist aber im Hinblick auf die mitunter schwerwiegenden juristischen Aspekte unerlässlich. So bedeutet etwa Euthanasie wörtlich und ursprünglich „der gute (schöne) Tod". Die Morde der Nazi-Diktatur wurden durch den Begriff der Euthanasie verharmlost, weshalb er in Deutschland immer noch negativ besetzt ist. In den Niederlanden wird das Wort Euthanasie wesentlich wertfreier verwendet.

Bei der bisherigen Benennung mit aktiver, passiver und indirekter Sterbehilfe steht der Teilbegriff „Sterbehilfe" im Vordergrund, was eine saubere Differenzierung verhindert. Im Jahre 2006 hat sich daher der Nationale Ethikrat für eine neue und klarere Nomenklatur eingesetzt:

- „Tötung auf Verlangen" statt „aktive Sterbehilfe"
- „Sterben (zu)lassen" statt „passive Sterbehilfe"
- „Therapie am Lebensende" statt „indirekte Sterbehilfe".

Tötung auf Verlangen („aktive Sterbehilfe")

Man versteht darunter die aktive Tötung eines Menschen auf dessen Wunsch hin (etwa durch Injektion eines totbringenden Giftes).

In der Rechtssprechung ist sie definiert als „das absichtliche und aktive Eingreifen zur Beschleunigung des Todeseintritts auf ausdrücklichen Wunsch des Patienten". Die „Tötung auf Verlangen" ist nach § 216 StGB strafbar. Geahndet wird dies bei Schuldspruch mit einer Freiheitsstrafe von 6 Monaten bis 5 Jahren. Diese Form, also die (aktive) Verabreichung eines totbringenden Giftes etwa durch Injektion, ist z. B. in den Niederlanden unter bestimmten, sehr streng reglementierten Voraussetzungen legal.

Sterben (zu)lassen („passive Sterbehilfe")

„Sterben (zu)lassen" bedeutet, lebensverlängernde Maßnahmen wie etwa künstliche Beatmung oder Ernährung einzustellen, sodass der Patient an den Krankheitsfolgen stirbt und nicht durch medizinische Maßnahmen künstlich am Leben gehalten wird.

Beispiele hierfür sind:

- Einstellung der künstlichen Ernährung/Flüssigkeitsgabe
- Abschalten des Beatmungsgerätes
- Beendigung der Dialyse.

Das „Sterben (zu)lassen" ist immer geboten, wenn es dem erklärten Willen des Patienten entspricht. Eine große Rolle bei diesem Punkt spielt die Patientenverfügung. Kann der Patient sich nicht selbst äußern und liegt keine Patientenverfügung vor, muss der „mutmaßliche Wille" (➤ Kap. 1.1.4) ermittelt werden.

Eine problematische Situation kann sich für die ärztliche Seite ergeben, wenn etwa eine vermeintlich lebensverlängernde Maßnahme aufgrund der nicht mehr bestehenden Indikation eingestellt wird. Eine weiter laufende Infusion bei einem Patienten mit einem Lungenödem kann dessen aktuellen Zustand verschlechtern und wäre somit sogar eine Kontraindikation. Auch die Ernährung am unmittelbaren Lebensende über eine PEG oder per Infusion ergibt unter Umständen keinen medizinischen Sinn und kann wegen der fehlenden Indikation fortgelassen werden. Solche Entscheidungen werden oft mit „Sterbehilfe" gleichgesetzt, haben damit jedoch tatsächlich gar nichts zu tun.

Therapie am Lebensende („indirekte Sterbehilfe")

Als indirekte Sterbehilfe wird es bezeichnet, wenn durch Maßnahmen der Symptomkontrolle (z. B. Schmerztherapie mit Opiaten) eine Lebenszeitverkürzung als Nebenwirkung in Kauf genommen wird, wenn die Symptome sonst nicht gelindert werden können. Entscheidend für die Bewertung ist die Intention – nicht die Beschleunigung des Todes wurde beabsichtigt, sondern die Linderung des Leidens.

In vorformulierten Patientenverfügungen ist die ausreichende Symptomkontrolle unter Inkaufnahme eines beschleunigten Todes ein häufiger Passus, der ausgewählt werden kann.

Eine Lebenszeitverkürzung aufgrund der Symptombekämpfung ist bei fachgerechter palliativer Behandlung aber eher eine Seltenheit. Es scheint im Gegenteil dadurch eher zu einer geringfügigen Lebensverlängerung zu kommen.

MERKE

Es scheint Fälle zu geben, in denen die sukzessive Höherstufung eines Schmerz- und Beruhigungsperfusors mehr dem Willen des medizinisch-pflegerischen Personals als dem Patientenwillen zu entsprechen scheint. Bei jeder Schmerzäußerung des Patienten wird die Dosis ein wenig erhöht, bis der Patient letztlich friedlich stirbt. Solche Fälle sind eine medizinisch-rechtliche Grauzone, die der hier beschriebenen Therapie am Lebensende nicht entspricht. Die Motive dafür sind eventuell Gewohnheit, eine gewisse Gedankenlosigkeit in der alltäglichen Arbeitsbelastung oder doch der insgeheime Wunsch, dem Patienten aus Mitleid einen sanften und gütigen Tod zu ermöglichen.

Beihilfe zum Suizid

Beihilfe zum Suizid ist es, wenn der Arzt etwa einem Patienten die tödliche Dosis einer Substanz zur eigenen Einnahme zur Verfügung stellt. Er macht sich juristisch nicht strafbar. Nach dem ärztlichen Standesrecht ist dem Arzt eine solche Handlung jedoch untersagt. Es droht der Entzug der Approbation. Allerdings wird dieser Punkt derzeit sehr breit diskutiert.

Bleibt der Arzt beim sterbenden Patienten im Raum, macht er sich jedoch der unterlassenen Hilfeleistung schuldig.

In der Schweiz wird diese assistierte Sterbehilfe durchgeführt (z. B. durch Organisationen wie „Exit“ oder „Dignitas“).

Die Versorgung des Patienten mit einer indizierten Menge eines Schmerzmittels zur Schmerzbehandlung ist auch keine Beihilfe zum Suizid, selbst wenn der Patient diese Mittel dann in suizidaler Absicht einnimmt.

MERKE

„Wer in Kenntnis der Freiverantwortlichkeit einer Selbsttötung diese nicht verhindert oder eine nachträgliche Rettung unterlässt, macht sich nicht strafbar.“

Wie kann geholfen werden?

Aber was kann man denn tun, wenn der Patient den Wunsch nach Sterbehilfe äußert? Einerseits ist da der Mensch, dem Sie helfen möchten und den Sie leiden sehen, aber andererseits wären Sie für seinen Tod mitverantwortlich – eine Entscheidung mit der Sie leben können müssten.

Heutzutage sind es ja oft gar nicht die Schmerzen, die den Wunsch nach einem raschen Ende hervorrufen, sondern etwa der Verfall und die körperliche Zersetzung ohne jede Aussicht auf Besserung, wie etwa bei einem Beckentumor, der Scheide und Darm penetriert und permanent übel riechenden Ausfluss erzeugt.

Sie können von Angehörigen auch als Pflegender mehr oder weniger direkt auf das Thema „Sterbehilfe“ angesprochen werden: „So lässt man doch kein Tier sterben“, „Was passiert eigentlich, wenn ich meinem Mann jetzt alle Ampullen auf einmal verabreiche?", „Wenn ich könnte, würde ich nach Holland fahren …". Wie können Sie damit umgehen? Darauf gibt es keine einfache Antwort.

- Zunächst sollten Sie versuchen, eine eigene Position zum Thema Sterbehilfe zu entwickeln. Diese Position wird bei manchen Patienten wieder einer Belastungsprobe unterworfen. Hinzu kommt, dass Sie Ihre Handlungen am hier geltenden Recht buchstabengetreu ausrichten müssen. Dieses können Sie auch den Angehörigen gegenüber immer vertreten, was erfahrungsgemäß auch so respektiert wird. Diese Fragen werden auch im Team besprochen, und auch wenn nicht alle im Team die gleichen Vorstellungen dazu haben können, sollte eine gemeinsame Haltung formuliert werden können, mit der alle leben können. Um dem Patienten oder den Angehörigen dennoch zu helfen, sollte in einem neuerlichen ärztlichen Gespräch herausgefunden werden, welche Beschwerden und Symptome den Patienten – oder den Angehörigen – belasten. Leidet der Patient wirklich oder wird es nur so empfunden? Gibt es weitere Möglichkeiten der Schmerztherapie und Symptomkontrolle bis hin zur palliativen Sedierung? Solche Fragen können zunächst im Team besprochen werden, damit eine möglichst fundierte und einheitliche Position gefunden wird, von der sich alle Behandelnden getragen fühlen können.
- Sorgen Sie dafür, dass Sie die oben aufgeführten Definitionen beherrschen. Rechnen Sie auch damit, dass die Begriffe von Fachpersonal mitunter falsch verwendet werden. Zweifel in einem Gespräch, das den Entscheidungsprozess befördern soll, müssen dann ausgeräumt werden können. In komplizierten Fällen müssen Sie dafür sorgen, Fragen über Begrifflichkeiten eindeutig ausräumen oder ethische Konflikte besprechen zu können.

FALLGESCHICHTEN

Fall 1

Ein Patient mit einem metastasierten Bronchialkarzinom in fortgeschrittenem Stadium erkrankt an einer beidseitigen Pneumonie. Die angebotene i.v.-Antibiose lehnt der Patient trotz intensiver Aufklärung ab. Was liegt hier vor, wenn

1. der behandelnde Arzt seinem Wunsch folgt oder
2. der behandelnde Arzt dennoch therapiert?

Im ersten Fall ist es eine zulässige und sogar gebotene Therapiebeschränkung, während im zweiten Fall die Behandlung gegen den Willen des Patienten juristisch als Körperverletzung eingestuft wird.

Fall 2

Ein beatmeter Patient hat schriftlich verfügt, dass die Beatmung abgeschaltet werden soll, wenn er nicht mehr kommunikationsfähig ist. Der Fall tritt ein. Die Beatmung wird abgeschaltet. Der Patient stirbt.

Hier handelt es sich um Sterben (zu)lassen (früher passive Sterbehilfe). Rechtlich ist ein solcher Fall nicht zu beanstanden und ethisch wiederholt legitimiert. Dennoch kann dies bei Teammitgliedern zu großen emotionalen Belastungen führen, die im Team besprochen werden müssen.

Fall 3

Ein Patient mit ubiquitär metastasiertem Melanom leidet unter unerträglichen, therapierefraktären Schmerzen. Bei Opiattherapie über eine Schmerzpumpe wird die Dosis in kurzer Zeit fast verzehnfacht, ohne dass der Patient schmerzfrei würde. Der Patient verstirbt in einer Atemdepression.

Hierbei handelt es sich um Therapie am Lebensende (früher indirekte Sterbehilfe). Entscheidend ist hierbei die Intention, durch die Maßnahme die Schmerzen lindern zu wollen. Natürlich ist es schwierig, diese Intention zu prüfen. Letztlich ist es auch nicht auszuschließen, dass eine solche Maßnahme nur als Deckmantel für eine aktive Sterbehilfe missbraucht wird.

3.19 Suizidalität

„Das ist doch kein Leben“, „Nur noch Quälerei!“, „Ich will nicht mehr!“ – solche und ähnliche Aussagen hört man als Pflegender in der Palliativsituation recht oft von den Patienten.

Für Viele erstaunlich ist der Umstand, dass angesichts der schweren und endgültigen Diagnosen echte Suizide oder Suizidversuche tatsächlich die Ausnahme in der Palliativversorgung sind.

Bis zu 25 % der Tumorpatienten im fortgeschrittenen Stadium äußern Suizidfantasien. Das ist nicht gleichbedeutend mit der konkreten Absicht zum Suizid. Die aktuellen Gründe für den Wunsch zur Selbsttötung können sehr vielfältig sein: Von einem aktuellen Zuviel bis hin zu einem durchgeplanten Suizidvorhaben kann eine solche Aussage alles abdecken. Es kann aber auch der bewusste oder unbewusste Wunsch nach konkreter Hilfe und Therapie sein, nach Trost und Zuwendung. Die gedankliche Beschäftigung mit dieser Möglichkeit bedeutet auch ein Stück Autonomieerhalt und Selbstbestimmung. Denn eventuell denkt der Patient daran, dass er in der Zeit, die ihm noch bleibt, von einem Tumor, der Medizin und der Pflege fremdbestimmt sein wird. Aber wenn er will, kann er wenigstens das Heft des Handelns in die Hand nehmen und selbstbestimmt das Ganze beenden. (Tatsächlich ist die Suizidrate nicht höher als in der Normalbevölkerung und sinkt gegen Ende der Erkrankung sogar noch weiter ab.)

Schwierig ist sicherlich der richtige Umgang mit dieser Situation. Bei einem jungen depressiven Menschen sagen die meisten Menschen, „Der muss behandelt werden und gehört in die Psychiatrie!“. Bei Menschen mit infauster Prognose und schweren Symptomen ist das Verständnis für einen Suizidwunsch viel eher da. Wenn ein solcher Wunsch geäußert wird, erzeugt das Ängste und Verunsicherung. Zumeist weiß man nicht, was man darauf sagen kann. Denn natürlich möchte man sich nicht verantwortlich fühlen, wenn tatsächlich etwas passiert, und meint gleichzeitig, den Wunsch nachempfinden zu können. Dieses Dilemma erzeugt vielmals Gefühle der Hilflosigkeit.

Häufige Reaktionen sind dann abwiegeln, darüber hinweggehen, weghören und das Thema von sich fort schieben.

EXKURS

Depression in der palliativen Situation

Bei Hinweisen auf eine klinisch relevante Depression, die auch bei Palliativpatienten zu behandeln ist, besteht die Möglichkeit der zwangsweisen Unterbringung in einer psychiatrischen Abteilung. Dass dies in der palliativen Situation eine ganz besondere Entscheidung ist und zudem die psychiatrischen Stationen in aller Regel nicht dafür ausgerüstet sind, schwerst kranke Patienten zu betreuen, macht die Sache nicht einfacher. Letztlich kann die Erörterung dieser Frage mit dem gesamten Team auch für die Ärzte eine große Unterstützung bieten.

Es existieren zahlreiche Untersuchungen zu diesem Thema, sodass man weiß, dass die Möglichkeit eines Gesprächsangebotes über die Absicht der Selbsttötung oftmals bereits eine große Entlastung bedeutet, sei es für den Patienten als auch für die Angehörigen.

3.19.1 Wie kann geholfen werden?

Der Umstand, dass Sie mit der vermeintlichen oder tatsächlichen Suizidalität Ihres Patienten konfrontiert werden, hat viel mit Ihrer eigenen Sensibilität und Erfahrung mit suizidalen Patienten zu tun. Offenbar waren Sie in der Lage, gewisse Anzeichen für eine Suizidgefährdung auszumachen. Und sicherlich wird der Patient nicht jedem Menschen von seinen Gedanken erzählen. Somit sollten Sie dieses als einen Vertrauensbeweis werten, der für Sie aber auch eine große Bürde bedeuten kann. So oder so stehen Sie vor einer schwierigen Aufgabe, weil Sie wohl kaum intensiver in die Not eines Menschen verstrickt werden können als in dieser Situation.

MERKE
Nehmen Sie jede Andeutung einer Suizidabsicht ernst.

- Man sollte nicht versuchen, den Patienten zu überreden, es ihm auszureden oder ihn „an seine Kinder" denken zu lassen. Diese Dinge helfen nicht weiter. Die vorrangige Aufgabe ist es, wirklich zuzuhören und da zu sein, damit der andere sich aussprechen kann. Eine Lösung können Sie nicht haben und wird auch niemand von Ihnen erwarten. Die große Kunst in Ihrem Beruf besteht darin, ein solches Gespräch zu führen und auszuhalten.
- Der Hauptgrund für die Suizidgedanken ist zumeist das Leid, der Schmerz. Man sollte dann den Suizidwunsch eher zum Anlass nehmen, gemeinsam mit dem Team über weitere, bessere Möglichkeiten der Linderung von Schmerzen, anderen Symptomen sowie von seelischem Leid zu sprechen.

MERKE
Keine Sorge! Es nimmt sich niemand das Leben, weil Sie ihn durch das Gespräch „erst auf die Idee gebracht haben".

- Im Sinne der Erhaltung des Lebens können Sie nur dann handlungsfähig sein und bleiben, wenn Sie sich einerseits von der Verzweiflung des Patienten deutlich distanzieren und abgrenzen können, andererseits aber die Not nachvollziehen und ertragen können. Erst dann wird es Ihnen gelingen, über Ihre Vertrauensbasis ein Bündnis mit dem Patienten einzugehen und die kaum noch erkennbaren lebensbejahenden Ressourcen zu aktivieren.
- Um ein solches Gespräch führen zu können, müssen Sie zunächst die innere Bereitschaft mitbringen, die Selbsttötungsabsicht offen und eindeutig anzusprechen. Dazu gehört auch die Bereitschaft, die sich daraus ergebenden Folgen auf sich zu nehmen. Am besten bringen Sie bereits eine klare Vorstellung darüber mit, wie das weitere Vorgehen, das auf die persönlichen Kompetenzen des Patienten abgestimmt sein muss, aussehen könnte.
- Sorgen Sie für eine ruhige und ungestörte Gesprächsatmosphäre.
- Teilen Sie dem Patienten zu Beginn des Gesprächs Ihren Eindruck ganz offen mit und fragen Sie ihn direkt nach vorhandenen Suizidabsichten.
- Geben Sie sich tolerant und seien Sie nicht zu ängstlich.
- Versuchen Sie, mitfühlend, empathisch zu sein, aber hüten Sie sich vor Gegenübertragungen wie etwa „Ich an ihrer Stelle hätte mir schon längst das Leben genommen" oder „Mit der Diagnose wäre ich auch depressiv". Die Situation des Patienten ist eben

doch seine ganz persönliche und wenn Sie Ihre eigenen Vorstellungen und Gedanken zu denen des Patienten werden lassen, macht es Sie taub für die eigentlichen Aussagen des Patienten und versperrt den Blick auf mögliche Lösungsansätze, die für den Patienten akut sehr wohl hilfreich wären.

- Lenken Sie den Angehörigen auch auf den Gedanken, dass ein unterstützter Suizid eine moralische Bürde bedeuten kann, mit der weitergelebt werden muss.
- Themen, die es für den Patienten bei der Frage nach der Sterbehilfe auch zu berücksichtigen gilt, und die eventuell in einem Gespräch behutsam erörtert werden können:
  - Im Falle einer Selbsttötung muss von ärztlicher Seite auf dem Totenschein die „unnatürliche Todesursache" angekreuzt werden, was automatisch eine Obduktion nach sich zieht.
  - Viele Lebensversicherungen zahlen bei Selbsttötung nicht.
  - Bei gläubigen Menschen kann es relevant sein, dass die großen monotheistischen Religionen eine Selbsttötung nicht erlauben.
- Bringen Sie in Erfahrung, wie konkret die Absichten sind. Gab es bereits konkrete Planungen und/oder Vorbereitungen? Wurden etwa Medikamente gesammelt? Gab es Fantasien hinsichtlich Durchführung, Zeitpunkt und Begleitumstände wie etwa über selbst herbeigeführte Stromschläge in der Badewanne? (Heute sind die Haushalte in der Regel mit Sicherungen ausgestattet, die in einem solchen Fall zur sofortigen Abschaltung des Stromes führen.)
- Suchen Sie im Gespräch nach Hinweisen für eine Lebensbejahung.
- Gewinnen Sie nach Möglichkeit durch verbindliche Absprachen Zeit, bis ein Arzt dabei sein kann.
- Machen Sie sich bewusst, dass Sie trotz aller Gespräche letztlich die Gefahr einer Selbsttötung nicht völlig beseitigen können und machen Sie dies auch dem Patienten deutlich. Nehmen Sie ihm also die Verantwortung für sein Leben bzw. seinen Tod nicht ab.
- Versuchen Sie, möglichst große Klarheit über die tatsächlichen Absichten des Patienten zu erlangen.
- Bemühen Sie sich, rechtzeitig zu erkennen, wann Ihr persönlicher Versuch gescheitert ist und wenden Sie sich umgehend an ein anderes Teammitglied, um die Verantwortung auf mehrere Schultern zu verteilen. Teilen Sie dies ruhig offen dem Patienten mit.

MERKE

Die Frage nach dem „bilanzierten Suizid", d. h. der Patient ist medizinisch und pflegerisch gut versorgt ist, leidet keine Schmerzen und weist keine Anzeichen einer Depression auf, und möchte dennoch als „kleineres Übel" seinem Leben ein Ende setzen, ist ein religiös, philosophisch und medikosozial umstrittenes Thema, dem dieses Buch nicht gerecht werden kann. Keinesfalls sollte aufgrund solcher Überlegungen eine eigenmächtige Entscheidung im Hinblick auf den Suizidwunsch des Patienten getroffen werden.

3.20 Trauer

Die Trauer steht am Ende Ihrer Arbeit. Sie ist der normale Anpassungsprozess an den Verlust des verstorbenen Menschen.

Alle Beteiligten sind in der einen oder anderen Form davon betroffen, und bei jedem kann die Trauer ein anderes Gesicht haben. Meist ist es wohl die Trauer um den geliebten Menschen, dessen Tod vielleicht auch das Bewusstsein für die eigene Sterblichkeit weckt. Vielleicht geht es auch um verpasste Gelegenheiten, um Dinge, die zu sagen gewesen wären, für die es aber jetzt zu spät ist.

Trauer ist eine Krise und ein Prozess, nichts, was heute beginnt und morgen zu Ende ist. Sie kann Wochen oder Monate andauern und bei manchen geht sie wohl nie vorbei. Aber der Mensch hat gelernt, trotz der Trauer sein Leben weiterzuführen. Diese normale Trauer kann sehr anstrengend sein, an den Kräften zehren und einen in seinen Wünschen und Plänen fürs Leben zurückwerfen. Diesen Prozess kann einem niemand abnehmen und so hat auch der Begriff der „Trauerarbeit", die man zu leisten hat, seine Berechtigung.

Doch können Sie und Ihr Team zumindest den Beginn dieses wichtigen Prozesses begleiten und den Angehörigen eines Verstorbenen eine erste Stütze sein. Und auch Sie selbst haben ja vielleicht während der Zeit mit dem Sterbenden eine Beziehung zu ihm aufgebaut und verspüren selbst Trauer, die Sie teilen und mitteilen möchten.

Die Trauer kann auch schon früher einsetzen, wenn das Lebensende in greifbare Nähe rückt und vorstellbarer wird (vorweggenommene Trauer). Und auch der Mensch, der sterben wird, empfindet Trauer über die sich abzeichnenden oder eingetretenen Verluste.

3.20.1 Beschwerden und Komplikationen

Die Einheit von Körper und Psyche wird am offensichtlichsten bei starken Gefühlen, denn diese rufen auch starke körperliche Reaktionen hervor, die vegetativen Symptome. Doch je weiter die Forschung in das menschliche Erleben vordringt, umso deutlicher wird, dass jede Körperfunktion zumindest durch die Psyche beeinflusst werden *kann* und eine getrennte Betrachtungsweise von Körper und Psyche nicht mehr dem aktuellen Wissensstand entspricht.

Natürlich kann der Körper auch bei schwerer Trauer mit einer ganzen Reihe von Symptomen reagieren: Schwindel, Übelkeit, Erbrechen, Appetitmangel, Durchfall, Verstopfung, Tachykardie, Schlafstörungen, Müdigkeit, Konzentrationsmangel, Verschlechterung einer bestehenden Erkrankung, um nur einige Beispiele zu nennen.

Die Psyche reagiert auf ganz unterschiedliche Weisen, die von der Persönlichkeit des Trauernden und der Art seiner Beziehung zum Verstorbenen abhängen.

Im Allgemeinen wundert man sich nicht über viel Weinen und Apathie als elementaren Ausdruck der Trauer. Auch Verleugnung, Wut und Verzweiflung werden nicht als seltsame Reaktionen bewertet.

Aber es können sich auch Schuldgefühle einstellen, Angst, Unruhe, Verwirrung und sogar optische und akustische Halluzinationen kommen vor und können normal sein.

All diese Beschwerden und Symptome bedürfen zunächst keiner medizinischen Abklärung und Behandlung.

Trauern ist eine angeborene emotionale Fähigkeit, die uns zu einem Teil wieder ausgetrieben wurde, weil sie als sehr schmerzhaft und manchmal unerträglich empfunden wird.

Am Anfang ist der Nachsterbewunsch oft sehr groß (80–90 %), was jedoch nur selten tatsächlich zum Suizid führt. Dann besteht der Wunsch, sich gegen die emotionale Überflutung zu schützen, um nicht darin zu ertrinken. Dies kann durch Ablenkung, Betriebsamkeit und durch direkte Verleugnung geschehen. Nicht wenige Hinterbliebene stürzen sich mit großem Engagement in die Vorbereitung der Trauerfeierlichkeiten oder kümmern sich emsig um Formalitäten.

Akute Trauerprozesse dauern oft 3–4 Jahre an, können aber, wie z. B. bei Kinderverlust, auch wesentlich länger währen.

Auch wenn diese Begriffe schnell aufgegriffen werden, lässt sich Trauer nicht „verarbeiten“. Ein innerliches „Loslassen“ wird von Trauernden oft als Zumutung empfunden.

Wenn von Trauerphasen die Rede ist, denken viele, dass es sich um nacheinander abzuschließende Abschnitte handelt, nach deren Beendigung die Trauer dann abgeschlossen sei, doch das ist ein Missverständnis. Trauer kommt und geht eher wellenartig oder in einem Kreislauf, wobei diese Kreisläufe recht unterschiedlich sein können. Es verändern sich jedoch die Tiefe und die Häufigkeit der Trauerempfindungen. Der Trauernde richtet sich viel mehr nach und nach in seinem „Trauerchaos“ ein.

Eine lange Trauer ist jedoch noch keine chronische Trauer und nicht per se behandlungsbedürftig. Neben der Trauer steht dabei eher die Frage im Vordergrund, ob der Trauernde noch sein Leben führen kann und auch wieder in der Lage ist, Freude zu empfinden. Und nicht jeder Trauernde braucht Begleitung.

MERKE

Trauer darf nicht mit Depression verwechselt werden. Depression ist eine medizinische Diagnose mit Krankheitswert. Trauer hingegen eine natürliche und gesunde Reaktion. Allerdings können sich Depression und Trauer vom äußeren Erscheinungsbild her sehr ähnlich sein. Das ist auch der Grund dafür, dass immer wieder Antidepressiva bei normalen Trauerreaktionen verordnet werden.

3.20.2 Wie kann geholfen werden?

Die innere Aufgabe, die zunächst zu bewältigen ist, lautet: den Verlust als Realität zu akzeptieren. Der Hinterbliebene muss sich an eine Welt ohne die verstorbene Person anpassen, sowohl im Alltag und im sozialen Leben als auch in der inneren Wirklichkeit. Dazu ist es erforderlich, dass die verstorbene Person einen festen und abgeschlossenen Platz im persönlichen „Fotoalbum“ erhält, während der Aufbruch in ein neues Leben ohne die vermisste Person gewagt werden muss.

Es gibt eine Reihe von Faktoren, welche einen Trauerprozess ungünstig beeinflussen und zu der „erschwerten Trauer“ (früher auch „pathologische Trauer“ genannt) führen können (nach C. Paul):

- Plötzliche Todesursache
- Mit Gewalt verbundene Todesursache
- Tabuisierte/stigmatisierte Umstände
- Fehlendes sinnliches Erleben des Sterbens und/oder kein Abschiednehmen
- Ambivalente oder nicht anerkannte Beziehung zum Toten
- Mehrfachverluste durch Tod oder andere Verluste
- Andere Erfahrungen mit Gewalt oder Ausgeliefertsein
- Soziale Isolation oder Vereinsamung

- Negatives Weltbild, negatives Selbstbild
- Geringe oder fehlende spirituelle Verankerung.

Bei Todesfällen unter solchen Umständen profitieren die Hinterbliebenen stärker von einer kompetenten Trauerbegleitung, doch benötigt nicht jeder, der einen Todesfall unter den genannten Bedingungen zu betrauern hat, eine Begleitung. Hier spielt die Persönlichkeit des Hinterbliebenen eine große Rolle, wenngleich diese im Vorfeld keine Prognose des akuten Trauererlebens ermöglicht.

Begleitung

Häufig verspüren die Menschen bei einem Trauernden den Impuls, Trost zu spenden und dadurch das Leid etwas zu lindern. Von einem Arzt wird sogar oft „Heilung" erwartet. Doch Trauerschmerz lässt sich nicht „wegtrösten", und es ist auch nicht notwendig, wegen jeder körperlichen Ausprägung im Rahmen einer Trauerreaktion einen Arzt aufzusuchen.

Eine tröstende Haltung ist es etwa, den Trauerschmerz des Hinterbliebenen anzuerkennen und ihn spüren zu lassen, dass seine Gefühle normal und natürlich sind und gut verstanden werden. Ein Trauerschmerz kann sich nur wandeln, wenn er ausgelebt werden darf. Wer mit seinem Schmerz verstanden wird, muss ihn nicht noch beweisen.

- Hilfreich ist es, wiederholt von dem erlittenen Verlust erzählen zu können.
- Es sollte auch Raum zum Weinen und zum stillen Dasitzen sein – auch über längere Zeit.
- Der Trauernde sollte das Gefühl vermittelt bekommen, dass seine Empfindungen auch widersprüchlich, ungewöhnlich und chaotisch sein dürfen. Er darf auch lange müde, lustlos und erschöpft sein, weil Trauer viel Kraft kostet. Auch sollte er das tun können, was ihm in der Situation gut tut, und das kann etwas völlig anderes sein, als das, was Sie selbst erwarten oder sich vorstellen, an seiner statt zu tun.
- Manch ein Trauernder ist völlig initiativlos und wie gelähmt. Erkundigen Sie sich hier nach dem Befinden und machen Sie von sich aus Angebote zur Unterstützung und Begleitung.
- Bestärken Sie den Trauernden darin, dass er allein seinen Weg durch die Trauer finden kann. Belassen Sie die Verantwortung dafür bei ihm. Nehmen Sie eine Haltung ein, die in etwa sagt: „Was möchten Sie, dass ich für Sie tue?"
- Stärken Sie die Ressourcen des Hinterbliebenen. Die Menschen bringen aufgrund ihrer Lebensgeschichte Eigenschaften mit, die ihnen dabei helfen, belastende Situationen zu überstehen. Dies kann z. B. ein starkes soziales Netz sein, ein befriedigender Arbeitsplatz oder die Fähigkeit, Hilfe suchen und annehmen zu können.
- Wenn der Abschied für den Trauernden nicht befriedigend verlief, können Sie Ihre Begleitung und Unterstützung dazu anbieten, dies nachzuholen. Dinge, die nicht mehr gesagt werden konnten, lassen sich vielleicht in einem Brief formulieren und „von der Seele schreiben". Es können bestimmte Orte gemeinsam aufgesucht werden, die mit Erinnerungen an den Verstorbenen verbunden sind. Hilfreich können in bestimmten Fällen auch Gespräche mit den Personen sein, die den Verstorbenen noch gesehen und/oder gesprochen haben und dabei helfen können, dass sich der Hinterbliebene ein umfassendes und realistisches Bild vom Tod des Angehörigen macht.

- Eine wichtige Voraussetzung für die Trauerbegleitung ist es, sich an eigene Trauererfahrungen mit all ihren emotionalen Folgen zu erinnern, um das Verhalten Trauernder zu respektieren.
- Machen Sie sich „Traueraufgaben" bewusst, und lassen Sie den Trauernden seinen eigenen Weg wählen.
- Widerstehen Sie der Versuchung, die Trauer „wegtrösten" zu wollen und halten Sie sie stattdessen mit aus.
- Verkneifen Sie sich auch sinnfreie Floskeln wie „Alles wird wieder gut", „Sie haben ja noch ihre Kinder" oder Ähnliches, die nur der eigenen Beruhigung dienen. Natürlich kann es auch den Zeitpunkt geben, an dem ein wenig Mutmachen in differenzierter Form sinnvoll ist, doch liegt dieser Punkt höchstwahrscheinlich erst in einer Wochen oder gar Monate entfernten Zukunft, in der Sie keine Betreuung mehr leisten.
- Ihre „Begleitung" ist kein „Dabeisitzen" über Stunden und Tage – das lässt Ihr Dienstplan gar nicht zu. Wohl aber können Sie sich in festen, mit dem Trauernden individuell zu vereinbarenden Zeitabständen melden und sich nach dem Befinden des Hinterbliebenen erkundigen. Ist er aufnahmefähig und offen für Hilfsangebote, sollten Sie geeignete Informationen über Literatur, Selbsthilfegruppen, Trauercafes, Hospizhelfer und auch beratende Gespräche mit Ihnen selbst und/oder dem Team bereit haben. Bei schweren Verläufen, in denen der Alltag über längere Zeit nicht mehr bewältigt werden kann, sollten Sie auch Adressen von geeigneten Trauerberatern oder Psychotherapeuten kennen, die weitere professionelle Hilfe im Sinne von stützenden Gesprächen und Copingstrategien anbieten können.
- Viele Menschen glauben, die Beerdigung sei ein wesentlicher Teil der Trauer. Das stimmt insofern, als dass sie den Abschied ritualisiert und etwas Endgültiges hat. Nicht richtig ist jedoch, dass der Zeitraum bis dahin der schwierigste sei und es danach bergauf gehe. Eher trifft das Gegenteil zu. Denn während die Zeit bis zu einer Bestattung gut mit den vielen organisatorischen Dingen gefüllt werden kann und oft auch in dieser Zeit Angehörige vor Ort sind, die sonst viel seltener und für einen kürzeren Zeitraum anwesend sind, kehrt für die meisten Trauernden danach wieder mehr oder weniger der Alltag ein. Für einzelne und engste Angehörige kann es jedoch gerade dann erst schwer werden, wenn alle anderen wieder ihr gewohntes Leben aufnehmen, was die unmittelbaren Hinterbliebenen vielleicht auch gerne machen würden, wäre da nicht dieser immense Verlust, der alles andere in den Schatten stellt und mit dem man jetzt ganz allein ist. Hier droht vielen durch den trauerbedingten sozialen Rückzug dann auch das Vergessen durch die Umgebung. Statt aktiv zu helfen, wird dann vielfach aus Scheu und Hilflosigkeit im Umgang mit den trauernden Hinterbliebenen der Kontakt gemieden oder er reißt sogar völlig ab.

3.21 Notfälle in der Palliativpflege

3.21.1 Blutungen

Blutungen sind bei fortgeschrittenen Tumorerkrankungen immer möglich und können auch lebensbedrohliche Ausmaße annehmen, sei es in Form zunächst kaum bemerkter innerer Blutungen oder auch ganz offen bei einem exulzerierenden Tumor etwa im Rahmen des Verbandswechsels.

Weitere häufige Ursachen für Blutungen können schwere Gerinnungsstörungen z. B. bei einer Tumorlyse, Sepsis oder einer schweren Leberfunktionsstörung sein.

Beim palliativen Patienten sollte das Risiko für Blutungen einkalkuliert sein und das Vorgehen in solch einer Situation unbedingt vorher besprochen werden, denn es könnte sich um den Beginn des Sterbens handeln. Ob in diesem Fall noch behandelt werden soll oder ob dieser möglicherweise tödlichen finalen Komplikation freier Lauf gelassen wird, sollte so geklärt und schriftlich fixiert worden sein, sodass alle pflegerisch und medizinisch beteiligten Personen wissen, was in der entsprechenden Situation zu tun und auch was zu lassen ist.

Ein akuter Blutverlust, selbst bei geringeren Mengen, ist dazu geeignet, bei Angehörigen, Patienten und auch beim Betreuungspersonal selbst Angst und Panik auszulösen, wobei in der Regel die tatsächlich austretende Blutmenge erheblich überschätzt wird. Das vorherige Besprechen der Vorgehensweise vermeidet Hektik und „Übersprungshandlungen". Wenn vorher geklärt ist, dass der Blutung freier Lauf gewährt wird, sollte man versuchen, den Patienten und alle weiteren Beteiligten zu beruhigen. Das tatsächliche finale Verbluten ist selten. Meistens tritt nach einem durchaus hohen Blutverlust mit Hb-Abfall eine Kreislaufstabilisierung mit Sistieren der Blutung ein, sodass der Patient noch nicht daran stirbt, er ist nur sehr geschwächt und müde.

Wie kann geholfen werden?

Alles hängt von der Frage ab, ob das Sterben durch Verblutung durchaus erwartet wird, oder ob es sich um ein unerwartetes Ereignis handelt.

- Sollte der Patient den Wunsch geäußert haben, keine Notfallprozeduren im Falle einer Blutung durchführen zu lassen, müssen die Angehörigen dennoch genau darüber informiert werden, wann der Notarzt doch gerufen werden sollte (z. B. bei Schmerzen oder Atemnot).
- Patient und Angehörige sollten in dieser Situation keinesfalls allein gelassen werden. Sie sollten Ruhe und Sicherheit ausstrahlen und wissen, was zu tun und was zu lassen ist. Dem Blutenden werden sedierende Medikamente verabreicht, die schon im Pflegebereich bereit gelegt werden sollten (Dormicum; kann auch subkutan verabreicht werden). Adrenalin (1:10 mit NaCl verdünnt) kann bei leicht blutenden Wunden auf die Wundoberfläche gespritzt werden.
- Halten Sie dunkle Tücher zur Abdeckung der Blutung bereit, falls keine weiteren Maßnahmen ergriffen werden sollen.

MERKE

Für den Fall, dass doch ein Notarzt hinzugezogen wird, kann dieser keine angemessene Entscheidung treffen, wenn ihm keine schriftliche Willenserklärung vorliegt. In diesem Fall würde er den Patienten in eine Klinik einweisen müssen bzw. die Indikation für den Transport stellen. Ein Arztbrief vor Ort könnte hilfreich sein, ebenso eine Notfallmappe mit sämtlichen Dokumenten.

- Die erste Maßnahme bei einer sichtbaren Blutungsquelle ist das Abdrücken oder Komprimieren der Blutung.

- Wenn eine lokale Therapie möglich ist (z. B. bei einem exulzerierenden Karzinom), wird die Wunde zunächst tamponiert (eventuell unter Zugabe von gerinnungsfördernden Substanzen). Lokal mit einer Kompresse aufgebrachtes Suprarenin in einer 1:10-Verdünnung mit 0,9 % Kochsalzlösung bewirkt eine örtliche Vasokonstriktion, welche die Blutung beenden kann.
- Hilfreich kann auch das Auftupfen von Alaun-Lösung (1 %; Kalium-Aluminium-Sulfat) sein. Verbände mit Kalziumalginat können ebenfalls blutungsstillend wirken, hinterlassen jedoch in der Wunde schwer entfernbare Fasern.

MERKE

Von ärztlicher Seite wird bei Blutungen in der palliativen Situation oft Morphin gegeben und ggf. ein Sedierungsmittel wie etwa Lorazepam oder Midazolam ergänzt, da der Patient häufig große Angst hat.

- Bewährt hat sich in der Pflege die Einrichtung eines Notfallplanes und einer Notfallbox. Auf dem Plan ist festgehalten, wie im Falle einer Blutung auf einer Station oder im häuslichen Umfeld von allen Beteiligten vorzugehen ist. Patienten und Angehörige bekommen dadurch ein Gefühl größerer Sicherheit. In der Notfallbox befinden sich Utensilien, die im Falle einer Blutung von pflegerischer Seite benötigt werden (nach Bausewein):
  - Dunkle Tücher
  - Handschuhe und Kittel oder Einmalschürze
  - Kompressen, Mullbinden, Pflaster
  - Schere
  - Blutungsstillende Substanzen
  - Spritzen, Nadeln, Zugänge, Stauschlauch
  - Midazolam
  - Suprarenin
  - 0,9 % Kochsalzlösung.
- Körperliche Nähe, das Gefühl nicht allein zu sein, ist für den Patienten bei einer schweren Blutung sehr wichtig. Decken Sie ihn zudem mit wärmenden Decken zu.
- Nach einem solchen Erlebnis benötigen auch die Angehörigen oft besonderen Beistand.

3.21.2 Epileptischer Anfall

Wenn nicht bereits im Vorfeld eine Epilepsie bestand, sind häufige Ursachen für einen epileptischen Anfall in der palliativen Situation primäre Hirntumoren oder Hirnmetastasen.

Krankheitsentstehung

Grundsätzlich kann jedes Gehirn einen Krampfanfall erzeugen. Es gibt eine individuelle „Krampfschwelle", d. h. aufgrund seiner Anlage antwortet jedes Gehirn unterschiedlich auf Reize, die geeignet sind, einen Anfall zu provozieren. Zu dieser vorhandenen, allgemeinen Krampfbereitschaft des Gehirns müssen noch äußere Faktoren hinzukommen. Dazu eignet sich jede Form der Gehirnschädigung, sei es durch Verletzung (z. B. Tumoren, Blutungen, äußere Einwirkungen, Abszess), Stoffwechselstörungen (Hypoglykämie) oder einfach durch Schlafmangel oder Hypoxie.

Schließlich sind auch bestimmte Wirkstoffgruppen in der Lage, die Anfallsschwelle abzusenken (z. B. Neuroleptika, Theophyllin)

Bei der Epilepsie kommt es zu einer synchronisierten massiven Erregung von vielen Neuronen. Die Symptomatik hängt dann von der Funktion des betroffenen Hirngebietes ab. Ist das motorische System betroffen, kommt es zu Muskelkrämpfen, im Falle des sensorischen Systems zu einer Fehlwahrnehmung von Sinneseindrücken und Empfindungen, was sich z. B. in einer Aura äußern kann, und bei betroffenen vegetativen Anteilen z. B. zu vermehrtem Speichelfluss. Wenn solche lokalen oder fokalen Anfälle auf das ganze Hirn übergreifen, entsteht der generalisierte Anfall (Grand mal). Ein solcher generalisierter Anfall kann jedoch auch ohne die Vorstufe eines fokalen Anfalls entstehen.

Beim Grand-mal-Anfall wird der Patient plötzlich bewusstlos und kann dabei dann zu Boden stürzen. Manchmal geht dem Anfall noch ein Initialschrei voraus. Zunächst streckt der Patient steif alle Gliedmaßen von sich. Nach einigen Sekunden folgen dann die tonisch-klonischen Krämpfe.

Die akute Gefährdung des Patienten dabei besteht in dem völligen Kontrollverlust und dem damit verbundenen Risiko, sich etwa beim Sturz oder in der Krampfphase zu verletzen. Weiterhin kann es passieren, dass der Betroffene sich auf die Zunge beißt, was beim Krampf der Kaumuskulatur auch zum Einriss oder sogar zur Abtrennung eines Stücks der Zunge führen kann.

Der „Schaum vor dem Mund" ist lediglich das Ergebnis des aufgrund des heftigen Ein- und Ausatmens bei zusammengepressten Zähnen aufgeschäumten Speichels. Wenn es zu einem Zungenbiss kam, kann der Schaum dann blutig-rot sein. Üblicherweise kommt es im Anfall auch zum Spontanabgang von Urin, seltener auch von Stuhl.

Normalerweise dauert ein Anfall einige Minuten. Anschließend setzt oft ein tiefer und langer sog. Terminalschlaf ein. Anschließend ist der Patient oft etwas desorientiert, zumal er sich an das Anfallsereignis nicht erinnern kann. Ein starker Muskelkater zeugt jedoch oft von den stattgefundenen Krämpfen.

Wie kann geholfen werden?

MERKE

Auch noch heute ist für viele Patienten und Angehörige eine sorgfältige Aufklärung wichtig, da der epileptische Anfall für den Angehörigen eine große Herausforderung darstellen kann. Sein oft sehr beeindruckender Verlauf kann zu Gefühlen der Hilflosigkeit führten.

- Im akuten Anfall muss der Patient vor allem vor Verletzungen geschützt werden. Wenn er etwa im Bett liegt, sollten nach Möglichkeit alle harten Gegenstände und Schränke in Reichweite weggerückt werden. Aber es bleibt nur wenig Zeit! Alternativ können harte, scharfe und spitze Kanten auch rasch mit Kissen abgedeckt werden. Ist der Patient gestürzt sollte er zudem ein Kissen unter den Kopf gelegt bekommen.
- Der Patient bleibt so lange dort liegen, wo er ist, bis der Anfall vorüber ist.

- Versuchen Sie nie, die Extremitäten des Patienten oder ihn selbst festzuhalten, weil es dadurch zu Distorsionen oder gar zu Brüchen der Knochen kommen kann. Ebenso wenig darf versucht werden, den Kiefer zu öffnen, weil Sie selbst und der Patient dabei verletzt werden könnten!

MERKE

Wegen der Kürze eines epileptischen Anfalls macht der Versuch einer medikamentösen Durchbrechung keinen Sinn. Bevor das Medikament wirken könnte, ja, bevor es überhaupt verabreicht wäre, ist der Anfall in den meisten Fällen wieder vorbei. Aber: Es besteht immer die Gefahr, dass sich aus einem epileptischen Anfall ein Status epilepticus entwickelt, der nicht nach zwei oder drei Minuten endet, sondern länger andauert. Ein solcher Status muss unbedingt medikamentös unterbrochen werden, da seine Letalität 5–10 % beträgt!

- Alle Faktoren, die einen Anfall auslösen können, müssen vermieden werden. Das sind besonders die Einflüsse, die auch zur Provokation von Anfallszeichen im EEG eingesetzt werden: Flackerlicht, Schlafmangel oder Schlafentzug, Sauerstoffmangel und die Einnahme von bestimmten Medikamenten, Alkohol und anderen Drogen. Zudem erhöht jeder erlittene Anfall die Wahrscheinlichkeit für einen weiteren.
- Es ist eine erhebliche Aufklärungsarbeit im Hinblick auf die Ursachen und die Entstehung der Epilepsie oder auch nur eines einzelnen Gelegenheitsanfalls erforderlich. Nur wenn Patient und Angehörige die Gründe der Anfallsentstehung verstanden haben, werden sie in der Lage sein, diese Situation zu beherrschen und ihr Verhalten darauf abzustimmen.

3.21.3 Hyperkalzämie

Eine Hyperkalzämie, also ein abnormal hoher Kalziumspiegel im Blut, ist in der „normalen“ Medizin weniger häufig anzutreffen. Wichtige Ursachen sind dort eine primäre Erkrankung der Nebenschilddrüsen, die das Parathormon als eines der im Kalziumstoffwechsel maßgeblichen Hormone produzieren. Auch eine langjährige Niereninsuffizienz kann über einen gestörten Rückkopplungsmechanismus mit den Nebenschilddrüsen zu einer vermehrten Parathormonausschüttung mit Anstieg des Serumkalziumspiegels führen.

In der Palliativmedizin spielt die Hyperkalzämie hingegen eine große Rolle, denn 10–20 % aller Tumorpatienten sind von ihr betroffen, doch wird sie dennoch häufig übersehen.

Sie entsteht in 80 % der Fälle durch die paraneoplastische Hormonproduktion eines Bronchial- oder Nierenzellkarzinoms sowie bei Knochenmetastasen infolge des Knochenabbaus, durch Immobilisation, terminale Niereninsuffizienz oder durch Medikamente wie Tamoxifen, Östrogene und Androgene.

Beschwerden und Komplikationen

Die Hyperkalzämie im Rahmen einer Krebserkrankung ist mit einer schlechten Prognose verbunden und so wird sie im Mittel auch nur zwei Monate überlebt. Eine medizinische Behandlung kann sich jedoch lohnen.

Wichtig ist es, eine Hyperkalzämie trotz ihrer unspezifischen Symptome zu erkennen, denn die Beschwerden ähneln denen, die einem Sterbenden ohnehin zugeschrieben werden: anhaltende Schläfrigkeit, Übelkeit und Erbrechen, Verwirrtheit, Obstipation und Durst, Oberbauchbeschwerden oder psychische Veränderungen.

Eine medikamentöse Behandlung kann den Patienten wieder auf das Niveau vor der Kalziumspiegelerhöhung bringen. Gleichzeitig ist sie aber auch oft ein Hinweis auf einen Fortgang der Tumorerkrankung, sodass sich im Anschluss nicht selten die Frage nach einer veränderten Antitumorbehandlung stellt.

Wie kann geholfen werden?

Auch aus pflegerischer Sicht ist die wichtigste Maßnahme, mit dem Team gemeinsam an die Möglichkeit einer Hyperkalzämie zu denken, wenn der Patient über einen gewissen Zeitraum Symptome entwickelt, die sich keiner der vorliegenden Diagnosen eindeutig zuordnen lassen. Die oben aufgeführten Symptome sind sehr uncharakteristisch. Bei fortgeschrittenen Tumorerkrankungen sollte an eine mögliche Hyperkalzämie gedacht werden, jedoch klären nur Laboruntersuchungen die Situation.

3.21.4 Rückenmarkkompression

Bei einer fortgeschrittenen Tumorerkrankung droht bei bis zu 5 % der Patienten eine Rückenmarkkompression, meist aufgrund von Wirbelkörpermetastasen, die den Wirbelkörper zersetzen und letztlich brechen lassen, was das Rückenmark komprimieren kann und gefährdet. Bricht ein Wirbel in Höhe der Cauda equina, wo sich kein Rückenmark, sondern nur noch Nervenfasern befinden, drohen schlaffe Lähmungen und Sensibilitätsstörungen mit peripherem Ausfallsmuster.

Beschwerden und Komplikationen

Beinahe alle Patienten litten bereits mehrere Monate lang unter Rückenschmerzen. Bei schwerstkranken Patienten in der palliativen Situation, die ohnehin mehr oder weniger bettlägerig sind, wundert man sich nicht über aufkommende Rückenschmerzen.

Bei der Rückenmarkkompression kommt es zu zunehmenden Schmerzen in dem betroffenen Bereich, zu kompletten oder inkompletten Lähmungen der Gliedmaßen sowie zu einer Blasen- und Mastdarmschwäche.

Wie kann geholfen werden?

- Denken Sie an die Möglichkeit einer Rückenmarkkompression bzw. eines Wirbelbruches, wenn der tumorkranke Patient über Rückenschmerzen klagt. Weitere Alarmsignale sind ausstrahlende Schmerzen und Sensibilitätsstörungen wie Kribbeln oder Taubheitsgefühle. Auch Schmerzen bei kleinen Bewegungen oder z. B. beim Husten weisen eventuell auf eine Wirbelverletzung mit drohender Kompression hin.

- Wenn sich eine muskuläre Schwäche und/oder eine Sensibilitätsstörung (Taubheitsgefühl oder Kribbeln) über zwei Wochen oder länger entwickelt, ist die Wahrscheinlichkeit für die Rückbildung der Symptomatik nach einer Behandlung recht hoch. Bei rascher Entwicklung der Symptome, z. B. einer Plegie der Gliedmaßen, ist die vordringlichste Aufgabe zu klären, ob 1. Operationsmaßnahmen indiziert sind und 2. vom Patienten in seiner Situation auch gewünscht werden bzw. sinnvoll sind.
- Bei bestehendem Verdacht sollten Sie den Patienten gut beobachten. Es ist wichtig ihn über Konsequenzen, mögliche Therapieoptionen und ggf. auch Hilfsmittel frühzeitig zu informieren. Eventuell wird sich ein Patient auch gegen eine operative Intervention entscheiden.

LITERATUR

Aachener Ärzte-Team. Handbuch der ärztlichen Tätigkeiten. Berlin: Antilla Verlag; 1996.
Bauer J. Prinzip Menschlichkeit – Warum wir von Natur aus kooperieren. Heyne; 2008.
Bausewein C, Rémi, Twycross R, Wilcock A. Arzneimitteltherapie in der Palliativmedizin. München: Urban & Fischer; 2005.
Bausewein C, Roller S, Voltz R. Leitfaden Palliative Care. München: Urban & Fischer; 2010.
Beschlüsse des 66. deutschen Juristentages, Stuttgart, 19.–22.9.2006.
Deutsches Netzwerk für Qualitätsentwicklung in der Pflege (DNQP) (Hrsg.): Expertenstandard Schmerzmanagement in der Pflege bei akuten Schmerzen, 1. Aktualisierung. Osnabrück 2011.
Fengler J. Feedback geben. 2. Aufl. Beltz; 1998.
Grundsätze der Bundesärztekammer zur ärztlichen Sterbebegleitung. Deutsches Ärzteblatt; 19, 2004.
Kern M. Behandlung der Atemnot. Zeitschrift für Palliativmedizin 2010; 3: 56–60.
Kulbe A. Sterbebegleitung. München: Urban & Fischer; 2010.
McDonald N. Palliative Medicine: A Case-Based Manual. Oxford: University Press; 1997.
Paul C. Neue Wege in der Trauer- und Sterbebegleitung. Gütersloher Verlagshaus; 2010.
Regnard C, Dean M. Praktische Palliativmedizin. Bern: Verlag Hans Huber, 2010.
Schwegler JS. Der Mensch – Anatomie und Physiologie. Stuttgart: Thieme; 2002.
Steiner M. Wunden, die nicht heilbar sind. Abschlussarbeit Universitätslehrgang Palliative Care, St. Virgil-Klinik, Salzburg, Österreich. www.dgpalliativmedizin.de/pflege/weitere-downloads.html
Steinkamp N, Gordjin B. Ethik in der Klinik – ein Arbeitsbuch. Zwischen Leitbild und Stationsalltag. München: Luchterhand; 2003: 234.
Stiel S, Elsner F, Pestinger M, Radbruch L. Wunsch nach vorzeitigem Lebensende – Was steht dahin ter? Der Schmerz 2010; 2: 177–189.
Stoppe G, Mann E. Geriatrie für Hausärzte. Bern: Huber; 2009.
Vieten M, Heckrath C. Medical Skills. Stuttgart: Thieme; 2005.
Vieten M, Schramm A. Pflege konkret – Neurologie, Psychiatrie. München: Urban & Fischer; 2001.
Vieten M. Handbuch der ambulanten Pflege. Stuttgart: Hippokrates; 2001.
www.medizinfo.de/palliativmedizin/pflege/aufbrechene_tumoren.shtml
Mitgliederzahlen der Kirchen in Deutschland: http://www.ekd.de/statistik/85823.html, http://fowid.de/

Register